临床护理指南丛书

名誉总主编　成翼娟　李继平
总　主　编　胡秀英　宁　宁

呼吸内科护理手册

第 2 版

主　编　吴小玲　万群芳　黎贵湘

科 学 出 版 社
北　京

内 容 简 介

《呼吸内科护理手册》为临床护理指南丛书系列之一，包括6篇41章，完整地涵盖了呼吸系统疾病护理、呼吸专科护理技术、机械通气的治疗和护理、常见诊疗技术的护理、老年呼吸疾病患者的安全管理以及专科应急预案与流程。各章节内容包括概述、病因、诊断要点、治疗要点、主要护理问题、护理目标、护理措施、特别关注、前沿进展、知识拓展等，并结合了中医治疗原则及护理。在内容形式上，层次清晰，要点式介绍，并使用了图表。本书内容既包含临床知识技能，突出最新进展，又纳入许多相关知识，使得呼吸内科护理的学习变得更为生动有趣，以提高读者的积极性。

本书适合广大护理同仁阅读，尤其适用于各级呼吸内科护理人员和护理学生阅读。

图书在版编目（CIP）数据

呼吸内科护理手册/吴小玲，万群芳，黎贵湘主编. —2版. —北京：科学出版社，2015.9

（临床护理指南丛书/胡秀英，宁宁主编）

ISBN 978-7-03-045637-3

Ⅰ. 呼… Ⅱ. ①吴… ②万… ③黎… Ⅲ. 呼吸系统疾病－护理－手册 Ⅳ. R473.5-62

中国版本图书馆CIP数据核字（2015）第215520号

责任编辑：丁慧颖 戚东桂 / 责任校对：胡小洁

责任印制：赵 博 / 封面设计：黄华斌

科学出版社 出版

北京东黄城根北街16号

邮政编码：100717

http://www.sciencep.com

北京凌奇印刷有限责任公司印刷

科学出版社发行 各地新华书店经销

*

2011年1月第 一 版 开本：787×960 1/32

2015年9月第 二 版 印张：13 1/4

2024年9月第七次印刷 字数：280 000

定价：52.00元

（如有印装质量问题，我社负责调换）

《临床护理指南丛书》编委会

何为民（四川大学华西医院）
胡秀英（四川大学华西医院）
黄　浩（四川大学华西医院）
黄　燕（四川大学华西第二医院）
黄桂玲（武汉大学中南医院）
黄雪花（四川大学华西医院）
贾晓君（北京大学人民医院）
蒋　艳（四川大学华西医院）
蒋玉梅（西安交通大学第一附属医院）
姜文彬（青岛大学附属医院）
江　露（第三军医大学西南医院）
雷春梅（西安交通大学第一附属医院）
冷亚美（四川大学华西医院）
黎贵湘（四川大学华西医院）
李　卡（四川大学华西医院）
李　敏（中国医科大学附属第一医院）
李　燕（泸州医学院附属医院）
李　芸（四川大学华西医院）
李春蕊（中日友好医院）
李俊英（四川大学华西医院）
李小麟（四川大学华西医院）
李秀娥（北京大学口腔医院）
李尊柱（北京协和医院）
梁　燕（四川大学华西医院）

廖　燕（四川大学华西医院）
廖天芬（四川省人民医院）
林　英（上海交通大学附属第一人民医院）
刘　玲（四川大学华西医院）
刘　俐（四川大学华西医院）
刘　霆（四川大学华西医院）
刘晓艳（四川大学华西医院）
刘智平（重庆医科大学附属第一医院）
卢　敏（中国人民解放军成都军区总医院）
卢嘉渝（中国人民解放军成都军区总医院）
罗春梅（第三军医大学新桥医院）
吕嘉乐（香港东区尤德夫人那打素医院）
马　婕（第四军医大学口腔医院）
马　莉（四川大学华西医院）
马青华（四川省人民医院）
宁　宁（四川大学华西医院）
倪　钊（美国杜克大学护理学院）
彭莉萍（深圳市南山区人民医院）
钱卫红（广州军区武汉总医院）
秦　年（四川大学华西医院）
任建华（四川大学华西第二医院）
申文武（四川大学华西医院）
史晓娟（第四军医大学西京医院）
宋　敏（中国人民解放军成都军区总医院）

宋晓楠（北京协和医院）
孙丽华（贵阳医学院附属医院）
唐承薇（四川大学华西医院）
田永明（四川大学华西医院）
童莺歌（杭州师范大学护理学院）
万群芳（四川大学华西医院）
王　英（四川大学华西医院）
王春丽（北京大学口腔医院）
王海玲（首都医科大学宣武医院）
王黎梅（浙江省嘉兴市第一医院）
王丽香（中国人民解放军成都军区总医院）
王晓云（山西省人民医院 ）
王颖莉（四川大学华西医院）
文　秀（澳门镜湖护理学院）
文艳秋（四川大学华西医院）
吴小玲（四川大学华西医院）
武仁华（四川大学华西医院）
鲜均明（四川大学华西医院）
向明芳（四川省肿瘤医院）
谢双怡（北京大学第一医院）
谢徐萍（四川大学华西医院）
徐玉斓（浙江大学医学院附属邵逸夫医院）
许瑞华（四川大学华西医院）
严　红（北京大学口腔医院）

杨　蓉（四川大学华西医院）
杨　旭（北京协和医院）
杨玲凤（中南大学湘雅医院）
杨小莉（四川大学华西医院）
游　潮（四川大学华西医院）
游桂英（四川大学华西医院）
余　蓉（四川大学华西医院）
余春华（四川大学华西医院）
袁　丽（四川大学华西医院）
曾继红（四川大学华西医院）
曾子健（香港微创泌尿中心）
张　琳（北京大学口腔医院）
张铭光（四川大学华西医院）
张明霞（北京大学人民医院）
赵佛容（四川大学华西口腔医院）
甄立雄（澳门仁伯爵综合医院）
周昔红（中南大学湘雅二医院）
周莹霞（上海交通大学医学院附属瑞金医院）
朱　红（四川大学华西医院）
邹树芳（泸州医学院附属医院）

总编写秘书　陈佳丽　吕　娟

《呼吸内科护理手册》（第2版）编写人员

主　编　吴小玲　万群芳　黎贵湘

副主编　冯　梅　蒋　丽　程桂兰

编　者　（按姓氏汉语拼音排序）

敖冬梅　陈　娇　陈　婷　陈本会
程桂兰　淳雪丽　崔金波　杜超英
冯　梅　符小敏　付　莉　郭月瑜
黄才蓉　蒋　丽　黎贵湘　李艳丽
刘　燕　刘慧玲　宋志芳　万群芳
王　锋　王　颖　王定玺　王秀华
吴小玲　许　艳　薛　秒　杨　慧
杨　璐　阳绪容　叶　静　曾　琼
朱　晶　朱　姝　朱玲莉　张剑虹
张焱林

秘　书　蒋　丽　程桂兰

《临床护理指南丛书》前言

《临床护理指南丛书》（第 1 版）作为口袋书，小巧、实用，便于护理人员随身携带并查阅。本套丛书是在查阅大量国内外文献的基础上，结合作者丰富的临床护理经验编撰而成，贴近临床并适用于临床。自出版以来，本套丛书受到国内各大医院的临床护理工作者及护理院校师生的欢迎与追捧，获得了广大读者的肯定。为适应医学科学技术与临床护理工作的不断发展与变化，提升丛书质量，使丛书能够更好地为专科护理人员服务，满足不断增长的临床护理工作者的需求，我们对《临床护理指南丛书》中业界评价较高、读者反响较好的分册进行了再版。

《临床护理指南丛书》（第 2 版）共包含 24 个分册，内容涵盖了临床护理的各个专科，包括内科、外科、妇科、口腔等各临床护理领域。随着疼痛作为第五大生命体征的确立，全国各层次医院疼痛关爱病房的建立，疼痛护理已成为临床护理工作中不可分割的一部分，基于此，第 2 版新增《疼痛科护理手册》，以指导临床护理，促使疼痛护理更加规范、加速疼痛专科护理人才向专业化转型及学科发展。各分册在遵从丛书编写基本要求的基础上，遵循“专病专护”原则，结合各专科特色并融入快速康复理念，不断关注学科前沿进展，站在护理的角度辅以图文并茂的方式全面系统地展开了全书的编撰工作。

在编写形式上，本套丛书结构层次清晰，文字简洁、精练，紧密结合临床护理工作实际，以病人为中心，以具体疾病护理为纲，要点式地重点介绍护理措施，特别注意描述护理关键环节、难点及其对策和护理细节。在结构体系上彻底改变了护理学专业多数教辅资料按照护理程序编写的共同模式，根据医护人员的临床思维，在综合以往各专科护理常规与理论的基础上，发展符合现代临床需要的科学模式。本丛书的一大亮点还在于，遵循“科学、实用，通俗、易懂”的基本原则，兼顾不同地区、不同层次临床医护人员对各专科常见疾病、多发疾病临床护理的认识，同时结合案例、图片等多种编撰和展现形式，进一步提高本套丛书的可读性与临床实用性。整套丛书内容简要而不失详尽，浅显易懂又全面丰富，既包含临床知识技能，又纳入许多相关知识或科普故事，让全书不致过于严肃死板，读者在丰富临床理论之余，还能了解更多其他知识，使得临床各专科护理的学习变得更为生动有趣，提高读者学习阅读的积极性。

本丛书作为临床专科护理指南，对从事临床一线护理工作的护理同仁具有较大的参考价值，同时还可作为各级医院各专科新手岗前培训、规范化培训、继续教育及临床实习辅导丛书，从而从各个层次的专科人才培养着手，提高各专科临床护理水平，促进护理质量的进一步提高。

参加编写《临床护理指南丛书》（第2版）的作者除四川大学华西医院护理专家外，还有来自全国多家医学院校及医疗机构的临床护理专家，她们多在临床一线工作，在繁忙的临床和管理工作之余完成了本套丛书的编写工作，在此向她们表示衷心的感谢。

全体编者均以高度认真负责的态度参加了本丛书编撰工作，但由于编写时间仓促且涉及众多专科领域，各专科编写人员思维方式、知识层次、经验积累存在差异，因此书中难免存在不足之处，敬请广大读者给予批评指正！

编　者

2015年6月

第2版前言

呼吸系统在人体的各系统中与外界环境接触最频繁，由于大气污染、吸烟、人口老龄化及一些新生疾病等因素日益严重，呼吸系统疾病已成为我国居民死亡的第四大原因。据WHO的预测，至2020年呼吸疾病将成为人类死亡的第三原因。呼吸疾病不仅严重危害着人类健康，还给相关医护人员带来新的挑战。

近年来医学科学有了突飞猛进的发展，为了进一步推进呼吸护理学科发展的实践，我们坚持“精品战略”的原则，修订后的本书，从内容到形式都“更全”、“更新”、“更精”。四川大学华西医院呼吸内科2013年被卫计委复评为国家临床重点专科，复旦大学医院管理研究所学科水平全国排名中居第四，2014年年底创建了医护一体化“西南地区无创通气技术培训基地”，护理团队获2014年度院级“教学”和“科研”先进集体。呼吸内科的医疗护理质量在国内处于领先水平。本书由从事呼吸疾病临床护理工作近30年的护理专家主编，集多家医院的呼吸护理同仁撰写，内容特点如下。

（1）在同类护理书籍中，首次完整地涵盖了呼吸系统疾病护理、呼吸专科护理技术、机械通气的治疗和护理、常见诊疗技术的护理、老年呼吸疾病患者的安全管理及专科应急预案与流程，从内容到形式都“更全”、“更新”、“更精”，为呼吸科护士临床工作实用。

（2）呼吸系统疾病的护理较为完整地结合了中医治疗原则及护理，并且以整体护理的模式诠释了相关疾病的护理内涵。

（3）保留与疾病相关的科普知识拓展部分，但内容更新，阅读时更有趣味。

通过本书相信广大读者不仅能够收获最新的专业理论知识，还能了解一定的专科管理方法，为患者提供更为专业的优质护理。

本书在编写过程中，得到了四川大学华西医院呼吸内科梁宗安教授和梁斌苗教授的耐心指导和支持，在此表示诚挚的感谢。

由于编者经验有限和编写时间短促，书中难免出现疏漏或有争议之处，敬请读者给予批评指正。

四川大学华西医院　吴小玲

2015年5月

第1版前言

随着环境污染的日益加重、人口老龄化以及一些新生疾病等对人类健康的威胁，呼吸系统疾病越来越普遍，给呼吸系统疾病护理带来了新的挑战。呼吸科医护人员必须在掌握基础理论的基础上，不断探索、更新，才能提高呼吸系统疾病的诊疗技术，适应医学科学的飞速发展。为适应呼吸护理事业的发展和满足呼吸内科专科护士的需要，四川大学华西医院呼吸内科组织编写了《临床护理指南丛书》之《呼吸内科护理手册》。四川大学华西医院呼吸内科2002年被教育部授予全国重点学科，同时首创全国“呼吸治疗”大学本科专业，呼吸内科的医疗、护理质量在国内处于领先水平。众编者总结了自身的临床经验，同时结合当前呼吸疾病护理的前沿进展，较为系统而全面地介绍了呼吸系统常见疾病的基础知识及护理。

本书有以下特色：

（1）呼吸系统疾病的护理首次较为完整地结合了中医疗法，并且以整体护理的模式很好地诠释了呼吸系统相关疾病的护理内涵。

（2）对各类疾病在治疗方面最新的前沿进展做了描述。

（3）增加了与疾病相关的科普知识拓展，使本书内容更加丰满，读来更具趣味。相信读者读过此书后，不仅能够收获丰富的理论知识，提高业务水平，更能培养浓厚的学习兴趣，转而促进其呼吸系统疾病的护理理论及实践水平的不断提升。

本书在编写过程中，得到了四川大学华西医院呼吸内科梁宗安教授、中西医结合科王刚副教授以及呼吸治疗师梁国鹏老师的耐心指导和支持，在此一并表示诚挚的谢意。

由于编者经验有限和编写时间短促，书中难免出现疏漏或有争议之处，希望读者不吝指正以便不断改进。

吴小玲

2010年9月

目　　录

第一篇　呼吸系统疾病与护理

第二篇 呼吸专科护理技术

第三篇 机械通气治疗与护理

第四篇 常见诊疗技术与护理

第五篇 老年呼吸疾病患者安全管理

第六篇 专科应急预案与流程

第一篇 呼吸系统疾病与护理

第一章 急性上呼吸道感染

【概述】

上呼吸道感染(upper respiratory tract infections，URTIs)简称“上感”，是鼻腔、咽或喉部炎症的总称。广义的上感不是一个疾病诊断，而是一组疾病，包括普通感冒、病毒性咽炎、喉炎、疱疹性咽峡炎、咽结膜热、细菌性咽-扁桃体炎等。狭义的上感又称普通感冒，是一种急性上呼吸道病毒感染性疾病，多呈自限性，但发病率较高。

感冒高峰季节，成人平均发生6～8例/(千人·天)，每人每年发生感冒2～4次。儿童发病率更高，每年6～8次。普通感冒大多为散发性，在全球范围内分布极普遍，热带地区少见。一年四季都可发生，冬、春季节发病有增加倾向。气温、降水量、湿度等气象条件的变化和感冒的发生未证实有显著的关系。但有观点认为气温的急剧变化可以增加呼吸道黏膜的敏感性，是引起感冒的诱因。

【病因与发病机制】

急性上呼吸道感染70%～80%由病毒引起，常见的有流感病毒（甲、乙、丙）、副流感病毒、鼻病毒、腺病毒、呼吸道合胞病毒、埃可病毒、柯萨奇病毒、麻疹病毒等。细菌感染占 20% ～ 30%，可直接或继发于病毒感染之后发生，以溶血性链球菌为多见，其次为流感嗜血杆菌、肺炎链球菌和葡萄球菌等。受凉、淋雨、过度疲劳等易诱发本病，尤其是老幼体弱或有慢性呼吸道疾病的患者。

呼吸道病毒主要通过咳嗽和喷嚏为媒介，以呼吸道飞沫气溶胶传播，在人群密集的环境中更易发生感染。在发病前 24 小时到发病后 2 天传染性最强；感染症状受宿主生理状况影响，过劳、抑郁、鼻咽过敏性疾病和月经期均可加重症状。其病理变化与病毒毒力和感染范围有关，当感染严重时，鼻窦、咽鼓管和中耳道可能被阻塞，造成继发性感染。

【诊断要点】

根据鼻咽部的症状和体征，结合血常规结果及胸部 X 线检查可做出临床诊断。必要时可借助病毒分离、血清学检查和细菌培养等明确病原体。

1. 临床表现

（1）症状

潜伏期 1 ～ 3 天不等，随病毒而异，多呈自限性。多数认为普通感冒主要包括鼻炎和不同程度的咽炎症状。大多先有鼻和喉部灼热感，鼻黏膜变红、水肿，出现鼻塞、打喷嚏、流涕、全身不适和肌肉酸痛，症状在 48 小时达高峰。

（2）体征

1）普通感冒：通常不发热或仅有低热，可有结膜充血、畏光、眼睑肿胀、咽喉部黏膜水肿、咳嗽、声音嘶哑、呼吸不畅等症状。鼻腔分泌物初始为大量水样清涕，2～3天后变稠。

2）病毒性咽炎和喉炎：急性病毒性咽炎表现为咽痒不适、灼热感、咽痛。短暂且轻，可伴有发热、乏力等。有咽部充血、水肿，颌下淋巴结肿大和触痛等体征。如出现吞咽疼痛时，应考虑链球菌感染。急性病毒性喉炎表现为声嘶、说话困难、咳嗽时疼痛，可伴发热或咽炎，可见喉部充血、水肿，局部淋巴结肿大且触痛等体征，可闻及喘息声。

3）疱疹性咽峡炎：主要由柯萨奇病毒A所致。好发于夏季，多见于儿童，偶见于成人。表现为咽痛明显，常伴有发热，病程约1周。查体：可见咽部充血，软腭、腭垂、咽和扁桃体表面有灰白色疱疹及浅表溃疡，周围有红晕。

4）咽结膜热：常为腺病毒和柯萨奇病毒所致。多发于夏季，儿童多见，游泳传播为主。病程4～6天，表现为咽痛、畏光、流泪、发热等，可见咽、结膜明显充血。

5）细菌性咽－扁桃体炎：多由溶血性链球菌引起。起病急，咽痛明显，伴畏寒、高热、可见咽部明显充血，扁桃体肿大、充血，表面有黄色点状渗出物，颌下淋巴结肿大伴压痛。肺部无异常体征。

2. 辅助检查

（1）血常规检查：病毒感染者，血白细胞计数正常或偏低，淋巴细胞比例升高。细菌感染者，可见白细胞计数和中性粒细胞增多，以及核左移现象。

（2）病毒分离：病毒抗原的血清学检查等，有利于判断病毒类型。

（3）细菌培养：可判断细菌类型并做药物敏感试验以指导临床用药。

【治疗】

一般以对症处理为主，辅以中医治疗，目的是缓解症状，防止继发细菌感染。

1. 病因治疗 根据不同的类型选用抗病毒药物或抗生素。普通型感冒，症状轻微者可不使用抗病毒药物，若仅为病毒感染者，不能滥用抗生素治疗。广谱抗病毒药物利巴韦林对流感病毒、副流感病毒、呼吸道合胞病毒有一定的抑制作用。吗啉胍对流感病毒、腺病毒和鼻病毒有一定疗效。

2. 对症治疗 鼻塞严重时可用1%麻黄碱或呋可麻滴鼻。伪麻黄碱可以减轻鼻塞，改善鼻腔通气，改善睡眠。但不宜长期使用，3～5天适宜。抗组胺药能缓解打喷嚏和流鼻涕的症状。发热和肌肉酸痛、头痛患者可选用解热镇痛药。

3. 中医治疗 可选用具有清热解毒和抗病毒作用的中药，如正柴胡饮、小柴胡冲剂和板蓝根等。

【主要护理问题】

1. 体温过高 与病毒和（或）细菌感染有关。

2. 舒适的改变 与头痛、乏力、鼻塞有关。

3. 知识缺乏 缺乏疾病相关预防保健知识。

4. 潜在并发症 鼻窦炎、气管－支气管炎、风湿热、肾小球肾炎、心肌炎等。

【护理目标】

（1）体温逐渐下降或恢复正常。

（2）患者头痛、乏力及鼻塞等症状减轻或消失。

（3）患者获得疾病相关预防保健知识，遵医行为良好。

（4）患者未发生相关并发症，或并发症发生后能得到及时治疗与处理。

【护理措施】

1. 环境和休息　保持室内安静、整洁舒适，适宜的温度（22 ～ 24℃）、湿度（50% ～ 60%）和空气流通。注意休息，症状较轻者应适当休息，病情较重或老年患者以卧床休息为主，并注意个人卫生。

2. 饮食护理　给予清淡、高热量、丰富维生素、易消化食物，避免辛辣、煎炸、油腻等刺激食物，忌烟、酒。保证饮水量 2000ml/d 以上。可食用化痰止咳的食疗方，如梨、枇杷、杏仁、陈皮粥等。

3. 口腔护理　进食后漱口或行口腔护理，防止口腔感染。

4. 防止交叉感染　注意隔离患者，减少探视，避免交叉感染。患者咳嗽或打喷嚏时应避免对着他人，并用纸巾包住口鼻。患者使用的餐具、痰盂等应每天消毒，或使用一次性器具，回收焚烧处理。

5. 用药护理　遵医嘱用药，并观察药物疗效及不良反应。使用抗生素时，注意有无过敏反应；滴鼻液使用1 周后若症状未缓解，应改用其他药物，以防发生鼻黏膜缺血坏死；服用抗过敏药物时会导致头晕、嗜睡等不良反应，应指导患者在临睡前服用，并告知服药期间避免驾车和高空作业。

6. 并发症的观察及护理　若患者出现鼻塞和（或）流脓涕、鼻窦处压痛提示继发鼻窦炎；若伴有耳痛、耳鸣、听力减退和外耳道流脓等提示继发中耳炎；部分患者可出现胸闷、心悸，眼睑水肿、腰酸或关节疼痛，提示继发心肌炎、肾炎、风湿热等。

【预防】

（1）指导患者和家属了解引起疾病的诱发因素，避免受凉、过度疲劳，注意保暖，保持室内空气新鲜，阳光充足，少去人群密集的公共场所。

（2）劳逸结合，加强体育锻炼，以增强体质，提高抗寒能力和机体抵抗力。

（3）生活规律，保持良好的个人卫生习惯。

（4）必要时接种流感疫苗。

【特别关注】

（1）注意社交距离、咳嗽礼仪、手卫生，预防交叉感染。

（2）不可滥用抗生素。

【前沿进展】

埃博拉病毒

埃博拉病毒（Ebola virus）是丝状病毒科中的一种，可导致埃博拉病毒出血热。患病后包含数种不同程度的症状（包括恶心、呕吐、腹泻、肤色改变、全身酸痛、体内出血、体外出血、发热等），感染者症状与同为纤维病毒科的马尔堡病毒极为相似。具有 50% ～ 90% 的致死率，致死原因主要为脑卒中、心肌梗死、低血容量性休克或器官衰竭。埃博拉病毒生物安全等级为 4 级（艾滋病为 3 级，SARS 为 3 级，级数越大所需防护越严格）。病毒潜伏期可达 2 ～ 21 天，但通常只有 5 ～ 10 天。2014 年非洲暴发的此病毒疫情为有记录以来最严重的埃博拉疫情。2015 年 2 月 2 日，两种埃博拉疫苗在利比里亚开始进行大规模人体接种试验。

【知识拓展】

N95 型 口 罩

N95 型口罩是美国国家职业安全卫士研究所（NIOSH）

认证的 9 种防颗粒物口罩中的一种。“N”的意思是不适合油性的颗粒（炒菜产生的油烟是油性颗粒物，而人说话或咳嗽产生的飞沫不是油性颗粒物）；“95”是指在 NIOSH 标准规定的检测条件下，过滤效率达到 95%。N95 不是特定的产品名称，只要符合 N95 标准，并且通过 NISOH 审查的产品就可以称为“N95 型口罩”。主要用于近距离接触经空气或飞沫传播的呼吸道传染性疾病患者时佩戴。

（万群芳　阳绪容　王　锋）

【中医治疗原则及护理】

急性上呼吸道感染属于中医学“感冒”的范畴。又称“伤风”、“冒风”、“冒寒”、“重伤风”、“小伤寒”。是由肺卫气虚，不能固表，外邪侵袭肺卫，以致卫表不和，肺失宣肃而为病。本病邪在肺卫，属表实证。

1. 中医辨证分型

（1）风寒束表：恶寒发热，无汗头痛，口淡不渴，鼻塞声重，喷嚏，咽痒咳嗽，肢节酸痛，痰稀薄色白，舌苔薄白而润，脉浮或浮紧。

（2）风热犯表：发热，微恶风，汗出不畅，头胀痛，鼻塞，流稠涕，口渴欲饮，面赤咳嗽，痰黄稠，咽喉红肿疼痛，舌边尖红，舌苔薄白微黄，脉浮数。

（3）暑湿伤表：见于夏季，身热，微恶风，汗少，头昏重胀痛，肢体酸痛，咳嗽痰黏，鼻流浊涕，口中黏腻，心烦口渴，渴不多饮，胸闷泛恶，腹胀，大便或溏，小便短赤。舌苔薄黄腻，脉濡数。

（4）气虚感冒：恶寒发热，头痛无汗，身困酸楚，咳嗽，痰白，倦怠乏力，舌淡苔白，脉浮无力。反复易感。

（5）阳虚感冒：恶寒重，发热轻，甚则寒战，头痛身痛，无汗，面色㿠白无华，语声低微，四肢不湿，咳嗽，舌淡胖苔白，脉沉细无力。

（6）血虚感冒：头痛身热，微恶风寒，无汗或少汗，面色不华，唇甲色淡，心悸头晕，舌淡苔白，脉细无力或浮。

（7）阴虚感冒：头痛身热，微恶风寒，无汗或少汗，口渴咽干，干咳痰少，头晕心烦，舌红少苔，脉细数。

2. 中医治疗原则 感冒主要为六淫、时行疫毒侵袭人体而发病，其邪在肺卫，故治疗应遵循“其在表者，汗而发之”（《素问·阴阳应象大论》）之意，采取解表达邪的治疗原则。根据辨证，风寒治以辛温发汗，风热治以辛凉清解，暑湿伤表者当清暑祛湿解表，虚体感邪者应扶正与解表并施，不可专行发散，重伤肺气。通过方剂治疗、穴位注射、拔火罐、灸法、穴位贴敷、刮痧、运动保健（如呼吸保健操、气功、太极拳等）、饮食保健等，防治结合，从而达到扶正固本、减少并发症、减少疾病发作的作用。

3. 中医调护

（1）生活起居护理

1）病室内温湿度适宜，风热、阴虚感冒者，室内宜凉爽湿润；风寒、气虚感冒者，室温可稍高，注意防寒保暖；暑湿感冒者室内宜凉爽通气。

2）注意防寒保暖，及时增减衣服，冬春当注意防寒保暖，盛夏炎热时不可贪凉露宿，避免雨淋受凉。

3）在感冒流行时期，尽量少去人口密集的公共场所，避免交叉感染。

4）饮食宜清淡、易消化、富有营养、水分多的食物，伴发热时，应多饮水。

5）保持生活规律，保证充足的休息，避免劳倦。

6）反复感冒患者在未患病时，可根据不同体质辨证服用适当的中药以增强体质，提高机体免疫力。

（2）情志护理

1）保持心态平和、心情舒畅，避免过于激动或喜怒忧思。

2）根据个人喜好，做一些放松的活动，释放压力，如听音乐，看电影等。

（3）临症施护

1）咳嗽、咳痰

A. 观察咳嗽的声音、性质、程度、持续时间及痰液的量、颜色、性状、气味等。

B. 保持室内空气新鲜，温湿度适宜，避免接触烟尘、花粉及刺激性气体等。

C. 饮食宜清淡、易消化，避免辛辣、煎炸、油腻及海腥发物。可食用化痰止咳的食疗方，如梨、枇杷、杏仁、陈皮粥等。

D. 遵医嘱给予止咳、祛痰药物，并观察其疗效及不良反应。

E. 穴位贴敷：白芥子、山栀、桃仁、杏仁各 20 克，吴茱萸、樟脑各 10 克，研末，和匀，与鸡蛋清、面粉调成饼状，分贴于两侧涌泉穴，再用热水袋加温片刻，24 小时取下，如无效，再续贴一次。

F. 拔火罐：采用闪火拔罐法，先吸拔背部大椎穴区，然后手扶罐体，沿督脉循行路线慢慢向下推移到至阳穴区，再加两侧肺俞穴。留罐 5 ～ 8 分钟，每天或隔天治疗 1 次。

G. 刮痧：取生姜、葱白各 10 克，切碎和匀布包，蘸热酒先刮擦前额、太阳穴，然后刮背部脊柱两侧，也可配刮肘窝、腋窝。

2）发热

A. 保持室内整洁、安静，空气流通清新，温湿度适宜。

B. 饮食宜清淡、易消化、富营养。多食新鲜瓜果，进食清热生津之品，鼓励病人多饮水，密切观察体温的变化。

C. 高热患者采用温水擦浴、冰袋等物理降温措施，可给予针刺大椎、曲池、合谷、风池等穴位。汗出时，及时擦拭并更换衣被。

D. 刮痧疗法：用刮痧板在背部督脉、足太阳膀胱经行刮痧法，待出现痧点即止。

（4）饮食调护

1）感冒系外邪袭表，故以辛散解表为食疗原则，饮食以清淡、易消化、富有营养为主，多饮水，多食新鲜蔬菜、水果。在菜肴中可增加芥末、生姜、大蒜等调味品，并酌情选用解表药膳。

2）感冒期间应忌烟、酒。忌食辛辣、烧烤、煎、炸、甜腻食物，因这类食物伤元灼津，助火生痰，且不易消化。

3）风寒束表者可食用热粥或热汤、面条、大蒜泥、玉米须橘皮汤等清淡易消化、辛温散寒食物。

4）风热犯表者可食用面条、稀粥、菊花、薄荷、萝卜汤、梨汤、金银花露或绿豆汤等清淡易消化、辛凉解表食物。

5）暑湿伤表者可食用西瓜汁、乌梅绿豆汤、金银花茶等解暑祛湿的清凉饮料。

6）虚体感冒者可进食黄芪粥、山药粥、大枣粥、桂圆、花生、阿胶等益气、助阳、养阴生津等食物。

（5）中医特色治疗护理技术

1）穴位贴敷。

2）拔火罐。

3）刮痧。

以上中医特色治疗护理技术操作要点详见本书“慢性阻塞性肺疾病”章节。

（6）中药用药护理

1）发散表邪的中药宜武火急煎（煮沸后 5 ～ 10 分钟即可），煎煮时间过长反会降低药效。

2）风寒感冒中药汤剂宜热服，服后避风盖被取微汗出，或食热粥、米汤以助药力，出汗后当避风，防复感。

3）其他各型感冒中药汤剂宜温服。

4）遵医嘱按时、准确服药。中西药之间间隔 30 分钟左右。

5）服药期间不要同服滋补类中草药。宜食清淡、易消化、水分多的食物，忌生冷、油腻、辛辣食物及海腥发物之品。

6）孕妇、哺乳期妇女应慎用抗感冒药

7）服药后注意观察药效及有无不良反应。

（朱　姝　黎贵湘）

参 考 文 献

陈岩 . 2012. 中医养生与食疗 . 北京：人民卫生出版社
王有奎 . 2010. 呼吸病中医诊治与调理 . 第 2 版 . 北京：人民军医出版社
吴小玲，邹学敏 . 2014. 让呼吸畅起来 . 北京：科学出版社
冼绍祥，全小明 . 2012. 中医护理康复指导 . 北京：人民军医出版社
叶任高，陆再英 . 2004. 内科学 . 第 6 版 . 北京：人民卫生出版社

尤黎明，吴瑛．2012. 内科护理学．第 5 版．北京：人民卫生出版社
钟南山，刘又宁．2012. 呼吸病学．北京：人民卫生出版社
张泽庚，张念志．2009. 呼吸病中医临床精要．合肥：安徽科学技术出版社
周仲瑛，蔡淦．2013. 中医内科学．第 2 版．北京：人民卫生出版社

第二章 肺 炎

【概述】

肺炎（pneumonia）指终末气道、肺泡腔和肺间质的炎症，可由感染、理化因素、免疫损伤、过敏及药物所致，是呼吸系统的常见病，最常见的为细菌性肺炎。近年来，由于环境改变、人口老龄化、病原体的变迁、医院获得性肺炎发病率增高、病原学诊断困难和抗生素的不合理使用等，新的病原菌发生率及耐药菌株不断增加，使肺炎的病死率逐渐增高。

【病因与发病机制】

最常见的病因是感染（如细菌、病毒、真菌、寄生虫等），还有理化因素（如放射线、吸入刺激性气体或液体等）、免疫损伤、过敏及药物等。病原体经空气吸入、血行播散、邻近部位感染扩散、上呼吸道定植菌误吸等途径进入宿主体内抵达下呼吸道，不断繁殖，引起毛细血管充血、水肿，肺泡内纤维蛋白渗出及细胞浸润。除金黄色葡萄球菌、铜绿假单胞菌等致病力比较强的细菌可引起肺组织坏死性病变易形成空洞外，大部分肺炎愈合后可不留瘢痕，肺结构及功能均可恢复。

【分类】

1. 按病因分类 病原学分类对肺炎的治疗有重要意义。

（1）细菌性肺炎：如肺炎链球菌、金黄色葡萄球菌、肺炎克雷伯杆菌、铜绿假单胞菌等。“非典型性病原体”如军团菌、支原体、衣原体等。

（2）病毒性肺炎：如冠状病毒、呼吸道合胞病毒、流感病毒等。

（3）真菌性肺炎：如白念珠菌、曲霉菌、肺孢子菌、放线菌等。

（4）寄生虫性肺炎：如肺包虫、肺吸虫、弓形体等。

2. 按病程分类 分为急性肺炎、亚急性肺炎和慢性肺炎。

3. 按患病环境和宿主状态分类

（1）社区获得性肺炎(community acquired pneumonia，CAP）：也称医院外获得性肺炎。主要病原体为肺炎链球菌、衣原体、呼吸合胞病毒等。

（2）医院获得性肺炎（hospital acquired pneumonia，HAP）简称医院内肺炎。主要病原体为肺炎链球菌、金黄色葡萄球菌、肺炎克雷伯杆菌、不动杆菌等。

（3）卫生保健相关性肺炎（health care-associated pneumonia， HCAP）：主要包括以下特点的肺炎患者：近90天内入住医院2天或2天以上；长期居住在护理院或疗养院；近30天接受过静脉治疗（抗生素治疗或化学药物治疗）、切口护理；到医院或血液透析门诊接受透析治疗的肺炎患者。

（4）免疫低下宿主肺炎（immunocopromised host pneumonia，ICHP）：HIV/AIDS、肿瘤放化疗、器官移植或其他疾病接受免疫抑制剂治疗者为易感人群。

4. 按解剖分类 分为大叶性肺炎、小叶性肺炎和间质性肺炎。

【诊断要点】

1. 临床表现

（1）通常急性起病，常见症状有发热、咳嗽、咳痰，或原有呼吸道症状加重，出现脓性痰或血痰，病变累及壁层胸膜后出现胸痛。

（2）早期肺部体征不明显，重症或病变范围大者可有呼吸浅快、呼吸困难、发绀等。典型体征为肺实变体征，如叩诊浊音、湿啰音、语颤增强，但当并发肺不张时语颤减弱。

（3）部分肺炎患者痰液具有典型特征，如肺炎球菌肺炎可咳铁锈色痰，肺炎杆菌肺炎痰液呈砖红色胶冻样，卫氏并殖吸虫病为果酱样痰等。

2. 辅助检查

（1）病原学检测：最常用的检测方法是痰涂片镜检及痰培养。有胸腔积液时做胸腔积液培养，疑有菌血症时做血培养。

（2）其他辅助检查：①血常规；②胸部影像学检查；③免疫学技术：聚合酶反应（PCR）及荧光标记抗体检测。

【治疗】

抗感染治疗是肺炎治疗的主要环节。但由于病原学诊断需要时间，因此，初始采用经验治疗，然后根据临床反应、病原学诊断结果和药敏试验结果，调整治疗方案。

【主要护理问题】

1. 清理呼吸道低效　与气道分泌物增多、痰液黏稠、咳嗽乏力有关。

2. 气体交换受损　与肺实质炎性改变、呼吸面积减少有关。

3. 体温过高　与肺部感染有关。

4. 舒适的改变　与肺部炎症累及壁层胸膜引起胸

痛、乏力有关。

5. 潜在并发症 低氧血症、感染性休克、窒息。

【护理目标】

（1）能进行有效咳嗽、咳痰。

（2）呼吸平稳。

（3）体温下降至正常范围。

（4）患者主诉不适感减轻或消失。

（5）未发生相关并发症，或并发症发生后能得到及时治疗与处理。

【护理措施】

1. 环境与休息 室内环境安静、舒适，空气洁净，保持合适的温湿度，温度在 22 ～ 24℃、湿度在 50% ～ 60% 为宜。气候变化尤其是降温时注意保暖，以防受凉感染，避免吸入烟雾、粉尘及冷空气等刺激性气体。嘱患者多卧床休息，保持舒适体位；高热患者加强口腔护理及皮肤护理。

2. 饮食 给予高热量、高蛋白、高维生素饮食，忌辛辣、刺激、油腻的食物，戒烟戒酒。保证每日饮水量在 1 ～ 2L，有利于稀释痰液。安置保留胃管的患者，鼻饲后 30min 内尽量不吸痰，预防误吸。

3. 合理氧疗 根据动脉血气分析情况合理给予氧疗以纠正缺氧状态，使氧饱和度达 90% 以上，PaO_2 达到 60mmHg 以上，必要时使用机械通气。指导患者勿自行调节氧流量，及时清除鼻腔分泌物，以保证有效氧疗。给氧时保证有效湿化。

4. 保持呼吸道通畅 根据病情指导患者进行深呼吸、有效咳嗽、吸入疗法、胸部叩击、体位引流等，必要时进行机械吸痰。做好人工气道及机械通气的护理，详见本书第三篇。

5. 物理降温 高热患者可给予酒精擦浴、冰袋和冰帽等物理降温措施，并及时评估降温效果。

6. 病情观察

（1）观察患者神志，有无萎靡、烦躁等，监测生命体征。

（2）观察咳嗽、咳痰情况。

（3）评估患者疼痛情况，采取缓解疼痛的措施，如听音乐、聊天等分散其注意力，必要时遵医嘱应用止痛药，观察药物疗效及不良反应。

7. 药物护理 遵医嘱正确应用抗生素、降温药、止痛药等，观察疗效，及时处理不良反应。

8. 心理护理 加强与患者沟通，讲解疾病相关知识、采取的治疗方案等，告知患者情绪波动对疾病的负性影响，鼓励其保持乐观心态，提高治疗依从性，促进机体康复。

9. 健康指导

（1）告知患者疾病的病因、诱因，避免受凉，戒烟戒酒，指导患者形成良好的生活习惯。

（2）指导患者正确的留取痰标本：①痰常规标本采集：晨起清水漱口，然后用力咳出气管深部的痰液，盛于痰标本采集杯内。②痰培养标本采集：晨起用漱口液漱口后再用清水漱口，除去口腔中的细菌，深吸气后用力咳出 1 ～ 2 口痰，盛于采集杯内，及时送检。③ 24h 痰标本采集：嘱患者将晨 7 点至次日晨 7 点痰液全部留在容器中送检，不可混入漱口液、唾液等。采集杯上的标签注明起止时间，做好交接班。

（3）告知患者疾病预防的重要性，多进行呼吸功能锻炼及体育锻炼，提高免疫力，但在秋冬季节的清晨和晚上雾尘大时减少户外活动。年老体弱和慢性病患者可注射肺炎疫苗和免疫调节剂。

（4）遵医嘱按时按量服药，了解药物的用法、疗效、疗程及不良反应，若有异常及时就医。

（5）教会患者自我监测病情，定期随访。

10. 常见继发性肺炎的护理

（1）呼吸机相关性肺炎（ventilator-associated pneumonia，VAP）

1）提高医护人员的防范意识，加强无菌技术，严格实施消毒隔离制度，严格执行手卫生。

2）机械通气及人工气道的护理，详见本书第三篇。

3）半卧位使膈肌下降，更利于呼吸，预防肺不张，根据患者病情可抬高床头 30° 左右。

（2）坠积性肺炎

1）早期足量应用广谱抗生素，然后根据病原学检查结果及药敏试验结果调整用药。

2）坠积性肺炎患者咳嗽无力，痰液黏稠，根据患者病情，可通过雾化吸入、翻身拍背、体位引流等方式协助其排痰。

3）加强生活护理，保持口腔清洁，鼓励患者进行深呼吸及咳嗽，改善肺通气 / 灌注，预防吸入性肺炎的发生。

4）对有吞咽功能障碍者，给予留置保留胃管，每次鼻饲前检查有无胃内容物潴留，鼻饲时速度缓慢，鼻饲后给予半卧位，以免误吸、呛咳。

11. 并发症的护理

（1）感染性休克

1）临床表现：精神萎靡、意识模糊、烦躁不安；心率加快、脉搏细速、血压下降等；皮肤湿冷、尿量减少；血气分析等实验室指标的改变。

2）处理要点：患者取仰卧中凹位；高流量吸氧；遵医嘱多通道快速补充血容量，同时使用血管活性药物。

（2）低氧血症

1）临床表现：头痛、烦躁不安、嗜睡等精神症状；发绀、呼吸困难症状加重；心动过速、脉率增快等循环系统症状；$PaO_2 < 60mmHg$ 伴或不伴 CO_2 潴留。

2）处理要点：保持呼吸道通畅，氧疗，遵医嘱使用呼吸兴奋剂，必要时机械通气。

【预防】

（1）戒烟、避免酗酒有助于预防肺炎的发生。

（2）注意保暖，避免受凉、吸入冷空气等。

（3）加强体育锻炼，提高机体抵抗力。

（4）注射免疫调节剂及疫苗：接种流感疫苗每年 1～2 次，9 月、10 月为最佳接种日期；肺炎疫苗为 23 价肺炎球菌多糖疫苗，肺炎疫苗和流感疫苗联合使用可增加免疫效果。同时可遵医嘱皮下注射注射用胸腺肽 α_1（日达仙、迈普新）口服细菌溶解产物（泛福舒）等免疫调节剂。

【特别关注】

（1）保持呼吸道通畅。

（2）正确留取痰标本。

【前沿进展】

卫生保健相关性肺炎

随着社会老年人口的增加，发达国家建立了大量老年护理院，同时还存在大量照顾各类慢性疾病的长期护理机构，居住在这里的人群成为了肺炎等感染性疾病的高度易感群体，早在20世纪80年代，就提出了护理院获得性肺炎（nursing home acquired pneumonia，NHAP）的概念，与社区获得性肺炎相比，NHAP的病原体分布上革兰阳性菌趋于减少，革兰阴性菌趋于增加。2005年美国胸科学会与传染病学会（American Thoracic Society and Infectious Diseases Society of American，ATS / IDSA）提出了卫生保健相关性肺炎（healthcare-associated pneumonia，HCAP）这一新的概念。因此类常发生在护理院，因此也有翻译为“健康护理相关性肺炎”。

一项美国本土实施的大规模、多中心回顾性队列研究表明，HCAP的病死率显著高于CAP（19.8% ∶ 10.0%，$P < 0.01$），与HAP相近（19.8% ∶ 18.8%，$P > 0.05$）。由于HCAP与HAP在临床症状和处理相似，因此其给患者带来的经济负担也与HAP相当。根据美国底特律一家教学医院2005～2008年回顾性调查，在金黄色葡萄球菌分离阳性的HCAP患者中，每个患者的花费会在10万美元左右。

【知识拓展】

肺 炎 疫 苗

肺炎疫苗为“23价肺炎球菌多糖疫苗”，适用于2岁以上体弱或反复患肺炎的幼儿及高危人群。该疫苗能覆盖23种经常引起肺炎球菌感染的血清型，约90%的肺炎是由这23种血清型引起的。绝大多数健康的成年人，在接种后2～3周内，均能产生抵抗大部分肺炎球菌的抗体。23价肺炎疫苗可以有效地预防肺炎，已经在美国、英国、加拿大等30多个国家及地区应用14年以上，接种后保护率可达92%，具有良好的安全性，免疫功效可维持5年。和流感疫苗联合使用可增加免疫效果。以下人群建议接种肺炎疫苗：60岁以上老年人；反复发生上呼吸道感染（包括鼻窦炎、中耳炎）的儿童和成年人；具有肺、心脏、肝脏或肾脏慢性基础疾病者；癌症患者；糖尿病患者；需长期接受免疫抑制治疗的患者；长期居住在养老院或其他护理机构者。

（陈 娇 崔金波 陈 婷）

【中医治疗原则及护理】

肺炎属中医“肺热病”、“温病”范畴。大多因人体劳累过度，正气亏虚时，引起肺的防御功能减退，如再遇到气候剧变、起居不慎等情况，外感风热时邪，邪从口鼻而入，风寒郁而化热，邪热蕴肺，而致发病，故称为风温肺热病。《温热经纬》云“温邪上受，首先犯肺，逆传心包”，即说明了本病的特点和变化规律。

1. 中医辨证分型

（1）风寒犯肺：表现为恶寒重，发热轻，无汗或少汗，周身酸楚，咳嗽，咯清稀白色痰，口渴，苔薄白或白厚腻，脉浮紧或浮滑。

（2）风热犯肺：表现为恶寒轻，发热，周身不适，头胀痛，咽痛，胸部隐痛，肺失清肃，咳声嘶哑，气促，咯黄或白色黏稠痰，口干口渴，舌边尖红，苔薄黄，脉浮数。

（3）痰热壅肺：表现为心烦高热，胸闷、胸痛，咳喘气促，痰多黄稠或呈铁锈色，甚至痰中带血，咳吐不爽，有热腥味，口渴喜冷饮，汗出，小便黄赤，大便干燥，舌红苔黄腻，脉洪数或弦数。

（4）痰浊阻肺：表现为面色晦暗，胸闷，气促，咳嗽反复发作，咳声重浊，痰白黏腻量多，或稠厚成块，早晨或食后咳甚痰多，进甘甜油腻物加重，常伴有疲倦，腹胀食少，大便时溏，舌淡红，苔白腻，脉濡滑。

（5）肺胃热盛：表现为身热，午后为甚，面赤心烦，咳嗽喘促，汗出热不退，口渴喜冷饮，咳嗽痰黄，腹胀、便秘，舌红苔黄或灰黑，脉洪数或滑数。

（6）热闭神窍：此时邪热致盛，直犯心神，表现为神昏谵语，烦躁谵语，咳喘鼻煽，常常身热不退，夜间更甚，呼吸急促，咳喘，痰多黄稠或痰中带血，舌红绛少苔，或苔黄黑，脉滑数，皮肤可见斑疹。

（7）正虚邪恋：是疾病趋于好转的时期。表现为疲倦乏力，气短，咳嗽无力，少痰，口燥咽干，纳呆腹胀，舌淡红苔白腻，脉细滑。

2. 中医治疗原则 首先需准确辨证，根据辨证选择口服中药汤剂、中成药治疗，根据患者病情可选用针刺穴位、拔罐法、刮痧法、经络刺激法、中药保留灌肠法、耳尖放血疗法、吸氧等配合治疗，治疗原则应早期治疗，以疏风解表、清热解毒为主，平和调之。

3. 中医护理

（1）生活起居护理

1）保持病室整洁、安静，开窗通风保持空气清新，室温凉爽（18 ～ 22℃）。急性期尽可能卧床休息，避免直接吹风及强光的刺激。

2）恢复期鼓励下床活动，但要避免受寒使病情反复。

3）清洁护理：做好口腔护理，发热出汗多时应保持衣被清洁干燥。

4）饮食护理：给予高热量、高蛋白、易消化的流质或半流质软食，鼓励患者多饮水，每日补水量应达 2 ～ 3L。

戒烟酒。

5）排泄护理：保持大便通畅，使热邪外泄。痰应处理于专用的医疗垃圾袋内，24 小时更换一次。

（2）情志护理：因本病常常起病急，且大多出现高热、胸痛、咳嗽等不适感，所以容易出现情志问题。可以向患者讲解本病的有关知识，治疗方法和效果，解除患者的心理负担，树立战胜疾病的信心，引导患者积极配合治疗、护理工作。

（3）临症施护

1）发热

A. 保持室内整洁、安静，空气流通清新，温湿度适宜。

B. 应绝对卧床休息，以减轻机体能量的消耗。

C. 给予持续吸氧，满足机体耗氧量。

D. 饮食宜多食新鲜果汁及清热生津之品，如荸荠、苦瓜、绿豆、冬瓜等，忌煎炸、辛辣、肥腻之品。

E. 密切观察体温的变化。发热时不宜盖过多衣被，出汗时勿直接吹风，注意保持衣被干燥并注意保暖，防再次外感风寒至病情反复。体温超过 38.5℃的患者可采用物理降温，也可给予针刺穴位、耳穴放血。但要注意高热伴恶寒者不宜用酒精、冰袋降温，以免病邪内闭不能宣发。遵医嘱给予发汗解表药时应加强观察。

F. 做好口腔护理，早晚可用野菊花煎水或金银花液等漱口，每日饮水大于 2L。

G. 热闭神窍时要注意观察神志，及时有效地清理呼吸道痰液，做好安全管理，防止不良事件的发生。

H. 刮痧疗法：外感风邪所致的发热，可给予刮痧疗法，穴位可选择肺俞、大椎、风池、脾俞等。

J. 注意观察大便情况，便秘者可用温盐水或大承气汤灌肠，或用生大黄或番泻叶泡服，保持大便通畅，使邪有出路。

K. 气阴两虚、自汗神倦者可用红枣、黄芪、淮小麦水煮饮用，服用益气养阴滋润类食物。还可用五倍子粉醋调敷脐。另需注意补充进食含钾的食物或水果。

2）咳嗽、咳痰

A. 保持室内空气新鲜，吸烟者应严格戒烟，同时避免被动吸烟。

B. 观察咳嗽的性质、程度、声音、持续时间，观察咳痰的颜色、量、性状、气味等并做好记录。

C. 多饮水，或以养阴润肺、化痰止咳类饮品代茶，以稀释痰液、清洁口腔、补充体内津液的消耗。

D. 痰中带血，可遵医嘱给予白及粉或三七粉口服。

E. 穴位贴敷：据辨证可三伏天选择肺俞、天突、膻中等穴位做穴位贴敷。

F. 耳穴贴敷（耳穴埋豆）：可选择肺、神门、气管、皮质下等穴位。

G. 拔火罐：可选择肺俞、膏肓、定喘、脾俞、肾俞等穴位进行拔火罐。

H. 超声电导靶位透药治疗：当患者出现咳嗽、咯黄痰，咳痰不爽时，可采用清肺化痰的中药贴片，取穴双肺俞、大椎穴或双肩胛下区等，进行超声电导靶位透药治疗，1～2次/天。

3）胸痛

A. 注意卧床休息，提供舒适安全的环境。

B. 尽可能地满足病人对舒适的需要，如帮助变换体位，做好生活照顾。

C. 观察胸痛的部位、性质、程度、持续时间，做好记录。

D. 胸痛或剧咳者可取患侧卧位，必要时可遵医嘱使用镇静剂。

E. 通过针灸、按摩等方法，活血化瘀、疏通经络，也有较好的止痛效果。

F. 物理止痛可以应用热疗法，如采用热水袋、热水浴等。

4）呼吸困难、喘息

A. 保持室内安静、整洁、空气流通、温湿度适宜，避免灰尘、刺激性气味。

B. 密切观察患者呼吸情况，观察呼吸困难及喘息的程度、持续时间，评估其缺氧的情况做好记录。

C. 根据喘息的程度及伴随症状，取适宜体位，如高枕卧位、半卧位或端坐位，必要时床上安置桌子，以利患者休息。

D. 吸氧：氧流量根据血气分析结果结合患者具体情况调整，做好氧疗相关护理。

E. 穴位按摩：根据病情选择列缺、气海、内关、足三里等进行穴位按摩。

F. 耳穴贴压（耳穴埋豆）：根据病情选择交感、心、胸、肺、皮质下等进行耳穴贴压。

G. 艾灸疗法：根据病情可选择肺俞、大椎、命门、三阴交、足三里等进行艾灸疗法。

（4）饮食调护

1）本病应注意饮食有节，清淡可口、合理营养，以高蛋白、高热量、高维生素、易消化的软食为主，如瘦肉、鱼、鸡、蛋、水果、蔬菜等。

2）高热的患者机体代谢增强，更应多饮水，多吃新鲜蔬菜、水果。

3）忌辛辣、煎炸、烧烤类食品，少食高脂、高胆固醇的食品，以利于生津养液，避免产生内热，避免本病发作。

4）辨证施膳

A. 风寒犯肺：宜用辛温解表之品。进食热粥或热汤（如萝卜姜汁茶），微微出汗，以助药力驱散风寒。

B. 风热犯肺：宜用辛凉解表之品。如菊花、竹叶、桑叶、薄荷、芦根等泡水后饮用。

C. 痰热壅肺：鼓励患者多饮水或淡盐水，亦可多饮橘汁、梨汁、荸荠汁、西瓜汁等，可用鱼腥草、金荞麦根、鸭跖草、煎水代茶饮，或鲜芦根煎水代茶饮。忌油腻辛辣食物。

D. 痰浊阻肺：饮食宜清淡，可进食助健脾化痰的薏仁粥、山药粥、橘红糕等。忌食生冷、油腻，忌糯米、甜食等滞脾障胃之品。

E. 肺胃热盛：忌辛辣食物和油腻食物，可食用番茄炒藕、凉拌苋菜等。

F. 热闭神窍：治疗原则为清心开窍，泄热护阴。忌用羊肉，海鱼、海蟹等发物，以免生热助邪。主要方剂可选清营汤（出自吴鞠通《温病条辨》）加减。

G. 正虚邪恋：宜进食甘温补气之品，如猪肺汤、瘦肉、蛋、鱼、鸡、人参莲子汤、参枣汤，也可以用党参、黄芪煎水代茶饮用。忌生冷、煎炸之品。

（5）中医特色治疗护理技术

1）针灸疗法：实证取列缺、尺泽、曲池、风池、大椎、外关、肺俞等穴，采用针刺泻法，咽痛加少商，三棱针点刺出血；虚证取肺俞、肾俞、足三里等穴，多以平补平泻法。

2）艾灸：可取穴肺俞、风府、风池、大椎。用艾炷如枣核大，隔姜灸，每穴取 3 ～ 5 壮，以不发泡、皮肤微红为度，每日一次。

3）拔罐疗法（拔火罐）：可选穴肺俞、风府、风池、大椎等。将火罐拔于各穴，留罐 10 ～ 15 分钟。将火罐拔于肺俞穴，沿足太阳膀胱经第一侧线走行方向，采用走罐法将火罐推至关元俞，两侧分别来回走两次即可起罐，走罐法隔日一次，5 次为一疗程。

4）穴位贴敷：常用穴位为膻中、中府、肺俞、阿是穴等。“气会膻中”，膻中主一身之气，刺激膻中可理气止痛；中府为肺的募穴，俞募配穴治疗肺系疾病；再加阿是穴的应用，加强宣通肺气、通经活络、降气化痰的作用，使痰去气顺则病愈。另患者若辨证痰热壅肺可予大黄散穴位贴敷双丰隆、神阙穴。若辨证痰浊阻肺或正虚邪恋可予吴茱萸粉穴位贴敷双肺俞、天突穴。

5）穴位按摩：咳嗽可用手指尖按揉、点压太渊、偏历、肺俞、膻中、气海、足三里、璇玑穴各 100 次。

（6）中药用药护理：参见本书“慢性阻塞性肺疾病”章节。

（刘慧玲　黎贵湘）

参考文献

陈岩 . 2012. 中医养生与食疗 . 北京 : 人民卫生出版社
国家中医药管理局医政司 . 2013. 2013 年全国 13 个病种的中医护理方案
国家中医药管理局医政司 . 2011. 24 个专业 105 个病种中医诊疗方案 2011 合订本试行版
吴小玲 , 黎贵湘 . 2011. 呼吸内科护理手册 . 北京 : 科学出版社
吴小玲 , 邹学敏 . 2014. 让呼吸畅起来 . 北京 : 科学出版社
王有奎 . 2010. 呼吸病中医诊治与调理 . 第 2 版 . 北京 : 人民军医出版社
尤黎明 , 吴瑛 . 2012. 内科护理学 . 第 5 版 . 北京 : 人民卫生出

版社
张雅丽 . 2010. 常见病症中医护理健康教育 . 北京 : 中国中医药出版社
周仲瑛 , 蔡淦 . 2013. 中医内科学 . 第 2 版 . 北京 : 人民卫生出版社

第三章　慢性支气管炎

【概述】

慢性支气管炎（chronic bronchitis）简称慢支炎，是气管、支气管及其周围组织的慢性非特异性炎症。是一种常见病、多发病，尤以老年人多见。以咳嗽、咳痰为主要症状，或伴有喘息，晚期有呼吸困难，冬季加重，反复发作，每年持续 3 个月，连续 2 年或 2 年以上。

慢性支气管炎在普通人群中十分常见，3.4% ～ 22.0% 的成年人罹患此疾病，此病防治不当易发展成慢性阻塞性肺疾病、慢性肺源性心脏病及肺动脉高压；Victor Kim 等调查显示慢性支气管炎在慢性阻塞性肺疾病患者中的患病率占到了所有慢性阻塞性肺疾病患者的 14% ～ 74%。

【病因与发病机制】

慢性支气管炎的病因尚不完全清楚，可能是多种因素长期相互作用的结果。

1. 有害气体和有害颗粒　如香烟、烟雾、粉尘、刺激性气体（二氧化硫、二氧化氮、氯气、臭氧等），这些理化因素可损伤气道上皮细胞，使纤毛运动减退，巨噬细胞吞噬能力降低，导致气道净化功能下降。同时刺激黏膜下感受器，使副交感神经功能亢进，使支气管平滑肌收缩，腺体分泌亢进，杯状细胞增生，黏液分泌增加，气道阻力增加。香烟烟雾还可使氧自由基产生增多，诱导中性粒细胞释放蛋白酶，抑制抗胰蛋白酶系统，破坏肺弹性纤维，引发肺气肿的形成。吸烟是导致慢性支气管炎发生的最重要因素，吸烟者慢性支气管炎的发病率比不吸烟者高8倍多，吸烟开始的年龄越早、时间越长、量越多，患病率越高。

2. 感染因素 病毒、支原体、细菌等感染是慢性支气管炎发生发展的重要原因之一。病毒感染以流感病毒、鼻病毒、腺病毒和呼吸道合胞病毒为常见。细菌感染常继发于病毒感染，常见病原体为肺炎链球菌、流感嗜血杆菌和葡萄球菌等。这些感染因素同样造成气管、支气管黏膜的损伤和慢性炎症。

3. 其他因素 免疫、年龄和气候等因素均与慢性支气管炎有关。寒冷空气可以刺激腺体增加黏液分泌，纤毛运动减弱，黏膜血管收缩，局部血液循环障碍，引起继发感染，是本病发生的主要诱因。老年人肾上腺皮质功能减弱，细胞免疫功能下降，溶菌酶活性降低，容易造成呼吸道的反复感染。

【诊断要点】

1. 临床表现

（1）症状

1）咳嗽：一般以晨间咳嗽为主，睡眠时有阵咳和排痰。随着病情发展，咳嗽终年不愈。

2）咳痰：以清晨排痰较多，起床后或体位变动可刺激排痰；痰液一般为白色黏液和浆液泡沫性痰，偶见痰中带血，伴感染时可咳脓痰。

3）气短或喘息：喘息症状明显者常称为喘息性支气管炎，部分可能合并支气管哮喘，伴有肺气肿时可表现为劳力性呼吸困难。

（2）体征：早期多无异常体征。急性发作期可在背部或双肺底部闻及散在干、湿啰音，合并哮喘可闻及广泛哮鸣音伴呼气延长。

（3）分型

1）单纯型：符合慢性支气管炎诊断标准，具有咳嗽、咳痰两项症状。

2）喘息型：符合慢性支气管炎诊断标准，具有喘息症状，并经常或多次出现哮鸣音。

（4）分期

1）急性发作期：指在1周内出现脓性或黏液脓性痰，痰量明显增加，或伴有其他炎症表现，或1周内咳、痰、喘任何一项症状明显加剧。

2）慢性迁延期：指有不同程度的咳、痰、喘症状迁延不愈，或急性发作症状1个月后未恢复到发作前水平。

3）临床缓解期：经治疗或自然缓解，症状基本消失或偶有轻微咳嗽和少量痰液，保持2个月以上。

2. 辅助检查

（1）胸部X线或CT检查：早期可无异常。反复发作可引起支气管壁增厚，细支气管炎或肺泡间质炎细胞浸润或纤维化，可表现为肺纹理增粗、紊乱，呈网状或条索状、斑点状阴影，以双下肺野明显。

（2）肺功能检查：肺功能检查是诊断慢性支气管炎或慢性阻塞性肺疾病的重要指标。在慢性支气管炎早期，临床症状出现以前小气道功能即可出现异常改变。

（3）血液检查：细菌感染时可出现白细胞计数和（或）中性粒细胞增高，喘息型者嗜酸粒细胞增多。

（4）痰液检查：通过痰液的相关检查，可培养出致病菌，涂片可发现革兰阳性菌或革兰阴性菌，或大量破坏的白细胞和已破坏的杯状细胞。

【治疗】

慢性支气管炎急性加重期的治疗目的是控制急性症状，原则以控制感染、镇咳祛痰、平喘等对症处理。

1. 控制感染 依据感染的主要致病菌和严重程度或根据病原菌药敏选用抗生素。常用的有青霉素类、喹诺酮类、大环内酯类、氨基糖苷类、头孢菌素类抗生素和林可酰胺类等。

2. 祛痰镇咳 可用复方甘草合剂或复方氯化铵合剂，也可用祛痰药如溴已新、乙酰半胱氨酸、盐酸氨溴索和标准桃金娘油等。干咳为主者可用镇咳药物，如氢溴酸右美沙芬、枸橼酸喷托维林片（咳必清）等。对老年体弱无力咳痰或痰量较多者，应以祛痰为主，协助排痰，畅通呼吸道，避免应用强效镇咳剂如可待因等。保持体液平衡利于痰液稀释和排出。

3. 平喘 喘息者加用解痉平喘药，如氨茶碱或茶碱控释剂，或 β_2 受体激动剂加糖皮质激素吸入等。

【主要护理问题】

1. 清理呼吸道低效 与呼吸道分泌物多、痰液黏稠、咳嗽无力有关。

2. 体温过高 与感染有关。

3. 焦虑 与病程长、反复发作等有关。

4. 知识缺乏 缺乏慢性支气管炎的防治知识。

【护理目标】

（1）痰液能有效排出，呼吸道通畅。

（2）体温恢复正常。

（3）焦虑减轻，情绪稳定。

（4）患者了解疾病相关防治知识。

【护理措施】

1. 环境　环境安静、整洁、舒适，注意通风。合适的温度（22～24℃）和湿度（50%～60%），以充分发挥呼吸道的自然防御功能。冬季注意保暖，避免直接吸入冷空气。

2. 饮食　慢性咳嗽者能量消耗增加，应给予高蛋白、高维生素、足够热量的饮食，忌食生冷、油腻、辛辣刺激食物。每日饮水1500ml以上，足够的水分有利于痰液稀释和排出。

3. 病情观察　密切观察咳嗽、咳痰情况，详细记录痰液的颜色、量和性质。正确收集痰标本，及时送检。

4. 进行有效咳嗽、排痰

（1）咳痰技巧：有效咳嗽是清除呼吸道分泌物的最佳途径，如果痰液不能及时排出，支气管痉挛和感染就会持续存在或者加重。方法：有效咳嗽即分两次将痰液咳出，首先要进行5～6次深呼吸，再深吸气后保持张口，然后浅咳一下将痰液咳至咽喉部，再迅速将其咳出，结合拍背效果更好。

（2）协助排痰法

1）人工拍背排痰法：患者侧卧位，拍背者将手成背隆掌空状态，以脊柱为界、有节奏地自下而上、由外向内轻轻叩打（避免叩打脊柱），边扣边鼓励患者咳嗽。叩击力量适中，以不感到疼痛为宜，每次叩击时间以5～15分钟为宜，应在餐后2小时进行或餐前30分钟完成。

2）咳痰机和振动排痰仪可使患者排痰的有效性得到提高。

3）遵医嘱应用祛痰药物：常用药物有盐酸氨溴索（沐舒坦）、痰热清、标准桃金娘油（吉诺通）等，应注意观察药物的副作用。

4）吸入疗法：分湿化和雾化，适应于痰液黏稠和排痰困难者。

A. 湿化治疗法：是通过湿化装置，将水或溶液蒸发成水蒸气或小雾滴，以提高吸入气体的湿度，达到湿润气道黏膜、稀释痰液的目的。

B. 雾化治疗法：是利用雾化装置将水分和药物以气雾状喷出并沉积于呼吸道和靶器官，达到祛痰、止咳、平喘的作用。常采用空气压缩雾化泵。氧气雾化所产生的雾滴颗粒大，影响气道黏膜对水分和药物的吸收，因而不推荐使用氧气雾化。

5. 氧疗 根据患者指氧饱和度和血气分析情况进行氧疗。

6. 合理用药 遵医嘱合理用药，并注意观察药物的副作用。

7. 戒烟酒 吸烟和被动吸烟是慢性支气管炎的重要致病因素，吸烟可加速病情发展，导致肺的防御功能下降，加重呼吸道感染。酒精能生湿积痰，刺激呼吸道，使病情加重。

8. 康复训练 加强康复训练可改善患者的活动耐力、提高生活质量。如腹式呼吸及缩唇呼吸、步行、骑脚踏车等可训练患者全身的肌肉，增强呼吸肌功能和活动能力。

9. 心理护理 与患者加强沟通，减少其孤独感、寂寞感；向患者讲解有关疾病知识，消除患者的担心与顾虑，争取早日康复。

【预防】

1. 避免诱因、预防发作 为了有效治疗和预防慢性支气管炎的反复发作，诱因教育必不可少。大气污染、各种粉尘、寒冷气候及长期吸烟等，均可损伤呼吸道黏膜组织，使细菌容易侵入而继发感染，促使慢性支气管炎发生和发展。因此改善环境、减少烟雾等有害物质的刺激，加强体育锻炼、增强体质、避免受凉感冒等是遏制慢性支气管炎发生发展的首要战略战术，也是疾病防治的基础。

2. 加强锻炼，增强体质　临床缓解期是以提高患者机体免疫力为主，从全身锻炼、呼吸肌锻炼、防寒锻炼三方面进行。

（1）全身锻炼：可通过步行、骑脚踏车、游泳等训练患者全身的肌肉。在空气新鲜的地方做扩胸运动、深呼吸运动。运动量和时间需逐步增加，以不疲劳为度。

（2）呼吸肌锻炼：详见本书“慢性阻塞性肺疾病”肺章节。

（3）耐寒锻炼：根据季节和体质调节保温措施。有研究报道，坚持户外锻炼 1 ～ 2 次 / 天，每次约 30 分钟既可提高耐寒抗病能力，同时也利于肺功能的改善。

（4）免疫调节剂：对于免疫低下者可用免疫调节剂或中药，如细菌溶解产物（泛福舒）、胸腺肽等，以预防呼吸道的反复感染及慢性支气管炎急性发作，也可在急性呼吸道感染治疗时合并使用。

3. 规范用药　慢性支气管炎患者的主要治疗药物包括支气管舒张剂、抗感染药和祛痰止咳药等。其中支气管舒张剂是缓解期控制症状的主要药物，给药方式首选吸入途径，因此需教会患者正确的使用方法与注意事项。如需服用复方甘草合剂或甘草片，应该选择在饭后服用，因为空腹对胃黏膜刺激较强。

4. 合理氧疗　必要时长期家庭氧疗，详见慢性阻塞性肺疾病章节。

5. 自我监测 按医嘱定期复查。如出现咳嗽咳痰加剧、痰量增多黏稠、痰色变黄、气紧加重、发热等症状时应及时就诊。

【特别关注】

（1）去除慢性鼻窦炎、扁桃体炎等原发病灶，重视急性支气管炎的及时、有效、彻底治疗，对预防慢性支气管炎具有积极意义。慢性支气管炎如无并发症，预后良好。如病因持续存在，迁延不愈或反复发作，可发展成慢性阻塞性肺疾病、肺心病，预后不良。

（2）定期监测患者的肺功能变化，以便及时选择有效的治疗方案，控制病情的发展。

【前沿进展】

中医“磁药叠加调节免疫疗法”治疗慢性支气管炎

中医“磁药叠加调节免疫疗法”，是在基础腧穴理论的指导下，以“拔、熏、灸、针、贴”等多种手法进行综合调治，磁药使药物和生物磁有机结合，磁借药力，药借磁劲使药效得以充分发挥。主要包括中药经络药罐法、穴位中药熏蒸法、穴位注射、三穴五针、穴位免疫激活法、中药汤剂 6 个步骤。作用原理：通过选择性的分离支配气管平滑肌的迷走神经分支，从而舒张气管平滑肌，降低气道高敏感性，迅速清除导致呼吸顽疾的病理痰、毒素。

【知识拓展】

慢性支气管炎或与空气污染无关

英国伦敦帝国理工学院医学院的学者 Yutong Cai 等

近期进行的一项 Meta 分析显示：从不吸烟者，慢性支气管炎、咳嗽和咳痰的发生与空气污染或交通废气排放情况呈正相关，但是只有慢性咳痰的发生与 PM_{10} 和粗颗粒浓度之间存在有统计学意义的相关性；老年受试者显示，当 $PM_{2.5}$ 黑炭颗粒浓度升高时，慢性咳嗽发生的风险也会相应增加。该研究显示：虽然空气污染是有害的，会影响包括死亡率在内的一系列健康转归，但是对于成年欧洲人群来说，并未发现在慢性支气管炎的发生和目前的空气污染之间存在有相关性。这一研究是基于一系列大规模人群队列研究、使用特定先验分析方法而得到的结论，这一结论对于相关政策制定提供了循证医学方面的证据。

（万群芳　敖冬梅　阳绪容）

【中医治疗原则及护理】

慢性支气管炎属于中医学“咳嗽”、“痰饮”、“喘证”等范畴，多系内伤咳嗽，其病机为外邪侵袭，咳嗽日久不愈，致肺脾虚寒，生痰化饮，内伏于肺，又常因外感风寒，引动痰饮而致咳喘急性发作。

1. 中医辨证分型

（1）风寒袭肺：咳嗽声重，咳稀薄色白痰，咽痒，气急，恶寒，发热，无汗，舌苔薄白，脉浮紧。

（2）风热犯肺：咳嗽气粗，咳黏白痰或黄痰，咽痛或咳声嘶哑，恶风身热，口渴，头痛，肢体酸楚，舌质红苔薄黄，脉浮数。

（3）风燥伤肺：干咳少痰，不易咳出，口干，唇鼻干燥，舌质红苔薄黄少津，脉细数。

（4）痰浊阻肺：咳声重浊，痰多色白，晨起为甚，呕恶食少，胸闷脘痞，神倦乏力，舌苔白腻，脉濡滑。

（5）痰热壅肺：咳嗽气粗，痰多稠黄，咳痰欠爽，烦热口干，胸胁胀痛，舌质红苔黄腻，脉滑数。

（6）肝火犯肺：气逆作咳，或为呛咳，痰黏而少，咯吐不爽，咳时面赤，咽干口苦，胁痛，舌质红苔薄黄少津，脉弦数。

（7）肺阴亏虚：咳声短，午后黄昏为剧，痰黏稠或痰中带血，量少，口干咽燥，颧红潮热，舌质红少苔，脉细。

（8）肺气亏虚：咳声低弱，气短，咳而伴喘，咳清稀色白痰，食少，气短胸闷，神疲懒言，自汗畏寒，舌质淡嫩苔白，脉细。

2. 中医治疗原则 本病为本虚标实、虚实相兼之证，与肺、脾、肾密切相关，标在肺，本在脾，根在肾，治疗原则宜补益肺气、化痰止咳兼平喘，并从整体出发，辨证治脾、治肾。本病是以阳虚阴盛为特点的疾病，多在冬季发病，天气暖和时缓解，根据中医“天人相应”及“春夏养阳、秋冬养阴”的理论，在夏季进行缓解期的冬病夏治，冬季可减少发病及减轻症状。

3. 中医调护

（1）生活起居护理

1）保持室内空气洁净、清新，环境安静、舒适，保持合适的温度及湿度，寒症、虚证者室温宜偏暖，避风保暖，热证、实证者室温宜偏低。

2）指导患者戒烟，室内勿放鲜花等可能引起过敏的物品，避免花粉及刺激性气体的吸入。

3）本病患者免疫功能低，抵御外邪能力差，易受外邪的侵袭而发生急性感染，故日常生活应注意劳逸结合，起居有常，防寒保暖，以防感冒。

（2）情志护理：注意观察患者情绪变化，尤其对久咳不愈及肝火犯肺的患者要加强情志护理，让患者了解不良情绪对健康的影响，掌握自我情志调摄的方法，保持心情愉快。

（3）临症施护

1）咳嗽咳痰

A. 观察咳嗽的性质、程度、声音、持续时间及咳痰的量、颜色、性状、气味等，观察有无喘促、发绀等伴随症状。

B. 持续性咳嗽时，可饮温开水、热梨汁、枇杷汁，以减轻咽喉部的刺激。

C. 注意气道湿化，痰液黏稠不易咳出时多饮水，心肾功能正常者每天饮水 1500ml 以上，必要时遵医嘱进行雾化吸入稀释痰液或予机械振动排痰仪辅助排痰。

D. 穴位贴敷：根据病情选择疏风宣肺、止咳化痰药贴敷胸背部，取天突、膻中、肺俞、定喘、风门、脾俞等穴位。

E. 刮痧：用刮痧油涂擦后背膀胱经、督脉，用刮痧板反复刮、擦，以微现红瘀为度。

F. 拔火罐：取大杼、肺俞、定喘、风门、脾俞等穴位。

G. 耳穴贴压（耳穴埋豆）：取肺、神门、气管、皮质下等穴位。

H. 超声电导靶位投药治疗：当患者出现咳嗽、咯黄痰，咳痰不爽时，可采用中药贴片（清肺化痰方），取穴双肺俞、大椎穴或双肩胛下区等，进行超声电导靶位投药治疗，1 ～ 2 次 / 日。

I. 饮食宜清淡、易消化，避免辛辣、煎炸、油腻及海腥发物。可食用化痰止咳的食疗方，如梨、枇杷、杏仁、陈皮粥等。

2）喘息

A. 密切观察患者生命体征变化，观察喘息的程度、持续时间，评估其缺氧的情况。

B. 协助患者取舒适体位，如高枕卧位、半卧位或端坐位，必要时床上安置小桌子，以利患者休息。

C. 遵医嘱给予低流量、低浓度持续给氧，1～2L/min，可根据血气分析结果调整吸氧的方式和浓度，避免引起二氧化碳潴留，氧疗时间每天不少于15小时。

D. 指导患者进行呼吸功能锻炼，如缩唇呼吸、腹式呼吸等。

E. 穴位按摩：取列缺、气海、内关、足三里等穴位。

F. 耳穴贴压（耳穴埋豆）：取交感、心、胸、肺、皮质下等耳穴。

G. 艾灸疗法：取肺俞、大椎、命门、三阴交、足三里等穴位。

H. 超声电导靶位透药治疗：指导患者保持大便通畅，便秘患者可根据肺与大肠相表里的理论，采用中药胃肠宁贴片，于结肠体表投射部位进行超声电导靶位透药治疗，刺激肠蠕动，解除便秘。

I. 指导患者进食低碳水化合物、高蛋白、高脂肪、高维生素饮食，忌食辛辣、煎炸之品及海腥食品。

3）发热

A. 密切观察体温的变化，高热时给予温水擦浴、冰袋冷敷等物理降温。遵医嘱使用发汗解表药，必要时每次给予柴胡注射液2～4ml，肌内注射。汗出时，及时协助擦拭和更换衣服、被服，避免受凉。

B. 高热者可给予针刺曲池、内关、百会、十宣等穴位。

C. 刮痧疗法：感受外邪引起的发热，取大椎、风池、肺俞、脾俞等穴位。

D. 做好口腔护理，可用金银花液等漱口，每日饮水≥2000ml。

E. 饮食宜清淡、易消化、富营养。多食新鲜瓜果，进食清热生津之品，如荸荠、苦瓜、绿豆、冬瓜等，忌煎炸、辛辣、肥腻之品。

（4）饮食调护

1）慢性支气管炎病程长，易耗伤气阴，故宜选用清淡、易消化、健脾益气、止咳化痰之食物，忌油腻、辛辣、刺激性食物，咳嗽气急较重甚至出现喘促者，需忌食海腥发物，如虾、蟹、黄鱼、带鱼等，多饮水，以利湿化痰液。

2）平时宜多食瘦肉、鸡肉、鸡蛋、豆制品等营养丰富之食品，多食新鲜蔬菜水果如西红柿、白菜、大枣、核桃、梨、枇杷、橘子、蜂蜜、百合、莲子等，寒冷季节可适当进食热量较高的食物如羊肉、狗肉等，增强御寒能力。

3）辨证施膳：风寒袭肺忌食生冷瓜果、腌菜及肥甘厚腻之食品，适当进食葱白、生姜等辛温发散之品，以助驱邪。风热犯肺宜多食梨、枇杷等。风燥伤肺宜多食清凉润肺之品如梨、蜂蜜、西瓜、藕等。痰浊阻肺宜进食健脾利湿化痰之食品，如山药、赤小豆、薏仁、橘红糕等。痰热壅肺宜进食清凉疏利之品，如萝卜、梨、冬瓜、枇杷、芹菜、鸭蛋、海蜇、金橘等。肝火犯肺宜进食降肝火和肺火之食品，如梨汁、猪肝、绿豆粥、木瓜、山药、枇杷、绿茶等。肺阴亏虚宜进食滋补肺阴之品，如甲鱼、银耳、蜂蜜、枇杷、甘蔗、梨、桑葚等。肺气亏虚宜进食补益肺气之品，如红枣糯米粥、瘦肉鸡汁、禽蛋、猪肺等。

（5）中医特色治疗护理技术

1）穴位贴敷。

2）穴位按摩。

3）耳穴贴压（耳穴埋豆）。

4）艾灸。

5）拔火罐。

6）刮痧。

7）超声电导靶位透药治疗。

1）～7）中医特色治疗护理技术操作要点详见本书“慢性阻塞性肺疾病”章节。

（6）中药用药护理：外感咳嗽者汤药不宜久煎，以免降低药效。风寒者，中药宜武火煎煮热服。燥热犯肺者汤药宜少量多次服用。其余参见本书“慢性阻塞性肺疾病”章节。

（黎贵湘　王定玺）

参考文献

陈岩 . 2012. 中医养生与食疗 . 北京 : 人民卫生出版社

刘玉馥, 张庆玲 . 2012. 临床护理应用指南 . 北京 : 人民军医出版社 : 39-40

孙秋华 . 2012. 中医护理学 . 第 3 版 . 北京 : 人民卫生出版社

万晓燕, 舒细珍, 董丽兰 . 2015. 内科护理 . 武汉 : 湖北科学技术出版社 : 23-25

王有奎 . 2010. 呼吸病中医诊治与调理 . 第 2 版 . 北京 : 人民军医出版社

殷凯生, 吉宁飞, 殷稚飞, 等 . 2014. 内科治疗指南 . 南京 : 江苏科学技术出版社 : 5-6

尤黎明, 吴瑛 . 2012. 内科护理学 . 第 5 版 . 北京 : 人民卫生出版社

张雅丽 . 2010. 常见病症中医护理健康教育 . 北京 : 中国中医药出版社

赵建平 . 2013. 呼吸疾病诊疗指南 . 第 3 版 . 北京 : 科学出版社 : 38-41

周仲瑛, 蔡淦 . 2013. 中医内科学 . 第 2 版 . 北京 : 人民卫生出版社

第四章　慢性阻塞性肺疾病

【概述】

慢性阻塞性肺疾病（chronic obstructive pulmonary diseases，COPD）简称慢阻肺，是一种以持续性气流受限为特征的可以预防和治疗的常见疾病，气流受限不完全可逆，呈进行性发展，与气道和肺脏对有毒颗粒或有害气体的慢性炎性反应增强有关。

据世界卫生组织估计，全球目前有 6 亿慢性阻塞性肺疾病患者，平均每年约有 270 万人死于慢性阻塞性肺疾病。当前，全球≥ 40 岁人群中慢性阻塞性肺疾病患病率达到 9% ～ 10%，已成为仅次于脑血管病、肿瘤、心脏病的第四大死亡原因，其患病率居高不下。《全球疾病负担研究》报告，2010 年慢性阻塞性肺疾病在中国疾病负担排名居第 3 位，至 2020 年将位居世界疾病经济负担的第 5 位。

【病因与发病机制】

慢性阻塞性肺疾病的发病机制尚未完全明了。目前普遍认为与气道、肺实质和肺血管的慢性炎症密切相关。引起慢性阻塞性肺疾病的主要危险因素是遗传与环境共同作用的结果。

1. 吸烟　是目前公认的慢性阻塞性肺疾病已知危险因素中最重要的。

2. 职业粉尘与化学物质　长时间且大量接触职业性粉尘和化学烟雾，均可导致与吸烟无关的慢性阻塞性肺疾病发生。

3. 空气污染　除室外空气污染外，还包括生物燃料取暖和烹饪所引起的室内污染。

4. 感染 呼吸道感染是导致疾病急性发作的重要原因，但是感染是否可以直接导致慢性阻塞性肺疾病发病目前尚不清楚。

5. 遗传因素 如 α_1 抗胰蛋白酶缺乏，蛋白酶和抗胰蛋白酶失衡。

6. 氧化应激反应 慢性阻塞性肺疾病患者内源性抗氧化物产生下降。氧化应激不仅对肺组织造成不利影响，也可引起肺组织蛋白去乙酰酶活性下降，导致炎症基因表达增加，同时糖皮质激素的抗炎活性下降。

7. 其他 如肺脏发育及生长不良、营养不良、气温变化等。

【诊断要点】

慢性支气管炎、肺气肿及哮喘患者肺功能检查出现持续气流受限时诊断慢阻肺。但一些已知病因或具有特征性病理表现的气流受限疾病，如支气管扩张、肺结核、弥漫性细支气管炎等即使存在持续性气流受限，也不诊断为慢性阻塞性肺疾病。总之，应对患者进行综合分析确定。

1. 临床表现

（1）症状

1）呼吸困难：呈渐进性（随着时间推移而加重），是慢性阻塞性肺疾病的标志性症状。典型表现为劳力时加重、持续存在。有的患者伴喘息和胸闷。

2）慢性咳嗽：初起咳嗽呈间歇性，早晨较重，以后早晚或整日均有咳嗽。

3）慢性咳痰：咳嗽后常咳少量黏液性痰，部分患者清晨痰量较多；合并感染时痰量增多，常有脓性痰。任何形式的慢性咳痰均可提示慢性阻塞性肺疾病。

4）全身性症状：患者可能会发生全身性症状，如体重下降、食欲减退、外周肌肉萎缩和功能障碍、精神抑郁和（或）焦虑等。合并感染时可咳血痰或咯血。

（2）体征：慢性阻塞性肺疾病早期特征可不明显。随疾病进展常有以下体征：桶状胸，呼吸浅快、缩唇呼吸；语颤减弱；叩诊呈过清音；两肺呼吸音减弱、呼气延长。

2. 辅助检查

（1）肺功能检查：是确诊慢性阻塞性肺疾病的必备条件，对慢性阻塞性肺疾病的诊断、严重度评价、疾病进展、预后及治疗反应等均有重要意义。吸入支气管舒张剂后 $FEV_1/FVC < 0.70$，表明患者存在持续性气流受限，即慢性阻塞性肺疾病。

（2）胸部 X 线、CT 检查：患者早期胸片检查可无变化，以后可出现肺纹理增粗、紊乱等非特异性改变，也可出现肺气肿改变；CT 检查不作为慢性阻塞性肺疾病的常规检查，高分辨 CT 对有疑问病例的鉴别诊断有一定意义。

（3）血气分析：对确定发生低氧血症、高碳酸血症、酸碱平衡失调以及判断呼吸衰竭的类型有重要意义。当呼吸室内空气时，动脉血氧分压（PaO_2）$< 8.0kPa$（60mmHg），伴或不伴动脉血二氧化碳分压（$PaCO_2$）$> 6.7kPa$（50mmHg），提示为呼吸衰竭。如 $PaO_2 < 50mmHg$，$PaCO_2 > 70mmHg$，$pH < 7.30$，提示病情危重，需严密监控病情发展或入住重症监护病房治疗。

（4）实验室检查：包括血常规、痰涂片及痰培养、生化检查等。

3. 慢性阻塞性肺疾病的评估

（1）根据肺功能检查可评估气流受限严重程度，见表 4-1。

表 4-1　慢性阻塞性肺疾病气流受限严重程度分级
（基于舒张后的 FEV_1 值 患者 $FEV_1/FVC\% < 70\%$）

分级	程度	FEV_1
GOLD1	轻度	$FEV_1 > 80\%$ 预计值
GOLD2	中度	$50\% \leqslant FEV_1 < 80\%$ 预计值
GOLD3	重度	$30\% \leqslant FEV_1 < 50\%$ 预计值
GOLD4	极重度	$FEV_1 < 30\%$ 预计值

（2）慢性阻塞性肺疾病的综合评估：2015 年 GOLD 指南已经不使用基于 FEV_1 进行的疾病严重程度分级，因为仅根据 FEV_1 进行分级不能充分反映疾病严重程度，预知未来的风险。通过综合评估（表 4-2）以明确疾病的严重程度，疾病对患者健康状况的影响，以及某些事件的发生风险（如急性加重、住院治疗和死亡），同时指导治疗。

表 4-2　慢性阻塞性肺疾病的综合评估

患者	特征	肺功能分级	急性加重（年）	CAT	mMRC
A	低风险症状较少	GOLD1	≤1	＜10	0～1
B	低风险症状较多	GOLD1～2	≤1	≥10	≥2
C	高风险症状较少	GOLD3～4	≥2	＜10	0～1
D	高风险症状较多	GOLD3～4	≥2	≥10	≥2

1）症状评估：GOLD 指南推荐采用呼吸困难评分（mMRC 评分）进行呼吸困难评估；慢性阻塞性肺疾病

评估测试（CAT）评估患者生活质量；临床慢性阻塞性肺疾病问卷（CCQ）有助于发现控制不佳的慢性阻塞性肺疾病患者。

2）急性加重风险评估：急性加重风险会随着气流受限严重程度的升高而增加。需要入院治疗的慢性阻塞性肺疾病急性加重患者预后不良，死亡风险增加。

3）合并症评估：心血管疾病，骨质疏松，抑郁和焦虑，骨骼肌功能下降，代谢综合征等合并症会影响慢性阻塞性肺疾病的死亡率及住院率。

【治疗】

1. 急性加重期治疗

（1）根据症状、动脉血气分析、X线胸片等评估病情的严重程度。

（2）控制性氧疗：氧疗是慢性阻塞性肺疾病加重期住院患者的基础治疗。根据病情调整给氧浓度，氧疗30分钟后应复查动脉血气分析，以确认氧疗效果。

（3）药物治疗：雾化吸入 β_2 受体激动剂加（或不加）抗胆碱能药物是最常用的舒张支气管药物，推荐作为一线用药；雾化吸入布地奈德可替代全身激素治疗；茶碱类药物仅在患者对短效支气管舒张剂反应不足时使用（表4-3）。需要强调的是目前使用的任何一种药物都没有明确的阻止肺功能下降的作用。对于 β_2 受体激动剂或抗胆碱能药物而言，推荐：能吸入则吸入给药，长效制剂疗效优于短效制剂，不推荐长期单一使用口服或吸入激素。此外患者同时存在呼吸困难加重和脓痰，或有两种主要症状但脓痰为其中之一时，建议参照当地细菌耐药情况合理选择抗生素治疗 5 ～ 10 天。

表 4-3 慢性阻塞性肺疾病患者的药物治疗

患者分组	首选药物	首选替代药物	其他治疗药物
A	SABA 或 SAMA（必要时）	LABA 或 LAMA；或 SABA+SAMA	茶碱类药物
B	LABA 或 LAMA	LABA + LAMA	茶碱类药物；SABA 和（或）SAMA
C	ICS + LABA 或 LAMA	LABA+LAMA	茶碱类药物；SABA 和（或）SAMA PDE-4 抑制剂
D	ICS + LABA 或 LAMA	ICS + LAMA；或 ICS + LABA + PDE-4 抑制剂；或 ICS+LABA+LAMA；或 LABA+LAMA；或 LAMA + PDE-4 抑制剂	羧甲司坦 SABA 和（或）SAMA；茶碱类药物

注：短效 β_2 受体激动剂（SABA）、长效 β_2 受体激动剂（LABA）、短效 M 受体拮抗剂（SAMA）、长效 M 受体拮抗剂（LAMA）、吸入性皮质激素（ICS）、磷酸二酯酶 4 抑制剂（PDE-4-inh）。

（4）机械通气：发生呼吸衰竭时，早中期进行无创通气治疗效果显著。

（5）慢性阻塞性肺疾病与其合并症的处理：治疗合并症应依据各种疾病指南，不应因患有合并症而改变慢性阻塞性肺疾病的常规治疗。

2. 稳定期治疗

（1）控制职业性或环境污染：戒烟；降低室内外空气污染，如粉尘、烟雾、有害气体及因烹饪和取暖而燃烧生物燃料所造成的空气污染。

（2）药物治疗：规范使用吸入制剂及其他药物，如祛痰药物、抗氧化剂、免疫调节剂、流感及肺炎疫苗、中医治疗等。

（3）坚持长期家庭氧疗（LTOT）。长期家庭氧疗的指征：① $PaO_2 \leqslant 7.3kPa$（55mmHg）或者 $SaO_2 \leqslant 88\%$，伴或不伴有高碳酸血症；② PaO_2 在 7.3 ～ 8.0kPa（55 ～ 60mmHg），或 $SaO_2 \leqslant 88\%$，合并有肺动脉高压、充血性心力衰竭的外周水肿或者红细胞增多症（血细胞比容＞55%）。方法：低浓度低流量，吸氧时间＞15h/d。氧气湿化液每日更换，吸氧管每周更换 1 ～ 2 次。并注意做好四防：防火、防油、防热、防震。为保证用氧安全推荐使用家庭制氧机。

（4）无创通气：无创通气已经越来越多的应用于极重度慢性阻塞性肺疾病稳定期患者。慢性阻塞性肺疾病合并阻塞性睡眠呼吸暂停综合征的患者，应用持续正压通气在改善生存率和住院率方面有明确益处。

（5）康复治疗：康复治疗可以改善慢性阻塞性肺疾病患者的活动能力、提高生活质量，包括呼吸肌及全身肌肉功能锻炼、营养支持、精神治疗与教育等多方面措施。

（6）外科治疗：肺大疱切除术、肺减容术、肺移植。

【主要护理问题】

1. 气体交换功能受损　与小气道阻塞、通气不足、呼吸肌疲劳、呼吸面积减少、通气/血流比值失调等有关。

2. 清理呼吸道低效或无效 与分泌物增多而黏稠、气道湿度减低、呼吸道炎症、咳痰无力有关。

3. 焦虑 与健康状况的改变、病情危重、经济状况等因素有关。

4. 活动无耐力 与疲劳、呼吸困难、氧供与氧耗失衡有关。

5. 潜在并发症 自发性气胸、呼吸衰竭、肺性脑病、肺心病、心律失常、上消化道出血等。

【护理目标】

（1）呼吸道通畅。

（2）低氧血症和（或）高碳酸血症得到改善，呼吸困难明显减轻。

（3）营养摄入能满足机体需要。

（4）患者焦虑 / 恐惧程度减轻，配合治疗及护理。

（5）在吸氧的情况下能维持基本的生活自理能力。

（6）未发生相关并发症，或发生后能得到及时处理。

【护理措施】

1. 环境和体位 室内环境安静、舒适，保持合适的温湿度，温度 22 ～ 24℃、湿度 50% ～ 60% 为宜。冬季注意保暖，避免直接吸入冷空气。患者取舒适体位。

2. 皮肤护理 由于患者活动受限，长期卧床以及右心衰竭、体液过多，容易发生压疮，因此应加强观察及翻身。

3. 病情观察

（1）观察患者咳嗽咳痰的性质和量、呼吸困难的程度。

（2）监测动脉血气分析和水、电解质、酸碱平衡状况。

（3）肺性脑病的观察：除监测生命体征外，应重点观察患者的神志，如出现昼睡夜醒、精神错乱、狂躁或表情淡漠、神志恍惚等表现时应立即通知医生并积极处理。

4. 用药护理　遵医嘱应用抗炎、止咳、祛痰、平喘等药物，观察药物疗效和不良反应。

5. 氧疗护理　给予持续低流量低浓度（25%～29%）氧气吸入，并向患者讲解吸氧的目的、方法及注意事项，使患者能坚持长期氧疗。氧疗有效的指标：呼吸困难减轻、呼吸频率减慢、发绀减轻、心率减慢、活动耐力增加等。

6. 呼吸功能锻炼　其目的是加强胸、膈呼吸肌肌力和耐力，改善呼吸功能。

（1）腹式呼吸：指导患者取立位、坐位或平卧位。两膝半屈（或膝下垫一软枕），使腹肌放松。两手掌分别放于前胸部与上腹部，用鼻缓慢吸气时，膈肌最大程度下降，腹肌松弛，感腹部手掌向上抬起，胸部手掌原位不动，抑制胸廓运动；呼气时，腹肌收缩，腹部手掌下降，帮助膈肌松弛，膈肌随胸腔内压增加而上抬，增加呼气量。同时可配合缩唇式呼气法。

（2）缩唇呼吸：指导患者呼气时腹部内陷，胸部前倾，将口唇缩小（呈口哨样），尽量将气呼出，以延长呼气时间，同时口腔压力增加，传至末梢气道，避免小气道过早陷闭，提高肺泡有效通气量。吸气与呼气时间比为1∶2或1∶3，尽量深吸慢呼，每分钟7～8次，每次10～20分钟，每天训练2～3次。

（3）呼吸操：全身性呼吸操是在腹式呼吸练习的基础上进行的，即腹式呼吸和扩胸、弯腰、下蹲等动作结合在一起，起到进一步改善肺功能、增强体力的作用。

7. 体育锻炼　根据病情制定有效的锻炼计划。锻炼方式多种多样，如散步、练太极拳、骑自行车、体操等；

朗读、唱歌、笑口常开也是一种轻松简单的锻炼。病情较重者鼓励进行床上活动。锻炼以不感觉到疲劳为宜。

8. 科学、合理的膳食安排 因消化液分泌减少，以及胃肠道淤血，胃肠蠕动减慢，患者食欲下降，因此，患者要少食多餐，饮食上应根据患者的喜好，选择营养丰富，易消化的食物。清淡为主，尽量色香味俱全，从感观上刺激患者的食欲；避免进食辛辣刺激食物；勿暴饮暴食；避免摄入容易引起腹胀及便秘的食物。必要时，可静脉输入营养物质。

9. 心理护理 应多与患者沟通交流，增强患者战胜疾病的信心，发动家庭支持系统，多方面努力以减轻患者焦虑恐惧心理，配合治疗。

【预防】

（1）戒烟：戒烟是预防慢性阻塞性肺疾病的主要措施，应采取多途径、多形式的健康教育措施劝导患者戒烟，必要时可进行药物及心理治疗。

（2）避免或减少有害粉尘、烟雾或气体的吸入。

（3）呼吸功能锻炼：指导患者进行循序渐进的呼吸功能锻炼，以利于肺功能的恢复。同时加强体育锻炼，提高机体免疫能力。

（4）避免受凉、感冒及劳累等诱发因素。

（5）合理氧疗：详见慢性阻塞性肺疾病稳定期治疗。

（6）注射免疫调节剂及疫苗 接种流感疫苗每年1～2次，每年9月、10月是最佳接种时机；肺炎疫苗为23价肺炎球菌多糖疫苗，每3～5年注射一次，肺炎疫苗和流感疫苗联合使用可增加免疫效果；同时可遵医嘱皮下注射日达仙、迈普新、口服泛福舒等免疫调节剂。

【特别关注】

（1）呼吸肌功能锻炼。

（2）避免各种诱发因素。

【知识拓展】

世界慢性阻塞性肺疾病日

据世界卫生组织（WHO）估计，目前慢性阻塞性肺疾病为世界第四大致死原因，与艾滋病一起并列第四位，但至2020年可能上升为世界第三大致死原因。为此，全球慢性阻塞性肺疾病创议组织（GOLD）倡议设立世界慢性阻塞性肺疾病日，经多国呼吸病专家的积极倡议，于2002年的11月20日正式成立首个世界慢性阻塞性肺疾病日。首次世界慢性阻塞性肺疾病日的主题为“提高疾病知晓度”，并提出了“为生命呼吸”的口号，近年的主题“关爱您的肺，永远不晚”，目的在于提高公众对慢性阻塞性肺疾病作为全球性健康问题的知晓和重视程度。每年11月第三周的周三为世界慢性阻塞性肺疾病日。

（吴小玲　阳绪容　敖冬梅）

【中医治疗原则及护理】

慢性阻塞性肺疾病属于中医学“肺胀”和“喘病”的范畴，是多种慢性肺系疾患反复发作、日久不愈，导致肺气胀满、肺脾肾虚损、气道滞塞不利而出现的胸中胀满。临床表现为胀闷如塞、上气喘咳、心悸、烦躁，动则尤甚，甚则面色晦暗、唇甲青紫、颜面、四肢水肿。慢性阻塞性肺疾病临床过程分为急性加重期和稳定期，急性加重期中医诊断学定义为喘病，是以呼吸困难、动则加重，甚至张口抬肩、鼻翼煽动、不能平卧为主要表现的一种肺系病证，严重者可发生喘脱；稳定期中医诊断学定义为肺胀，是以胸部膨满，憋闷如塞，喘息气促，咳嗽痰多，烦躁，心悸，面色晦暗；或唇甲发绀，脘腹胀满，肢体水肿等为主要表现的病证。

1. 中医辨证分型

（1）喘病的中医辨证分型

1）痰热犯肺证：主要表现为新近出现的咳嗽或原有咳嗽加重，咳黄色或白色稠痰，量多，或黏稠难咳出，喘息气紧、胸满闷；或伴有发热、口渴、小便量少或黄，大便干结；舌红或暗红，苔黄或黄腻；脉滑或滑数。

2）痰湿阻肺证：主要表现为新近出现的咳嗽或原有咳嗽加重，咳白色黏痰或泡沫痰，易咳出，胸闷喘息气紧；或伴有纳呆倦怠、口黏不渴；舌质偏淡，苔白或厚腻；脉滑或濡。

3）气阴两虚夹痰证：主要表现为新近出现的咳嗽或原有咳嗽加重，咳嗽无力，咳痰量少黏稠或干咳无痰，痰中偶夹血，喘息气紧；伴有神疲乏力，气短懒言，咽干口燥，烦渴欲饮，午后颧红，小便短少，大便干结；舌体瘦薄嫩红，苔少而干或无苔；脉虚数。

（2）肺胀的中医辨证分型

1）气虚血瘀夹痰湿证：主要表现为喘促气短，动则尤甚，咳嗽，痰白清晰量多，神疲乏力，唇甲发绀；或伴有自汗恶风、纳呆、腹胀便溏、腰膝酸软、水肿；舌质紫暗，苔白；脉细涩无力。

2）气虚血瘀夹阴虚证：主要表现为喘促气短，动则尤甚，咳嗽，痰黏量少，口干咽燥，神疲乏力，唇甲发绀；或伴有心烦、盗汗、耳鸣腰酸；舌干红少津，苔少而干；脉细数。

2. 中医治疗原则　由于急性加重期患者具有气道炎症、气道黏液高分泌和气道高反应的病理生理特点，往往表现出热、痰、喘的中医症状和舌象脉象，故中医治疗原则宜采用“清热解毒、化痰止咳、降气平喘”。

“肺肾气虚血瘀”是贯穿于疾病稳定期的基本病机，故中医治疗原则宜采用“益气固表、活血化瘀、补肾防喘”，通过提高机体免疫调节功能、改善血流动力学和流变学紊乱、防止气道结构重构及延缓肾上腺皮质功能减退等机制以达到阻止病情发展和预防疾病反复发作、改善和提高生活质量等目标。

3. 中医调护

（1）生活起居护理

1）保持室内环境安静、空气洁净，温湿度适宜。

2）慎起居，避风寒，劳逸结合。

3）指导患者戒烟，室内勿摆放鲜花等可能引起过敏的物品，避免烟尘、花粉及刺激性气体的吸入。

（2）情志护理：本病缠绵难愈，患者精神负担较重，常易出现焦虑、抑郁等情绪。中医学认为，“思伤脾”，“忧伤肺”，脾主运化，肺主气，司呼吸，故护士需多与患者交流，了解其心理状况，及时给予心理疏导，消除患者紧张恐惧心理，避免忧思、恼怒，保持情志畅达。

（3）临症施护

1）咳嗽咳痰

A. 观察咳嗽的性质、程度、持续时间、规律以及咳痰的颜色、性状、量及气味，有无喘促、发绀等伴随症状。

B. 指导患者有效咳嗽、咳痰、深呼吸的方法。卧床患者定时翻身拍背，痰液无力咳出者，予胸部叩击或机械辅助排痰仪振动排痰。

C. 加强气道湿化，痰液黏稠时多饮水，在心肾功能正常的情况下，每天饮水 1500ml 以上，必要时遵医嘱行雾化吸入。

D. 耳穴贴压（耳穴埋豆）：取肺、神门、气管、皮质下等穴位。

E. 穴位贴敷：三伏天时穴位贴敷，取肺俞、定喘、天突、膏肓等穴位。

F. 拔火罐：取肺俞、定喘、膏肓、肾俞、脾俞等穴位。

G. 超声电导靶位透药治疗：当患者出现咳嗽、咯黄痰，咳痰不爽，喘息气紧等症状时，可采用中药贴片（清肺化痰降气方），取穴双肺俞、大椎穴或双肩胛下区及病变部位，进行超声电导靶位投药治疗，1 ～ 2 次 / 日。

H. 饮食宜清淡、易消化，少食多餐，避免油腻、辛辣刺激及海腥发物。可食用梨、杏仁、陈皮粥等止咳化痰之食品。

2）喘息气短

A. 密切观察患者喘息气短的程度、持续时间、有无发绀。

B. 协助患者取舒适的体位，如高枕卧位、半卧位或端坐位，低流量、低浓度持续给氧，1 ～ 2L/min，每天氧疗时间大于 15 小时。

C. 指导患者缓慢深呼吸，缓解呼吸困难。

D. 耳穴贴压（耳穴埋豆）：取交感、心、胸、肺、皮质下等穴位。

E. 穴位按摩：取列缺、内关、气海、足三里等穴位。

F. 穴位贴敷：取大椎、定喘、肺俞、脾俞、天突等穴位。

G. 艾灸疗法：取大椎、肺俞、命门、足三里、三阴交等穴位。

H. 穴位经皮神经电刺激：取定喘、列缺等穴位。

I. 进食低碳水化合物、高脂肪、高蛋白、高维生素饮食，忌食辛辣、煎炸之品。

3）发热

A. 密切观察体温的变化，高热时给予温水擦浴、冰袋冷敷等物理降温。遵医嘱使用发汗解表药，必要时予柴胡注射液 2 ～ 4ml/ 次，肌内注射。汗出时，及时协助擦拭和更换被服，避免受凉。

B. 刮痧疗法：感受外邪引起的发热，取大椎、风池、肺俞、脾俞等穴位。

C. 做好口腔护理，可用金银花液等漱口。

D. 进食清热生津之品，如绿豆、苦瓜、冬瓜等，忌煎炸、肥腻、辛辣之品。

4）腹胀纳呆

A. 保持室内整洁、空气新鲜，避免刺激性气味，增进患者食欲。

B. 保持口腔清洁，去除口腔异味，咳痰后及时用温水或漱口液漱口。

C. 鼓励患者适当运动，每日顺时针按摩腹部 10 ～ 20 分钟，促进肠蠕动，减轻腹胀。

D. 超声电导靶位透药治疗：合并腹胀、便秘等症状时，根据肺与大肠相表里的理论，可采用中药胃肠宁贴片，于结肠体表投射部位进行超声电导靶位透药治疗，刺激肠蠕动，解除便秘，减轻腹胀。

E. 耳穴贴压（耳穴埋豆）：取脾、胃、三焦、胰、胆等穴位。

F. 穴位按摩：取足三里、中脘、内关等穴位。

G. 穴位贴敷：取中脘、气海、关元、神阙穴等穴位。

H. 艾灸：取中脘、足三里等穴位。

I. 饮食宜少量多餐，清淡易消化，忌肥甘厚味、甜腻之品，避免在餐前和进餐时过多饮水，避免芋头、豆类、红薯等产气食物的摄入。可用山楂、炒麦芽少许代茶饮。

（4）饮食调护

1）饮食以高热量、高蛋白和高维生素易消化的食物为宜，避免摄入过多碳水化合物及易产气食物。适当多吃一些富含纤维素的蔬菜及水果，保持大便通畅，避免便秘。

2）食物烹饪以蒸、煮为宜，食物宜软烂，以利于消化吸收，同时忌辛辣、肥腻、过甜、过咸及煎炸之品。饮食宜少量多餐，每餐不宜过饱。

3）汗出较多者，可多饮淡盐水，进食含钾丰富的食物，如橘子、香蕉等。

4）老年久病患者可每日清晨嚼服红参或西洋参1～2克，有补益肺气之效。

5）可适当食用杏仁、梨、陈皮粥等化痰止咳，山药、大枣、薏苡仁健脾，核桃仁益肾纳气。

（5）中医特色治疗护理技术

1）穴位贴敷。操作要点：评估贴敷部位皮肤情况；膏药的摊制厚薄要均匀，一般以0.2～0.3cm为宜，保持一定的湿度；贴敷后若皮肤出现红疹、瘙痒、水疱等过敏现象，需停止使用，及时处理；贴敷期间，避免食用寒凉、过咸的食物，避免烟酒、海味、辛辣及牛羊肉等食物。女性患者妊娠期禁用。

2）穴位按摩。操作要点：评估患者按摩部位皮肤情况及对疼痛的耐受程度；按摩时用力要均匀、柔和，注意为患者保护隐私及保暖；按摩时要密切观察患者的反应，若有不适应立即停止按摩并妥善处理；每个穴位按摩 3 ～ 5 分钟。女性患者月经期或妊娠期禁用。

3）耳穴贴压（耳穴埋豆）。操作要点：评估患者对疼痛的耐受程度及耳部皮肤情况，有炎症、破溃、冻伤的部位禁用；用探针时力度应适度、均匀，准确探寻穴区内敏感点；耳部 75% 酒精擦拭待干，常规操作以单耳为宜，一般可留置 3 ～ 7 天，两耳交替使用，指导患者正确按压；治疗后注意观察患者耳部皮肤有无红、肿、破溃等情况。女性患者妊娠期禁用。

4）艾灸。操作要点：选用适当的艾灸方式，如艾柱灸、艾条灸、艾盒灸等；评估患者施灸处皮肤情况、对艾灸气味的接受程度，颜面部、大血管部位、孕妇腹部及腰骶部不宜施灸；注意室内温度的调节，保持室内空气流通，注意保暖；施灸部位宜先上后下，先灸头顶、胸背，后灸腹部、四肢；施灸过程中询问患者有无灼痛感，调整距离，及时将艾灰弹入弯盘，防止灼伤皮肤；注意施灸的时间，不要在饭前空腹或饭后立即施灸；施灸后局部皮肤出现微红灼热，属于正常现象，若灸后出现小水疱时，无需处理，可自行吸收，若水疱较大时，需及时妥善处理；施灸完毕，立即将艾柱或艾条放置熄火瓶内，熄灭艾火。

5）拔火罐。操作要点：评估患者对疼痛的耐受程度及拔罐部位皮肤情况，有皮肤溃疡、水肿、毛发较多处及大血管处不宜拔罐，凝血机制障碍及高热抽搐者忌拔罐；女性妊娠期腰骶部禁用拔罐；操作前检查罐口是否光滑、有无裂缝，根据不同部位，选用大小适宜的火罐；拔罐过程中观察火罐吸附情况和皮肤颜色，询问患者感觉，若有不适，及时起罐，防止烫伤；拔罐时动作要稳、准、快，起罐时切勿强拉；使用多罐时，火罐排列距离应适宜，避免因火罐牵拉引起疼痛；起罐后，一般局部皮肤呈现红晕或发绀（瘀血），为正常现象，会自行消退，若局部出现小水疱，可不必处理，但若水疱较大，消毒局部皮肤后，用注射器吸出液体，覆盖消毒敷料。

6）刮痧。操作要点：根据部位选择适宜的刮痧用具；评估患者体质和皮肤情况，体型消瘦者慎用，局部皮肤炎症、破溃、水疱、瘀斑、瘢痕、有出血倾向等情况者禁止刮痧，女性患者月经期或妊娠期禁用；刮痧手法以患者能耐受为度，局部皮肤发红或有紫色痧点为宜，但不强求出痧，禁用暴力；刮痧时不可过饱过饥，宜饭后1～2小时后刮痧；关节部位、脊柱、头面部禁止采用重手法，刮痧时间相对较短；刮痧过程中患者若出现头晕、恶心，甚至晕厥等现象称为晕痧，应立即停止，迅速让其平卧，饮一杯糖盐水，报告医师配合处理；刮痧后局部注意保暖，多喝热水，避风寒，3小时内避免洗浴。

7）超声电导靶位透药治疗。操作要点：治疗前，需询问患者是否有皮肤过敏史，检查治疗部位皮肤是否完整无破损；皮肤损伤、装有心脏起搏器、人工支架和人工瓣膜及严重心衰、呼吸衰竭的患者禁用，孕妇和新生儿慎用；安置药片的治疗头须紧贴皮肤，消瘦患者用腹带固定两个治疗头；治疗时间30分钟结束后，取下治疗头，再将药片保留在腹部30分钟；嘱患者在治疗期间和治疗后3天内应避免用浴液、香皂等清洗和揉搓治疗部位。

8）穴位经皮神经电刺激疗法。操作要点：评估治疗部位皮肤情况；将电极片安置于治疗穴位处；根据患者耐受情况，电刺激强度逐渐调至患者能耐受的最大强度；每天1次，每次治疗时间约45分钟；治疗期间注意观察患者治疗部位皮肤情况，以防灼伤；嘱患者在治疗后12

小时内，治疗部位应避免揉搓。

（6）中药用药护理

1）内服汤剂

A. 服药时间：一般情况下每剂药分 2 ～ 3 次服用，解表药、清热药宜饭前 1 小时服用，服用解表剂应避风寒或增衣被或辅之以粥以助汗出。补益药宜空腹服。

B. 服药温度：一般情况宜采用温服法，热痰证中药汤剂宜温凉服，寒痰证中药汤剂宜温热服。

C. 服药剂量：成人一般每次服用 200ml，心衰及限制入量的患者每次宜服 100ml，老年人、儿童应遵医嘱服用。

D. 中西药之间间隔 30 分钟左右，服药期间忌生冷、油腻、辛辣食物及海腥发物等。

E. 止咳糖浆类药物对呼吸道起保护作用，服用时不要用水稀释，喝完糖浆后 5 分钟内最好不要喝水，同时服用多种药物，应最后服用止咳糖浆类药物。

2）中药注射剂

A. 部分中药注射剂临床使用中可发生过敏反应，如丹参、生脉、参麦等，故用药前需仔细询问患者药物过敏史。用药过程中须密切观察用药反应，发生过敏反应时须及时处理。

B. 按照药品说明书推荐的调配要求、给药速度予以配置及给药。

C. 中药注射剂应单独使用，严禁混合配伍，并现配现用。

D. 中西药注射剂联用时，应将中西药分开使用，前后使用间隔液。

E. 中药注射剂有条件者可使用一次性精密输液器输注。

F. 使用活血化瘀药如灯盏细辛、丹参、血栓通、血塞通、红花等注射液注意有无出血倾向。

3）外用中药

A. 使用前注意评估皮肤状况，有无皮疹、破损等。

B. 使用前需询问患者药物过敏史，过敏体质者慎用。

C. 注意观察用药后的反应，如出现灼热、发红、瘙痒、刺痛等局部症状时，应及时报告医师，协助处理；如出现头晕、恶心、心慌、气促等症状，应立即停止用药，并报告医师，同时采取必要的处理措施。

（黎贵湘　王定玺）

参考文献

范伏元 . 2013. 呼吸科中西医诊疗套餐 . 北京 : 人民军医出版社
范秀英 , 陈志刚 . 2008. 中西医结合内科疾病诊疗手册 . 北京 : 中国中医药出版社
国家中医药管理局医政司 . 2011. 24 个专业 105 个病种中医诊疗方案 (试行版)
国家中医药管理局医政司 . 2013. 2013 年全国 13 个病种的中医护理方案
国家中医药管理局医政司 . 2014. 2014 年全国 20 个病种的中医护理方案
孙秋华 . 2012. 中医护理学 . 第 3 版 . 北京 : 人民卫生出版社
王有奎 . 2010. 呼吸病中医诊治与调理 . 第 2 版 . 北京 : 人民军医出版社
吴小玲 , 黎贵湘 . 2011. 呼吸内科护理手册 . 北京 : 科学出版社
吴小玲 , 邹学敏 . 2014. 让呼吸畅起来 . 北京 : 科学出版社
冼绍祥 , 全小明 . 2012. 中医护理康复指导 . 北京 : 人民军医出版社
尤黎明 , 吴瑛 . 2012. 内科护理学 . 第 5 版 . 北京 : 人民卫生出版社
钟南山 , 刘又宁 . 2012. 呼吸病学 . 北京 : 人民卫生出版社

第五章 哮 喘

【概述】

支气管哮喘（bronchial asthma，简称哮喘）是由多种细胞（如嗜酸粒细胞、肥大细胞、T淋巴细胞、中性粒细胞、气道上皮细胞等）和细胞组分参与的气道慢性炎症性疾病。这种慢性炎症导致气道高反应性，通常出现广泛多变的可逆性气流受限，并引起反复发作性的喘息、气急、胸闷或咳嗽等症状，常在夜间和（或）清晨发作、加剧，多数患者可自行缓解或经治疗缓解。支气管哮喘如果诊治不及时，随病程的发展可产生气道不可逆性缩窄和气道重塑。

目前全球约有3亿、我国约有3千万哮喘患者。各国哮喘患病率从1%～3%不等，且呈逐年上升趋势。儿童高于青壮年，成人男女患病率大致相同，发达国家高于发展中国家，城市高于农村。约40%的患者有家族史。现有流行病学资料显示，我国哮喘患病率为0.4%～5.0%，儿童哮喘患病率从1990年的0.91%升至2000年的1.50%，10年间上升64.84%以上。目前全世界大约每年由于哮喘死亡约18万人，大多数患者的死亡发生于45岁以上。

【病因与发病机制】

发病机制目前还不完全清楚，可以概括为免疫-炎症反应、神经机制、气道高反应性及其相互作用。病因目前还不十分清楚，哮喘与多基因遗传有关，受遗传因素和环境因素的双重影响。患者个体过敏体质及外界环境的影响是发病的高危因素。

1. 遗传因素 研究表明，哮喘具有明显的家族性。哮喘患者亲属的患病率高于群体的患病率，且亲缘关系越近，患病率越高；患者病情越重，其亲属患病率也越高。

2. 环境因素 主要包括变应原性和非变应原性因素，其中吸入性变应原是哮喘最重要的激发因素。

（1）变应原性因素

1）室内变应原：尘螨是最常见的室内变应原，常见的有 4 种：屋尘螨、粉尘螨、宇尘螨和多毛螨。

2）室外变应原：花粉和草粉是最常见的引起哮喘发作的室外变应原。

3）职业性变应原：可引起职业性哮喘的常见的变应原有油漆、谷物粉、面粉、木材、饲料、茶、咖啡豆、异氰酸盐、邻苯二甲酸、松香、活性染料、过硫酸盐、乙二胺等。

4）食物：如牛奶、蛋类、鱼、虾、蟹等均是常见的变应原；食物中的添加剂如防腐剂、染色剂也可以引起哮喘急性发作。

5）药物：阿司匹林和一些非糖皮质激素类抗炎药是药物所致哮喘的主要变应原，其他一些药物如普萘洛尔、抗生素、水杨酸酯等也可引起哮喘发作。

（2）非变应原性因素：大气污染、吸烟、感染、月经、妊娠、精神和心理因素、运动，其他如微量元素缺乏等。

【诊断要点】

1. 临床表现

（1）症状：典型症状常表现为发作性伴有哮鸣音的呼气性呼吸困难，或发作性的咳嗽和胸闷。在夜间及凌晨发作或加重是哮喘的特征之一，严重时被迫采取坐位或端坐呼吸，干咳或咳大量白色泡沫状痰。非典型的可表现为顽固性咳嗽（咳嗽变异性哮喘）。有些青少年可表现为运动时咳嗽、胸闷和呼吸困难，称为运动型哮喘。哮喘症状可在数分钟内发作，经数小时至数天，使用支气管舒张药后缓解，也可自行缓解，某些患者在缓解数小时后可再次发作。

（2）体征：发作时胸部呈过度充气状态，有广泛哮鸣音，呼气音延长。轻度哮喘或非常严重哮喘发作时，哮鸣音可不出现。严重患者常出现心率增快、奇脉、胸腹反常运动和发绀等。在非发作期，体检可无异常。

2. 辅助检查

（1）血液检查：血嗜酸粒细胞计数增高，有助于与慢性支气管炎等疾病鉴别。

（2）痰液检查：如患者无痰咳出，可通过诱导痰方法进行检查，涂片在显微镜下可见较多嗜酸粒细胞。

（3）呼吸功能检查：包括通气功能检测、支气管激发试验、支气管舒张试验、呼气峰流速及其变异率测定。

（4）动脉血气分析：严重发作时可有缺氧，氧分压降低；重症哮喘者气道阻塞严重，可有缺氧及二氧化碳潴留，表现为呼吸性酸中毒。

（5）胸部X线检查。

（6）特异性变异原的检测。

3. 诊断标准 根据支气管哮喘防治指南的标准，符合以下（1）～（4）条或（4）、（5）条者，可以诊断为支气管哮喘。

（1）反复发作喘息、气急、胸闷或咳嗽，多与接触变应原、冷空气、物理、化学性刺激、病毒性上呼吸道感染、运动等有关。

（2）发作时双肺可闻及散在或弥漫性、以呼气相为主的哮鸣音，呼气相延长。

（3）上述症状可经治疗缓解或自行缓解。

（4）除外其他疾病引起的喘息、气急、胸闷或咳嗽。

（5）临床表现不典型者（如无明显喘息或体征），至少应有下列3项中的一项：①支气管激发试验或运动试验阳性；②支气管舒张试验阳性；③昼夜PEF变异率不小于20%。

4. 支气管哮喘的分期及控制水平分级 根据临床表现，哮喘分为急性发作期、慢性持续期、临床缓解期。

（1）急性发作期：是指喘息、气急、咳嗽、胸闷等症状突然发生或加重，常伴呼吸困难，以呼气流量降低为其特征，常因接触变应原、刺激物或呼吸道感染而诱发。哮喘急性发作时严重程度分为轻度、中度、重度和危重4级。病情危重者可在数分钟内危及生命，因此，应对病情做出正确评估，以便给予及时有效的紧急治疗。哮喘急性发作的病情严重程度分级见表5-1。

（2）慢性持续期：是指患者每周均不同频度和（或）不同程度地出现喘息、气急、胸闷、咳嗽等症状，肺通气功能下降。长期评估哮喘的控制水平是可靠的哮喘严重性的评估方法，对哮喘的治疗具有指导意义。哮喘控制水平分为控制、部分控制和未控制3个等级，每个等级的具体指标见表5-2。

（3）临床缓解期：指经过治疗或未经治疗症状、体征消失，肺功能恢复到急性发作前水平，并维持3个月以上。

【治疗】

目前无特效的治疗方法，但长期规范化治疗可使哮喘症状得到控制，减少复发乃至不发作。哮喘急性发作期治疗应是尽快缓解气道阻塞，纠正低氧血症，恢复肺功能，防止并发症，以防进一步恶化；缓解期应制定长期治疗方案。

1. 脱离变应原 是防治哮喘最有效的方法。

2. 药物治疗

（1）缓解哮喘发作：主要作用为舒张支气管。

1）β_2 受体激动剂：主要兴奋呼吸道的 β_2 受体，松弛支气管平滑肌，是控制哮喘急性发作的首选药物。短效 β_2 受体激动剂作用时间为 4 ～ 6h，常用药物有沙丁胺醇（salbutamol）、特布他林（terbutaline）和非诺特罗（fenoterol）；长效的 β_2 受体激动剂作用时间为 10 ～ 12h，且具有一定的抗气道炎症，增强黏液 - 纤毛运输功能的作用，常用药物有福莫特罗（formoterol）、沙美特罗（salmeterol）及丙卡特罗（procaterol）等，长效 β_2 受体激动剂不主张单独使用，须联合吸入激素应用；缓释型及控释型的 β_2 受体激动剂的疗效持续时间较长，用于防治反复发作的哮喘及夜间哮喘。用药方法首选吸入法，因为药物吸入可直接作用于呼吸道，局部浓度高并且作用迅速，用药剂量较小，全身不良反应小。

表 5-1 哮喘急性发作时病情严重程度的分级

病情程度	临床特点	血气分析	血氧饱和度	使用 β_2 激动剂后 PEF 预计值或个人最佳值
轻度	对日常生活影响不大，可平卧，说话连续成句，步行、上楼时有气短，呼吸频率轻度增加，呼吸末期散在哮鸣音，脉率＜ 100 次 / 分，可有焦虑	PaO_2 正常 $PaCO_2$ ＜ 45mmHg	＞ 95%	＞ 80%

续表

病情程度	临床特点	血气分析	血氧饱和度	使用 β_2 激动剂后 PEF 预计值或个人最佳值
中度	日常生活受限，稍事活动便有喘息，喜坐位，讲话常有中断，呼吸频率增加，哮鸣音响亮而弥漫，脉率 100～120 次/分，有焦虑和烦躁	PaO_2 60～80mmHg PaCO ≤ 45mmHg	91%~95%	60%~80%
重度	日常生活受限，喘息持续发作，只能单字讲话，端坐呼吸，大汗淋漓，呼吸频率＞30 次/分，哮鸣音响亮而弥漫，脉率＞120 次/分，常有焦虑和烦躁	PaO_2 ＜ 60mmHg $PaCO_2$ ＞ 45mmHg	≤ 90%	＜60% 或＜100L/min 或作用时间＜2 小时
危重	患者不能讲话，出现嗜睡，意识模糊，哮鸣音明显减弱或消失，脉率＞120 次/分或变慢和不规则	PaO_2 ＜ 60mmHg $PaCO_2$ ＞ 45mmHg	＜ 90%	无效

表 5-2 慢性持续期哮喘控制水平的分级

临床特征	控制（满足以下所有情况）	部分控制（任何一周出现以下 1 种表现）	未控制
日间症状	无（或≤2 次/周）	＞2 次/周	任何一周出现部分控制表现≥ 3 项
活动受限	无	任何 1 次	

续表

临床特征	控制（满足以下所有情况）	部分控制（任何 1 周出现以下 1 种表现）	未控制
夜间症状 / 憋醒	无	任何 1 次	任何 1 周出现部分控制表现 ≥3 项
对缓解药物治疗 / 急救治疗的需求	无（或≤2次/周）	＞2 次 / 周	
肺功能（PEF 或 FEV_1）	正常	＜80% 预计值或个人最佳值	
急性发作	无	≥1 次 / 年	任何 1 周出现 1 次

注：PEF：峰流速值；FEV_1：第一秒用力呼吸容积。

2）抗胆碱药物：为 M 胆碱能受体拮抗剂，可降低迷走神经兴奋性，舒张支气管平滑肌，并且还有减少痰液分泌的作用。与 $β_2$ 受体激动剂合用有协同作用，尤其适用于夜间哮喘及多痰的患者。常用药物包括异丙托溴铵（ipratropium bromide）、噻托溴铵（tiotropium bromide）。

3）茶碱类：茶碱类药物可起到舒张支气管、增加呼吸肌的收缩、增加气道纤毛清除能力和抗炎作用，茶碱与糖皮质激素联合使用具有协同作用。

（2）控制或预防哮喘发作：主要治疗气道炎症，亦称抗炎药。

1）糖皮质激素：糖皮质激素可从多个环节抑制气道炎症，是当前控制哮喘发作最有效的药物，可分为吸入、口服和静脉用药。吸入治疗全身不良反应少，是目前推荐长期治疗哮喘最常用的方法。常用的吸入药物有布地奈德（budesonide）、倍氯米松（beclomethasone）、氟替卡松（fluticasone）等，通常需要规律用药 1 周以上才能生效。吸入治疗时全身不良反应小，少数患者可引起声音嘶哑、口咽部念珠菌感染或呼吸道不适症状，吸药后清水漱口可减轻局部反应和胃肠吸收。

2）白三烯（LT）拮抗剂：具有抗炎和舒张支气管平滑肌的作用，常用药物有扎鲁斯特（zafirlukast）、孟鲁斯特（montelukast）等。

3）其他：色甘酸钠是非糖皮质激素类抗炎药，对预防运动或变异原诱发的哮喘最为有效；酮替芬和组胺 H_1 受体拮抗剂对轻症哮喘和季节性哮喘有一定作用。

【主要护理问题】

1. 气体交换受损 与气道炎症、支气管痉挛、气道阻塞、气道分泌增加等有关。

2. 清理呼吸道低效 / 无效 与痰液黏稠、无效咳嗽、疲乏等有关。

3. 知识缺乏 缺乏正确使用吸入装置的相关知识和哮喘防治相关知识。

【护理目标】

（1）患者呼吸困难缓解。

（2）患者能进行有效的咳嗽、痰液易咳出。

（3）患者及家属能掌握哮喘防治的相关知识，能正确使用吸入装置。

【护理措施】

1. 避免诱因 脱离变应原，提供安静、舒适的环境，保持空气流通，戒烟等。

2. 体位 根据患者病情采取舒适体位，如为端坐位呼吸的患者提供床上小桌做支撑。

3. 病情观察

（1）观察患者神志、颜面发绀、呼吸困难的程度。

（2）观察呼吸音、哮鸣音的变化。

（3）观察咳嗽咳痰的情况。

（4）对急性发作患者加强监护，及时发现危重症及并发症。

4. 饮食护理　提供清淡、易消化、足够热量食物，避免刺激性食物及易过敏食物。

5. 用药护理　观察药物作用和不良反应。

（1）β_2 受体激动剂

1）遵医嘱按需用药，不宜长期规律使用。

2）正确使用吸入装置，保证治疗效果。

3）观察药物作用及有无心悸、骨骼肌震颤等不良反应。

（2）茶碱类

1）静脉输入速度不宜过快，浓度不宜过高，以防中毒。

2）慎用于发热、妊娠、小儿或老年患者及心、肝、肾功能障碍或甲状腺功能亢进患者。

3）观察药物疗效及不良反应，茶碱的主要不良反应为胃肠道症状（恶心、呕吐等）、心血管症状（心动过速、心律失常、血压下降等）及多尿，偶可兴奋呼吸中枢，严重者可引起抽搐或死亡。

（3）糖皮质激素

1）部分患者吸入后出现声音嘶哑、口咽部念珠菌感染或呼吸道不适症状，指导患者吸入后用清水充分漱口，减少口咽部药物残留。

2）长期吸入剂量＞1mg/d 的患者可出现骨质疏松等全身不良反应，应加强观察。

3）全身用药患者应注意有无高血压、糖尿病、向心性肥胖、骨质疏松、消化性溃疡等不良反应；口服药宜在饭后服用。

4）遵医嘱用药，不能自行减药或停药。

（4）其他

1）吸入抗胆碱药物时，少数患者有口苦或口干感。

2）酮替芬有镇静、嗜睡、头晕、口干等副作用，慎用于高空作业、驾驶员、操纵精密仪器者。

3）白三烯拮抗剂有轻微胃肠道症状，少数有皮疹、转氨酶增高，停药后可恢复。

4）禁用 β_2 受体阻滞剂，以免引起平滑肌收缩诱发和加重哮喘。

6. 保持呼吸道通畅

（1）鼓励患者饮水，每日 2500 ～ 3000ml，以补充水分，稀释痰液，改善呼吸功能，重症患者给予静脉补液，纠正水、电解质紊乱和酸碱失衡，补液时应注意补液速度。

（2）协助患者排痰，可采用雾化吸入，指导患者有效咳嗽，协助翻身、拍背等措施帮助排出痰液。

7. 氧疗及护理　遵医嘱予以吸氧，必要时机械通气。

8. 心理护理

（1）加强观察，鼓励患者表达心里想法。

（2）向患者解释避免不良情绪的重要性。

（3）陪伴并安慰患者，避免紧张，保持情绪稳定。

9. 指导患者正确使用吸入装置

（1）雾化吸入：指导患者平静呼吸，间断深吸气。雾化吸入前后注意漱口，必要时洗脸。

（2）定量雾化吸入器（MDI）：MDI 的使用方法为打开盖子，摇匀药液，深呼气后将喷嘴置于口中，以深而慢的方式经口吸气，吸气同时按压喷药，屏气 10 秒后缓慢呼气，休息 3 分钟后可重复使用 1 次。对难以掌握 MDI 吸入方法的儿童或危重患者，可以在 MDI 的基础上加储雾罐，使药物在储雾罐中停留数秒，增加吸入疗效。

（3）干粉吸入器：较常用的有都保装置、准纳器等。

1）都保装置：使用时取下瓶盖，一手垂直握住瓶体，一手握住底盖，先向右旋转再向左旋转直至听到“喀”一声后药物备用。吸入前先呼气，然后含住吸嘴，用力快速深吸气后屏气 10 秒。

2）准纳器：使用时一手握住外壳，另一手的大拇指放在拇指柄上向外推动至完全打开，推动滑竿直至听到“咔哒”声后将吸嘴放入口中，经口深吸气，屏气 10 秒。

3）使用干粉吸入装置时要注意防潮，不能对着装置呼气，不能用水清洗装置。

10. 健康教育

（1）哮喘控制的目标

1）达到和维持症状的控制。

2）维持正常活动，包括运动能力。

3）维持肺功能水平尽量接近正常。

4）预防哮喘急性加重。

5）避免因哮喘药物治疗导致的不良反应。

6）预防哮喘导致的死亡。

（2）帮助患者树立战胜疾病的信心，相信通过长期、规范的治疗，哮喘可以得到有效的控制。

（3）指导患者及家属避免哮喘的诱因，了解病因、发病机制，正确认识哮喘的发病先兆、症状及哮喘发作时简单的紧急处理办法。

（4）指导患者及家属自我监测病情，并记录哮喘日记。

1）正确使用峰流速仪来监测 PEF：PEF 主要是反应

患者呼出气受限制的程度。连续记录每日 PEF 的变化，可了解病情的波动，为医生提供病情的客观依据。

A. 峰流速仪的使用方法：将峰流速仪的指针拨到标尺“0”的位置，取站立位，尽可能深吸一口气，然后用口包住口含器后，以最快的速度，用 1 次最有力的呼气吹动游标滑动，游标最终停止的刻度，就是此次峰流速值。连续 3 次重复以上动作，将 3 次测量中最佳的一次数值记录下来。

B. 测定 PEF 的最佳时间：测定 PEF 每天两次，早晨起床后及晚上睡觉前，记录其最佳值；吸入 β_2 受体激动剂的患者，最好在用药前和用药 10 ～ 15 分钟后分别测量，记录两个值；如果每天只能测一次，最好固定在每天早晨起床后，或固定在每次吸药前或吸药后，可使测到的结果具有可比性，一旦出现变化可及早发现。

C.PEF 的变异率：PEF 的变异率也反映了病情的严重程度。

$$\text{日间变异率}=\frac{\text{PEF 日间最高值}-\text{PEF 日间最低值}}{1/2(\text{PEF 日间最高值}+\text{PEF 日间最低值})}\times 100\%$$

D. 峰流速监测结果：如果 PEF 为个人最佳值的 80% ～ 100%，日间变异率＜ 20%，此为安全区，说明哮喘控制理想，可以按常规用药；PEF 为个人最佳值的 50% ～ 80%，日间变异率为 20% ～ 30%，为警告区，说明哮喘加重，需及时到医院调整治疗方案；PEF 为个人最佳值的 50% 以下，日间变异率＞ 30%，为危险区，说明哮喘严重，需要立即到医院就诊。

2）ACT：ACT 是监测哮喘控制水平的简易、有效工具，作为肺功能的补充，用于患者对哮喘控制进行自我评估。患者可以在家庭或社区完成哮喘控制水平的自我评估。连续监测可提供重复的客观指标，从而调整治疗，确定维持哮喘控制所需的最低治疗级别，降低治疗成本，减轻患者及家庭负担。哮喘患者至少每 4 周进行 1 次 ACT 评分监测。2006 年全球哮喘防治创议（GINA）指南推荐，ACT 可以作为评估哮喘临床控制的一种简易方法。ACT 分为成人问卷和儿童问卷。

以下问卷参考自 http://www.asthmacontrol.com，哮喘患者可在该网站上进行在线测试。

A.12 岁以上的患儿和成人使用的 ACT 问题包括（每项单选从前往后为 1 ～ 5 分）：

• 在过去 4 周内，在工作、学习或家中，有多少时候哮喘妨碍您进行日常活动？

所有时间□　大多数时间□　有些时候□

很少时候□　没有□

• 在过去 4 周内，您有多少次呼吸困难？

每天不止 1 次□　一天 1 次□　每周 3 至 6 次

每周 1 至 2 次□　完全没有□

• 在过去的 4 周内，因为哮喘症状（喘息、咳嗽、呼吸困难、胸闷或疼痛），您有多少次在夜间醒来或早上比平时早醒？

每周 4 晚或更多□　每周 2 或 3 晚□

每周 1 次□　1 次或 2 次□　没有□

• 在过去 4 周内，您有多少次使用吸入或药物（如沙丁胺醇）？

每天 3 次或以上□　每天 1 次或 2 次□

每周 2 次或 3 次□　每周 1 次或更少□　没有□

您如何评价您在过去 4 周的哮喘控制情况？

没有控制□　控制很差□

有所控制□　控制很好□　完全控制□

得分如果低于 20 分说明哮喘的控制未达到目标，在过去 4 周内，哮喘没有得到控制，应到医院就诊。

得分在 20 ～ 24 分，说明对哮喘的控制接近目标，在过去 4 周内，哮喘已得到良好控制，但还没有完全控制，也应到医院就诊。

得分是 25 分，说明在过去 4 周内，您的哮喘已得到完全控制，您的生活也不受哮喘所限制，如果有变化，请到医院就诊。

B. 儿童 ACT 问卷儿童 ACT 问卷包括两个部分，儿童问题为 1 ～ 4 题，请读完后，不加解释，让患儿凭自己的理解回答，可以解释图部面部表情代表的内容，家长回答问题 5 ～ 7 题。

1. 今天你的哮喘怎么样？

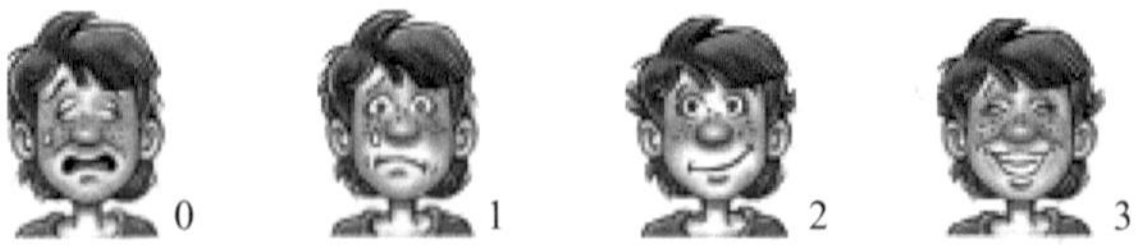

很差　　差　　好　　很好

2. 当你在跑步、锻炼或运动时，哮喘是个多大的问题？

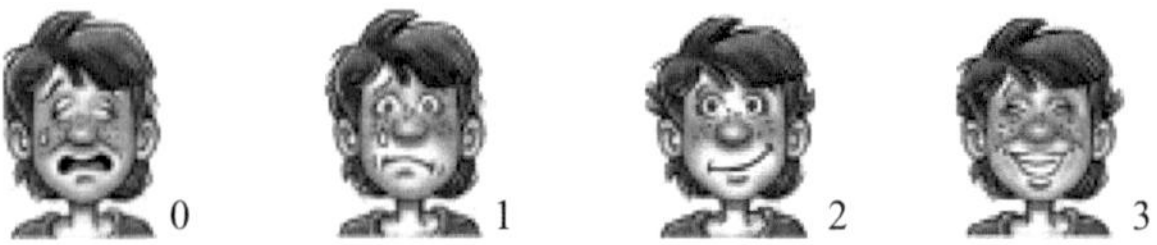

这是一个大问题　　这是一个问题　　这是一个小问题　　没问题

3. 你会因哮喘而咳嗽吗？

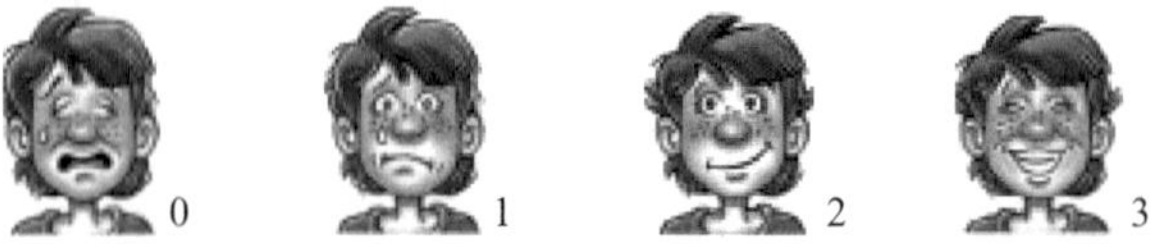

会　　大部分时间会　　有时候会　　从来不会

4. 你会因哮喘而夜间醒来吗？

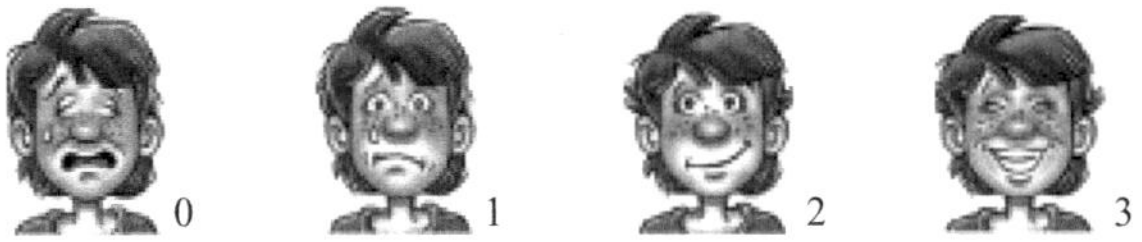

会　　大部分时间会　　有时候会　　从来不会

5. 在过去4周，您的孩子有多少天有日间哮喘症状？

5分	4分	3分	2分	1分	0分
没有	1～3天	4～10天	11～18天	19～24天	每天

6. 在过去4周，您的孩子有多少天因为哮喘而在白天出现喘息声？

5分	4分	3分	2分	1分	0分
没有	1～3天	4～10天	11～18天	19～24天	每天

7. 在过去4周，您的孩子有多少天因为哮喘而在夜间醒来？

5分	4分	3分	2分	1分	0分
没有	1～3天	4～10天	11～18天	19～24天	每天

得分≤19分，提示：哮喘未得到控制；≥20分，提示：哮喘得到控制。

3）记录哮喘日记包括每日症状、每日2次PEF值、每4周1次的哮喘控制测试结果（ACT）、患者每日的主观感受，用药情况等。医生可以通过哮喘日记观察患者哮喘控制水平，调整治疗方案、减少药物用量。哮喘门诊有专门的哮喘日记记录表格，在医护人员指导下正确填写。哮喘日记记录表格见表5-3。

表 5-3　哮喘日记记录表

症状及峰值流速表

日期																																																									
症状及次数	喘息																																																								
	咳嗽																																																									
	活动受限																																																									
	夜间憋醒																																																									
诱发因素																																																									
用药情况	控制用药																																																								
	急救用药	早	晚	早	晚	早	晚	早	晚	早	晚	早	晚	早	晚	早	晚	早	晚	早	晚	早	晚	早	晚	早	晚	早	晚	早	晚	早	晚	早	晚	早	晚	早	晚	早	晚	早	晚	早	晚	早	晚	早	晚	早	晚	早	晚	早	晚
呼气峰值流速 PEP(L/min)	800																																																								
	750																																																									
	700																																																									
	650																																																									
	600																																																									
	550																																																									
	500																																																									
	450																																																									
	400																																																									
	350																																																									
	300																																																									
	250																																																									
	200																																																									
	150																																																									
	100																																																									
	50																																																									
备注																																																									

* 如有症状请打“√”，并在后面记录症状出现的次数

（5）规范吸入治疗严格执行医嘱，规律用药。指导患者及家属了解哮喘常用药物的作用、正确用法，常见不良反应及减少、避免不良反应的方法。

（6）指导患者戒烟和减肥研究证实，当前吸烟的哮喘患者获得控制率降低，因此，戒烟是最重要的减少未来风险的可调控因素之一。肥胖与哮喘发生机制的关系目前虽没有确定，但研究认为，肥胖可能通过多种机制参与哮喘的发生，肥胖患者哮喘发生的危险性增加。

（7）定期复诊，病情变化及时就诊。

【特别关注】

（1）吸入装置的使用。

（2）哮喘患者的自我管理。

【前沿进展】

支气管热成形术——重度哮喘患者的非药物治疗

支气管热成形术（bronchial thermoplasty，BT）是一种新的支气管镜介入治疗支气管哮喘的方法，通过在气道壁控制应用温热热能以减少哮喘患者气道平滑肌数量，从而起到减少哮喘急性发作，提高患者生活质量的作用。BT 主要适用于年龄≥18 岁，使用最大耐受剂量哮喘药物仍有哮喘症状和（或）有进一步加重风险的重度哮喘患者。但需注意的是：急性发作期哮喘患者禁止进行该项治疗，因直接刺激气道壁有可能诱发或加重气道痉挛，同时应控制好治疗温度、作用深度及面积。

【知识拓展】

先别急着把 3D 打印机搬回家

随着科学技术的不断更新与发展，3D 打印技术已逐渐进入人们的日常生活。但发表在最新一期《大气环境》杂志上的美国伊利诺伊理工大学的一项测试指出，目前商业上可用的桌面3D打印机会排放有害的纳米颗粒，其排放率与烧煤气做饭、激光打印机或香烟燃烧类似。这些超微颗粒或超微粒子很小，直径不超过100nm，但总的超微粒子排放率很高。人体吸入超微粒子后会沉积在肺和肺泡区域以及呼吸道的上端，同时，其在气道的聚集可导致通过嗅觉神经易位到大脑。在肺和肺泡高表面区域的超微粒子还可能导致其他的吸附或凝聚化合物的高浓度。最近几项流行病学研究也表明，超微颗粒浓度升高对健康的不良影响包括总的心肺死亡数增加、脑卒中住院和哮喘症状。

（冯　梅　蒋　丽　符小敏）

【中医治疗原则及护理】

支气管哮喘属中医“哮病”范畴。系宿痰内伏于肺，每因外邪、饮食、情志、劳倦等因素而引触，以致气滞痰阻，肺失肃降，气道挛急、狭窄而发病。

1. 中医辨证分型

（1）急性发作期

1）寒哮：呼吸急促，喉中哮鸣有声，胸膈满闷如塞，咳不甚，痰少咯吐不爽，面色晦滞带青，口不渴，或渴喜热饮，天冷或受寒易发，形寒怕冷。舌苔白滑，脉弦紧或浮紧。

2）热哮：喘而气粗息涌，喉中痰鸣如吼，胸高胁胀，咳呛阵作，咳色黄或白痰，黏浊稠厚，烦闷不安，汗出，面赤，口苦，口渴喜饮，不恶寒。舌质红苔黄腻，脉滑数或弦滑。

3）痰哮：咳喘胸满，不能平卧，痰涎壅盛，痰黏难咳，寒与热俱不显著，舌苔厚浊，脉滑实。

（2）慢性持续期和临床缓解期

1）肺气亏虚证：喘咳气急，咳痰稀白起沫，心慌胸闷，自汗，怕风，常易感冒，每因气候变化而发病。发病前喷嚏频作，鼻塞流清涕。舌苔薄白，脉濡软。

2）脾气亏虚证：痰多，少气懒言疲倦乏力，面色苍白，食少便溏，每因饮食失当而引发。舌苔薄白，脉细缓。

3）肾气亏虚证：气息短促，动辄为甚。形寒肢冷腰膝酸软，脑转耳鸣，不耐劳累、下肢欠温，小便清长。舌淡胖苔白，脉细沉无力。

2. 中医治疗原则　当根据“发时治标，平时治本”的原则。发时攻邪治标，去痰利气，寒痰宜温化宣肺，热哮当清化肃肺，痰哮应涤痰利窍。平素多以治虚为主，根据辨证采用补肺益气、健脾和胃、补肾纳气等法。通过方药治疗、体针、耳针及耳穴贴压法、敷贴疗法、穴位注射、穴位埋线、穴位挑治、运动保健（如呼吸保健操、气功、太极拳等）、饮食保健等，防治结合，从而达到通气道、保肺窍、扶正固本、改善肺功能，以期减轻、减少或控制其发作。

3. 中医调护

（1）生活起居护理

1）观察生命体征及病情变化，及时记录，适时有效干预。

2）气候的变化、气压的改变、寒冷空气的刺激对发病有明显的影响，故每当气温变化剧烈时及时添减衣被，注意保暖，避免感冒，防止外邪诱发致病。

3）保持室内空气流通，注意温湿度适宜。

4）慎戒接触可诱发哮喘的各种因素如煤气、杀虫气雾剂、农药、汽油、油漆，以及屋尘、蟑螂、花粉等过敏原；吸烟者要坚决戒烟。避免异味刺激，防止外邪诱发本病。

5）保证足量的饮水，以充分湿化气道。

（2）情志护理：保持情志畅达，少思少忧，有利症状的减轻；避免不良情绪刺激，防止过劳和剧烈运动，以免诱发本病。

（3）临症施护

1）喘息气急

A. 密切观察哮喘发作的时间、特点，与季节、气候、饮食和情绪等因素的关系，避免诱发因素。哮喘发作有规律者，可在发作前 1 ～ 2 小时给予耳针、体针，选穴定喘、肺俞、足三里等。

B. 可进行穴位注射、穴位敷贴、穴位埋线减少哮喘发作或减轻喘息气急症状。

C. 如出现喘息不止、汗出肢冷、面唇青紫、烦躁不安、神昏等，提示病情加重，需立即处理。

2）咳嗽咳痰

A. 观察咳嗽的性质、时间，痰液的量和性状，以及体温的变化及有无其他伴随症状。

B. 擦鼻：以两手拇指指背轻擦鼻翼两侧，以迎香穴（鼻翼旁 0.5 寸，鼻唇沟中）为中心，共 18 次。

C. 摩胸：两臂屈肘，手掌贴于同侧胸部，上下往返摩胸 36 次。

D. 浴面：两掌互擦至热按于前额，经鼻两侧下擦至下颌，再由下颌上擦至前额，反复 36 次。

E. 穴位按压：用手指尖按揉、点压肺俞、膻中、气海、足三里穴位各 100 次。

（4）饮食调护

1）部分哮喘患者可因不适当的饮食而激发或加重哮喘，故应找出与哮喘发作有关的食物，有选择地“忌嘴”，忌食引起过敏的食物及发物。如带鱼、黄鱼、虾、蟹、鸡蛋、羊肉、芥菜、巧克力等。

2）应注意忌食过甜或过咸之食；不喝冷饮及含气饮料，如雪糕、冰棒、汽水、啤酒等；避免吃刺激性食物和产气食物，如地瓜、芋头、土豆、韭菜、黄豆、面食等，戒烟酒。

3）饮食宜清淡、易于消化。宜多食新鲜蔬菜和豆制品。

4）肺脾两虚者，可食用莲子、栗子、山药、芡实、刀豆、黑豆、胡桃、银耳、枇杷、梨等培补肺脾。

5）肺肾两虚久咳者，可食用紫河车、猪肺、鸡肉、鹌鹑、鲤鱼、鸭、燕窝、冬虫夏草、百合、无花果、黑芝麻等食品补益肺肾。

6）咳喘者可针对性地食用药食佳品，如蛤蚧、银杏、猪肺、核桃仁、丝瓜汁、紫苏叶，以及党参、黄芪、淮山药、红枣所配伍的药膳食疗方纳气平喘。

（5）中医特色治疗护理技术

1）体针：取穴大椎、肺俞、足三里；脾虚加脾俞、中脘；肾虚加肾俞、关元。每次选穴 2 ～ 3 个，用较轻刺激，隔天治疗 1 次。

2）耳针：可以做耳穴平喘、肺、脾、肾、内分泌、皮质下、交感、神门及敏感点埋针，或用王不留行籽在相应穴位贴压，每次 4 ～ 6 穴，每周 1 次。

3）穴位注射：选用免疫调节剂如黄芪注射液、胸腺肽、转移因子、脱敏注射液等，注射于肺俞、足三里、曲池等穴，每次选穴 1 ～ 2 处。

4）穴位敷贴：一般在夏季三伏天贴用。分别于初伏、中伏、末伏各贴 1 次，连贴 3 次，取延胡索、白芥子各 20g，甘遂、细辛各 12g，共研为末，加麝香 0.6g，生姜 30g 捣烂取汁，调和药末，摊于油纸或柔软菜叶上，分 3 次贴于肺俞、膏肓、百劳、身柱、天突、膻中等穴位，外用纱布覆盖，用胶布固定。每次敷贴 1 ～ 2 小时。

5）穴位埋线：取穴定喘、膻中、中府透云门、肺俞透厥阴俞、足三里等，每次选穴 1 ～ 3 穴，进行消毒、局麻，用埋线针穿入羊肠线，快速刺入皮肤，埋于皮下组织与肌肉之间，线头不能暴露在皮肤外面，针孔消毒后用消毒纱布覆盖，用胶布固定。一般埋 3 ～ 4 次后开始起效，两次埋线间隔时间为 20 ～ 30 天为宜。

（6）中药用药护理

1）内服中药汤剂：中药汤剂寒哮宜热服，热哮宜温凉服，服用中西药之间间隔 30min 左右。服药时不要服用浓茶、咖啡、可乐等饮料。

2）内服中药丸剂：服河车大造丸滋阴清热、补肾益肺；蛤蚧定喘胶囊滋阴清肺、止咳定喘；固本咳喘片益气固表、健脾补肾。丸剂宜温开水送服。

3）服药后注意观察药效及有无不良反应。

（程桂兰　黎贵湘）

参考文献

戴新娟 . 2011. 中医护理健康教育 . 北京 : 中国中医药出版社

范伏元 . 2013. 呼吸科中西医诊疗套餐 . 北京 : 人民军医出版社

范秀英 , 陈志刚 . 2008. 中西医结合内科疾病诊疗手册 . 北京 : 中国中医药出版社

郭思佳 , 孙增涛 , 刘恩顺 . 2011. 穴位贴敷治疗支气管哮喘临床应用现状 . 辽宁中医杂志 , 38(1): 134-140

李晓屏．2012. 巴布剂贴膏穴位贴敷冬病夏治支气管哮喘缓解期临床观察．新中医，44(7): 117-118
李泽庚，张念志．2009. 呼吸病中医临床精要．合肥：安徽科学技术出版社
梁斌苗．2009. 成人超重和肥胖症与哮喘的关系．现代预防医学，36(19): 3770
王有奎．2010. 呼吸病中医诊治与调理．第2版．北京：人民军医出版社
王志英，周学平，李国春，等．2012. 补益肺肾、祛风化痰法防治哮喘复发的临床研究．南京中医药大学学报，28(5): 421-424
吴小玲，黎贵湘．2011. 呼吸内科护理手册．北京：科学出版社
吴小玲，邹学敏．2014. 让呼吸畅起来．北京：科学出版社
冼绍祥，全小明．2012. 中医护理康复指导．北京：人民军医出版社
张玉英，牛淑亮．2011. 呼吸病中医特色诊疗全书．北京：化学工业出版社
张广清．2012. 临床常见病中医专科专病护理常规．上海：上海科学技术出版社
张雅丽．2010. 常见病症中医护理健康教育．北京：中国中医药出版社
支气管哮喘的中国专家共识．2013. 中华内科杂志，52(5): 440-443
周仲瑛，蔡淦．2013. 中医内科学．第2版．北京：人民卫生出版社

第六章　支气管扩张症

【概述】

支气管扩张症（bronchiectasis，简称支扩）是常见的慢性支气管化脓性疾病，多起病于急、慢性呼吸道感染和支气管阻塞，反复发生支气管炎症，导致支气管壁肌肉和弹力支撑组织破坏所致的一支或多支支气管不可逆性扩张，形成管腔扩张和变形。多见于儿童和青年。近年来随着人民生活的日益改善，麻疹、百日咳疫苗的预防接种，以及抗生素的早期有效应用，本病的发病率呈下降趋势。

【病因与发病机制】

支气管扩张的病因有先天性和继发性，先天发育缺陷和遗传性疾病引起者较少见，多为后天获得，多与以下因素有关。

1. 支气管－肺组织感染和阻塞　是最主要的发病因素。腺病毒、流感病毒、单纯疱疹病毒等导致病毒性细支气管炎。结核杆菌、金黄色葡萄球菌、克雷伯杆菌、流感嗜血杆菌是细菌感染常见病原菌。

2. 支气管先天性发育缺损和遗传因素　较少见，如纤毛不动综合征、肺隔离症、支气管内畸胎瘤等。

3. 机体免疫功能失调　占 30% 左右。体液免疫缺陷比细胞免疫缺陷更易发生支扩。因气管－支气管分泌物中缺乏针对病毒的 IgA 和（或）IgG 中和抗体，或缺乏针对加墨细菌的 IgG 调理抗体，易导致反复病毒或细菌感染。

气道清除机制及防御功能受到损伤，清除分泌物的能力下降，反复发生感染，使气道内充满包含炎性介质和病原菌的黏液而逐渐扩大，形成瘢痕和扭曲。同时，炎症导致支气管壁血管增生，伴有支气管动脉和肺动脉终末分支扩张、吻合，形成小血管瘤导致咯血。病变支气管反复发生炎症，使其周围结缔组织和肺组织纤维化，引起肺通气和换气功能障碍。

【诊断要点】

1. 临床表现

（1）慢性咳嗽、大量脓痰：咳嗽多发生于清晨和晚上。急性感染时，咳黄绿色脓痰，且痰量明显增多，痰液静置后出现分层：上层为泡沫，中层为混浊黏液，下层为坏死组织沉淀物；伴有厌氧菌感染时痰液有臭味。

（2）反复咯血：50%～70%的患者有不同程度的咯血，部分患者以反复咯血为唯一症状，临床上称为“干性支气管扩张”。

（3）反复肺部感染：表现为同一肺段反复发生肺炎并迁延不愈。若支气管引流不畅、痰液堆积、炎症扩散到病变周围的肺组织时，患者可表现为发热、胸闷等。

（4）全身反应：当炎症扩展到病变周围的肺组织，出现高热、乏力、纳差、盗汗、消瘦、贫血等症状。

2. 辅助检查

（1）影像学检查：典型的胸部X线表现为粗乱肺纹中有多个不规则的环状透亮阴影或沿支气管的卷发状阴影；胸部CT检查显示管壁增厚的柱状扩张，或成串成簇的囊样改变，高分辨率CT检查已成为支气管扩张的主要诊断方法。

（2）纤维支气管镜检查：有助于发现扩张、出血和阻塞部位，还可以进行局部灌洗治疗，取得灌洗液做涂片革兰染色或细菌培养，协助诊断和治疗。

（3）痰培养：病原学检测结果有助于指导抗生素的合理应用。

（4）血常规：周围白细胞计数增高，中性粒细胞核左移，血沉多增快。

【诊断要点】

根据患者慢性咳嗽、大量脓痰、反复咯血、反复肺部感染等病史，胸部CT提示支气管扩张的影像学改变，可明确诊断。

【治疗】

1. 内科治疗

（1）控制感染：控制感染缓解症状，如患者无明显不适，无发热，咳嗽未加剧，仅有黏痰，可不使用抗生素；急性感染痰呈脓性，根据痰培养，合理使用抗生素。

（2）保持呼吸道通畅：清除呼吸道分泌物，减少痰液在气道内的积聚，去除细菌生长繁殖的场所，是控制感染的重要环节。遵医嘱应用祛痰剂、支气管扩张剂，体位引流，纤维支气管镜吸痰。

（3）咯血的处理：咯血是支气管扩张的常见症状，是威胁患者生命的主要原因，小量及中量咯血经休息、镇静药、止血药治疗后多可控制，大咯血可行支气管动脉栓塞术。

（4）积极处理原发疾病。

2. 外科治疗 反复发作的大咯血、肺部感染经长期的内科治疗效果不佳者、病变局限经充分的内科治疗仍反复发作者，无严重心肺功能损害，可经外科手术切除病变组织。

【主要护理问题】

1. 清理呼吸道低效 / 无效　与痰液量多、黏稠、咳嗽无效导致痰液排出不畅有关。

2. 潜在并发症　大咯血、窒息。

3. 营养失调：低于机体需要量　与反复感染导致机体消耗增加有关。

4. 焦虑　与疾病迁延不愈、个体健康受到威胁有关。

【护理目标】

（1）呼吸道通畅，痰液能及时有效排出。

（2）未发生相关并发症，或发生后能得到及时的处理。

（3）营养状态良好。

（4）焦虑程度减轻，精神状态良好，配合治疗及护理。

【护理措施】

1. 休息和环境　急性期尤其是大咯血时，绝对卧床休息。缓解期可适当下床活动；保持病室内空气流通，温度 22 ～ 24℃，湿度 50% ～ 60%，注意保暖；减少探视，保持病室安静。

2. 饮食护理　提供高热量、高蛋白质、高维生素的饮食；避免生、冷、硬、辛辣等刺激性的食物；大咯血患者禁食禁饮，小量、中量咯血进食清淡、温凉的半流质饮食或软食。肾功能正常的患者，鼓励其每日饮水量在 1500ml 以上，以利于稀释痰液，促进排痰。

3. 口腔护理

（1）指导患者注意口腔卫生，晨起、睡前、餐后漱口或刷牙，减少口咽部细菌下延至呼吸道引起感染。咳痰

（咯血）后或进食前漱口，保持口腔清洁，促进食欲。

（2）为不能自理的患者实施口腔护理。

4. 病情观察

（1）观察神志、生命体征，注意体温变化，有无感染征象。

（2）观察痰液的颜色、性质、量和气味，有无静置分层现象，咳痰与体位的关系，必要时留取痰标本送检。

（3）观察咯血的颜色、性质、量及出血速度，有无胸闷、烦躁、大汗淋漓等窒息前症状。

（4）观察有无发热、消瘦、贫血等全身症状。

（5）观察各种药物的疗效及不良反应。

5. 正确留取痰标本 详见第二章肺炎相关章节。

6. 体位引流的护理 体位引流是利用重力作用将肺、支气管的分泌物排出体外，又叫重力引流。方法是根据病变部位，采取适当的体位，使支气管内分泌物流入气管经口咳出。

（1）引流前护理

1）向患者解释体位引流的目的、过程及注意事项。

2）监测生命体征和肺部听诊，以明确病变部位。

3）选择合适的引流体位：原则上抬高患肺位置，引流支气管开口向下，使痰液流入大气道而咳出。①病变在上叶：取坐位或健侧卧位；②病变在中叶：取仰卧位稍向左侧；③病变在舌叶：取仰卧位稍向右侧；④病变在下叶尖端处：取俯卧位；⑤病变位于前叶各底段者：床脚抬高 30 ～ 50cm，前底段取仰卧位，外底段取侧卧位（患侧卧位），后低段取俯卧位。

（2）引流中护理

1）引流时间和注意要点：①根据病变部位、病情和患者体力，每日 1 ～ 3 次，每次 15 ～ 20 分钟；②在餐前 1 小时或餐后 1 ～ 3 小时进行引流；③引流时严密观察病情变化，如有头晕、面色苍白、发绀、心悸、呼吸困难等症状，及时停止引流。

2）促进痰液引流的措施：①雾化吸入；②胸部叩击、胸壁振荡；③指导患者有效咳嗽。

（3）引流后护理：指导患者漱口，并观察痰液情况；卧床休息；监测患者生命体征及肺部呼吸音及啰音变化，观察治疗效果并记录。

7. 纤维支气管镜吸痰护理

（1）吸痰前护理

1）心理护理。

2）术前 4 小时禁饮禁食。

3）有义齿者取下。

4）备 CT 片、心电图报告、出凝血时间报告。

5）检查仪器及抢救设备，保证完好备用。

（2）吸痰中护理

1）保持呼吸道通畅、吸氧。

2）安置心电监护，病情观察。

（3）吸痰后护理

1）禁饮、禁食 3 ～ 4 小时。

2）3 日内禁辛辣刺激食物，1 周内禁烟酒。

3）观察有无咽喉疼痛、咯血、声嘶等并发症。

8. 用药护理　遵医嘱正确使用药物，注意观察药物的疗效及副作用。

9. 窒息抢救　对大咯血及意识不清的患者，应床旁备好抢救器械，一旦出现咯血突然减少或中止，表情紧张、惊恐、烦躁、大汗淋漓等窒息征象时，立即将患者头偏向一侧或患侧卧位，嘱其勿屏气，轻拍背部，迅速清除口咽部血块和分泌物，保持呼吸道通畅。必要时进行负压吸引。给予高浓度吸氧。做好气管插管或气管切开的准备工作，以解除呼吸道阻塞。

10. 心理护理

（1）安慰患者，指导其放松，缓解紧张、焦虑情绪。

（2）咯血计量观察后及时清理污染的衣物、被褥，避免刺激患者。

【预防】

（1）积极防治麻疹、百日咳、支气管肺炎及肺结核等急、慢性呼吸道感染。预防感冒，避免受凉、劳累及各种过敏原、有害气体的吸入等。

（2）吸烟者应戒烟，避免烟雾和灰尘刺激有助于避免疾病的复发，防止病情恶化。

（3）强调清除痰液对减轻症状，预防感染的重要性，指导患者和家属掌握有效咳嗽、咳痰及体位引流排痰方法，长期坚持，控制病情的发展。

（4）补充足够的营养和水分，以增强机体抵抗力，稀释痰液，促进排痰。

（5）培养良好的生活习惯，适当进行体育锻炼，提高抵抗力，劳逸结合，以维护心、肺功能。

（6）支气管扩张为不可逆病变，指导患者学会自我监测病情，一旦发现症状加重，应及时到医院就诊，以免延误治疗。

【特别关注】

（1）保持呼吸道通畅。

（2）体位引流。

（崔金波　陈　娇　李艳丽）

【中医治疗原则及护理】

支气管扩张属中医“劳嗽”、“咯血”、“肺痈”、“肺痿”等范畴。患者因先天禀赋不足、或感受外邪、或劳倦过度等致肺脏受损，痰热壅肺或肝火犯肺，阴津不足、肺中燥热，多表现为阴虚火旺或气阴两虚，痰、热、淤积聚于肺，本病主要病机以肺虚为本，痰热瘀结为标。

1. 中医辨证分型

（1）外寒内饮：恶寒发热、咳逆，痰清稀色白量多，舌淡润苔白滑，脉滑。

（2）痰热蕴肺：长期咳吐大量黄稠痰或脓血，时有发热盗汗，甚则喘逆痰鸣伴胸痛，烦渴引饮，口干，舌红苔黄腻，脉滑数。

（3）肝火犯肺：咳嗽阵作，咯血或干咳带血，胸胁胀痛，烦躁易怒，目赤涩，口苦，舌质红，苔黄，脉弦数。

（4）阴虚火旺证：咳而少气，痰少或干咳无痰，痰中带血或反复咯血，血色鲜红，咽燥口干，盗汗潮热，五心烦热，午后颧红，舌质少津，少苔或无苔，脉细数。

（5）肺脾两虚证：咳嗽，痰多质稠，易感，食少纳呆、胃脘胀满、倦怠无力，舌淡苔薄白或滑润，脉沉滑无力。

（6）气虚血瘀证咳嗽，痰少黏稠，痰中带血，血色暗红，量少，或夹紫暗血块，气急、气短、乏力懒言，自汗盗汗，午后潮热，面红。舌红苔薄白，脉细涩。

2. 中医治疗原则　急性发作期宜清热散寒、清肝宁肺、降气、凉血止血为主。缓解期宜养阴润肺、益气化瘀为主，助以清热化痰 。

3. 中医调护

（1）生活起居护理

1）注意居室空气流通，保持环境整洁卫生，避免吸入刺激性气体、异味等。

2）注意休息与保暖，适当运动。

3）预防肺部继发感染及上呼吸道感染。积极治疗鼻炎、咽喉炎、慢性扁桃腺炎，对本病的防治有积极意义。

4）保证足量的饮水，以充分湿化气道。

（2）情志护理：保持情志畅达，以免心情不畅、肝气郁结，导致咯血的反复发生。

（3）临症施护

1）咳嗽咯血

A. 观察咳嗽、咯血的程度、性质、持续时间等，痰液的颜色、性状、量。

B. 及时清除气道内痰液、血液或行体位引流，保持气道通畅。

C. 保持口腔清洁，咳痰、咯血后应经常漱口，清除痰液、血污之品及异味。

D. 饮食宜温凉，宜食凉血止血之品，忌食辛辣刺激、炒炸熏烤等动火之品。

E. 可行体针、穴位注射、穴位贴敷等。

2）发热

A. 密切观察体温的变化。

B. 高热者可给予针刺曲池、大椎、合谷、风池等穴位，汗出时注意及时擦拭及更换被服。

C. 饮食宜清淡、富营养。多饮水，多食清热生津新鲜瓜果如荸荠、苦瓜、冬瓜等。

D. 保持口腔清洁，可用金银花水、淡茶水漱口。

（4）饮食调护

A. 大咯血时需禁食，饮食宜温凉，宜食清肺热、养肺阴、润肺燥、凉血止血之品，忌食辛辣刺激、炒炸熏烤等动火之品。

B. 阴虚火旺证：忌食辛辣香燥、肥腻和过于寒凉之品，忌烟酒、烧烤类、油炸类食品和羊肉等生热上火的食品，宜多饮水；或以养阴润肺、化痰止咳类饮品代茶饮，以清洁口腔、补充体内津液消耗。宜食新鲜蔬菜、水果、豆类等甘凉、滋补食物。

C. 肺脾两虚证：可食用如山药、莲子、栗子、枇杷、银耳、芡实、薏苡仁、黑豆、核桃、梨等益肺健脾。

D. 气虚血瘀证：可选用南杏仁、桑白皮、猪肺煲汤；党参、枸杞子、淮山药、半夏煲瘦肉。

（5）中医特色治疗护理技术

1）体针：以孔最、膈俞、肺俞、三阴交为主穴。外寒内饮配合谷、列缺、丰隆；痰热蕴肺配大椎、天突、尺泽、丰隆；肝火犯肺配行间、尺泽；阴虚火旺配太溪、复溜；肺脾两虚配脾俞、足三里；气虚血瘀配气海、足三里。针刺得气后，留针 20 ～ 30 分钟，隔日 1 次，10 次为 1 个疗程，间隔 1 ～ 2 周为一疗程。

2）穴位贴敷：以硫黄 18g、肉桂 3g、冰片 9g、大蒜头 1 个共捣泥，摊于油纸或柔软菜叶上，敷于双侧涌泉穴。

3）穴位注射：选双侧孔最穴，用注射器抽取维生素 B_1 注射液 2 ～ 4ml，快速垂直刺入穴位 0.5cm，再缓慢向深部刺入 1cm，回抽无回血，将药液缓慢注入。每天一次，3 天为一个疗程；行自血穴位注射，主穴选定喘、肺俞、风门、大杼；配穴选肾俞、脾俞、足三里、曲池、丰隆行，每次选取双侧 1 个穴位，先采患者 2 ～ 3ml 静脉血，每侧穴位注射自血 1 ～ 1.5ml，采血后需立即注射，避免血液凝固；隔天注射 1 次，治疗 5 次为 1 疗程，每疗程选取 2 个主穴 3 个配穴，每次选取不同穴位，共治疗 3 疗程，每个疗程之间间隔 10 天。

（6）中药用药护理

1）内服中药汤剂：中药汤剂一般宜温凉服，服药时不要服咖啡、可乐等饮料及浓茶。

2）内服中成药：金水宝胶囊补肾益肺；云南白药凉血止血；双黄连口服液清肺热。

3）服药后注意观察药效及有无不良反应。

（程桂兰　陈本会）

参考文献

范伏元 . 2013. 呼吸科中西医诊疗套餐 . 北京 : 人民军医出版社
范秀英, 陈志刚 . 2008. 中西医结合内科疾病诊疗手册 . 北京 : 中国中医药出版社
何德平 , 王维亮 , 黄颖 . 2012. 支气管扩张症中医辨证分型规律的文献研究 . 新中医 , 44(12): 129-130
黄海茵, 杨佩兰, 汤杰, 等 . 2012. 扶正化痰清热法治疗气管扩张症 46 例远期疗效观察 . 中医杂志 , 53(10): 848-852
李俊雄 . 2013. 自血穴位注射治疗支气管扩张 35 例疗效观察 . 新中医 , 45(5): 122-123
李泽庚, 张念志 . 2009. 呼吸病中医临床精要 . 合肥 : 安徽科学技术出版社
王有奎 . 2010. 呼吸病中医诊治与调理 . 第 2 版 . 北京 : 人民军医出版社
王维亮 , 黄颖 , 何德平 . 2013. 支气管扩张症咯血的中医药单方治疗现代文献回顾研究 . 新中医 , 45(1): 127-128
吴小玲 , 黎贵湘 . 2011. 呼吸内科护理手册 . 北京 : 科学出版社
吴小玲 , 邹学敏 . 2014. 让呼吸畅起来 . 北京 : 科学出版社
张玉英, 牛淑亮 . 2011. 呼吸病中医特色诊疗全书 . 北京 : 化学工业出版社
周仲瑛 , 蔡淦 . 2013. 中医内科学 . 第 2 版 . 北京 : 人民卫生出版社

第七章　肺　脓　肿

【概述】

肺脓肿（lung abscess，LA）是指由于一种或多种病原菌引起的肺部化脓性感染，早期为肺组织的化脓性炎症，继而坏死、液化，由肉芽组织包围形成脓肿。

多发生于存在误吸危险因素或免疫力状况低下的病人，以青壮年较多见，男性多于女性。自抗生素合理应用以来，肺脓肿的发病率和死亡率呈持续下降趋势，新近的一些研究显示其死亡率不超过 1% ～ 5%。

【病因与发病机制】

肺脓肿大多为吸入口腔的正常菌群所致，常为各种菌的混合感染。包括需氧菌、兼性厌氧菌和厌氧菌。其中厌氧菌占 60% ～ 80%，需氧菌和兼性厌氧菌占一定比例。毒力较强的厌氧菌可单独致病，化疗、白血病或艾滋病患者也可为真菌感染。根据发病机制和感染途径，肺脓肿可分以下 3 种类型：

1. 吸入性肺脓肿　病原体经口鼻、咽腔下行吸入所致，80% 以上为厌氧菌感染。当麻醉、醉酒、药物过量、癫痫、脑血管意外导致意识障碍时，或受寒、极度疲劳时，全身免疫力与气道防御清除功能降低，吸入的病原菌可导致肺脓肿发生。

2. 血源性肺脓肿　皮肤外伤感染、疖、痈、骨髓炎、中耳炎等原因所致的菌血症，菌栓经血行播散到肺，引起小血管栓塞、炎症及坏死而形成肺脓肿。

3. 继发性肺脓肿　某些细菌性肺炎、支气管扩张、支气管肺癌、支气管囊肿等继发感染可导致继发性肺脓肿。

【诊断要点】

1. 临床表现 慢性肺脓肿患者患侧胸廓略塌陷，叩诊浊音，呼吸音减低，可有杵状指（趾）。

（1）吸入性肺脓肿

1）畏寒、高热，体温达 39 ～ 40℃，伴有咳嗽、咳黏液痰或黏液脓性痰，典型咳出的痰呈脓性，黄绿色，味臭，可见痰中带血，留置分层。

2）炎症累及胸膜可引起胸痛，与呼吸有关。

3）病变范围大时可出现气促症状。

4）精神不振、全身乏力、食欲减退等全身毒性症状。

5）如肺脓肿破溃到胸膜腔，可出现突发性胸痛、气急等脓气胸症状。

（2）血源性肺脓肿：一般先出现原发病灶引起的畏寒、高热等全身脓毒症的表现，数日或数周后才出现咳嗽、咳痰症状，痰量不多，很少咯血。

2. 辅助检查

（1）急性患者血白细胞计数明显升高，总数可达（20 ～ 30）$\times 10^9$/L，中性粒细胞＞ 90%，核明显左移，常有毒性颗粒。慢性患者血白细胞可稍升高或正常。

（2）细菌学检查。

（3）影像学检查。

1）X 线：吸入性肺脓肿在急性早期呈大片浓密模糊炎症浸润阴影，边缘不清，分布在一个或数个肺段，与细菌性肺炎相似。血源性肺脓肿在一侧或两侧肺边缘部见多发的、散在的小片状炎症阴影。

2）CT：能准确定位及区别肺脓肿和有气液平的局限

性脓肿，有助于做体位引流和外科手术治疗。

（4）纤维支气管镜检查可协助诊断、治疗。

【治疗】

治疗原则是抗感染治疗和脓液引流。

1. 抗感染治疗　根据细菌培养的药物敏感试验选择抗菌药物。积极抗感染治疗的同时改善患者的免疫功能，对于提高治愈率、减少病死率同等重要。抗菌药物治疗的疗程一般为 8 ～ 12 周，直至 X 线胸片示脓腔和炎症消失。

2. 脓液引流

（1）体位引流：适用于患者一般情况较好者，有助于排除积痰，减少继发感染和全身中毒症状。引流时，使脓肿病灶处于高位，轻拍患部，每日 2 ～ 3 次，每次 10 ～ 15 分钟。

（2）经纤维支气管镜冲洗：适用于抗生素和体位引流难以控制感染或脓腔在扩大的患者。纤支镜下局部冲洗及吸引可以及时吸引、冲洗脓性分泌物，有利于炎症吸收、脓腔闭合；此外，局部给药可以提高脓腔内药物浓度，起到直接且有效地抑菌、杀菌作用。

（3）经皮导管引流：适用于难治性肺脓肿，尤其是靠近胸壁的脓肿。对于抗感染治疗 10 ～ 14 天仍无效、有中毒症状、脓腔大于 6cm、老年患者或免疫抑制、可能有支气管阻塞的肺脓肿可考虑使用。

3. 手术治疗　适用于经内科治疗 3 个月以上，脓腔仍不缩小，感染不能控制或反复发作；并发支气管胸膜瘘或脓胸经抽吸冲洗脓液疗效不佳者；大咯血经内科治疗无效或危及生命时；支气管阻塞疑为支气管肺癌致引流不畅的肺脓肿。

【主要护理问题】

1. 体温过高 与肺组织炎症性坏死有关。

2. 清理呼吸道低效 / 无效 与脓痰聚积有关。

3. 舒适度的改变 与发热、胸痛等有关。

4. 焦虑 与疾病久治不愈有关。

【护理目标】

（1）体温恢复正常。

（2）脓液有效排出，呼吸道通畅。

（3）患者情绪稳定，发热、胸痛症状改善。

【护理措施】

1. 休息和环境

（1）卧床休息，病情稳定可适当活动。

（2）病室内空气流通，维持温度 22 ～ 24℃，湿度 50% ～ 60%。

（3）减少探视，保持病室安静。

2. 心理护理 安慰患者，予以疾病相关知识指导，减轻患者焦虑情绪，积极配合治疗。

3. 咳嗽咳痰的护理

（1）教会患者正确的咳嗽咳痰方法。

（2）经常活动和变换体位，以利于痰液排出。

（3）鼓励患者饮水，以促进痰液稀释利于排出。

（4）观察痰液的颜色、性质，发现血痰及时告知医生。

4. 用药护理 遵医嘱用药，观察药物疗效及副作用。

5. 体位引流的护理 见支气管扩张护理章节。

6. 纤维支气管镜局部灌洗治疗护理 见支气管扩张护理章节和肺泡蛋白沉着症章节中经纤维支气管镜灌洗治疗的护理。

7. 病情观察

（1）严密观察患者神志、生命体征，尤其是体温变化。

（2）观察咳痰情况，痰液的颜色、性质及量。

8. 口腔护理 肺脓肿患者因高热时间长，唾液分泌少，口腔黏膜干燥，多为厌氧菌感染，咳脓臭痰，口腔内细菌易繁殖，加上大量抗生素的应用，易引起口腔真菌感染。因此，肺脓肿患者应坚持每天3餐前后漱口，危重患者予以口腔护理。

9. 健康教育

（1）指导患者重视自身疾病，彻底治疗口腔、上呼吸道慢性感染病灶，防止病灶分泌物吸入肺内，诱发感染。

（2）保持环境整洁、舒适，维持适宜的室温和湿度，注意保暖，避免受凉。

（3）重视口腔清洁。

（4）积极治疗皮肤外伤，避免感染引起血源性肺脓肿发生。

（5）由于抗生素治疗周期较长，应鼓励家属积极配合，按医嘱用药，向患者讲解抗菌药物用药的疗程、方法、副作用及坚持疗程的重要性，告知患者发现异常及时就诊。

【特别关注】

口腔和胸腹部手术前注重口腔清洁，术后鼓励患者咳嗽。

【知识拓展】

白 鲸

白鲸因其美妙悦耳的声音被称为“海洋中的金丝雀”。不幸的是，自从17世纪以来，由于捕鲸的高额利润，捕鲸者对白鲸进行了疯狂的捕杀，致使白鲸数量锐减。更加可悲的是白鲸的生态环境遭到毁灭性的破坏，一批批白鲸相继死亡。科学家们经过尸体解剖才找到了引起死亡的因素：由于受到一系列有毒物质的侵害，使其免疫系统遭到严重的破坏，白鲸患上了胃溃疡穿孔、肝炎、肺脓肿等疾病；有的白鲸甚至患了膀胱癌，这在鲸类动物中是闻所未闻的。

（杨　慧　万群芳　张焱林）

【中医治疗原则及护理】

本病属于中医学"肺痈"的范畴。本病多由机体感受风、痰、饮三邪致病，内犯于肺，痰热素盛，热壅血滞成瘀，痰热与瘀血互结，蕴酿成痈，血败肉腐化脓，肺损络伤，脓疡溃破外泄而吐腥臭浊痰。

1. 中医辨证分型　根据该病的病理演变过程，临床通常将其分为初期、成痈期、溃脓期和恢复期 4 个阶段，各个阶段的辨证要点主要如下：

（1）初期：风寒或风热之邪袭表，内郁于肺，或内外合邪，肺卫同病，肺失清肃。

（2）成痈期：邪毒蕴肺，热壅血瘀，蕴酿成痈。

（3）溃脓期：血败肉腐，脓液内溃外泄。

（4）恢复期：邪毒渐去，正气渐虚，阴伤气耗，肺脏损伤。

2. 中医治疗原则　本病宜采用清热解毒、化瘀排脓以祛邪毒的治法。脓未成时着重清肺消痈，脓已成则排脓解毒。分期施治：初期清肺散邪、化痰止咳；成痈期清肺解毒、排脓消痈；溃脓期清热排脓解毒，佐以扶正；恢复期益气养阴、扶正祛邪。

3. 中医调护

（1）生活起居护理

1）指导患者注意休息，避免劳累，保证充足的睡眠。

2）加强营养，多饮水，戒烟酒。

3）高热汗出较多者，及时更换衣被，避免引起感冒。

4）保持病室安静、清洁、舒适，空气流通，但避免冷风直接吹入，寒冷季节注意保暖。

5）平时注意个人卫生，做到寒温适度、起居有常、劳逸适度。

（2）情志护理

1）痈初期患者高热容易烦躁，应嘱患者安心静养，坚定信心。

2）成痈、溃脓期患者可有焦虑、恐惧情绪，应向患者解释疾病特点，使患者配合治疗，避免出现呼吸困难、痰阻气道等。

3）恢复期要告知患者本病疗程长，治疗要彻底，因此要在精神上做好充分的准备。

4）该病由于病情迁延反复，患者容易出现各种负性情绪、情志过激或不畅，容易导致气机不畅、营卫不和、经脉不通，从而加重病情。因此，对患者的负性情绪应及时给予疏通和开导。

5）根据患者不同时期的情绪表现，可采用说理开导法、以情胜情、移情、借情、安神静志等中医情志护理方法，开导患者，转移患者对疾病的注意力，使患者保持心情舒畅，促进疾病的康复。

（3）临症施护

1）高热

A. 可给予针刺曲池、大椎、合谷、风池等穴位。

B. 给予发汗解表药后需密切观察体温变化及汗出情

况，汗出时注意及时擦拭及更换被服，及时补充水分，避免受凉及机体汗出过多导致虚脱。

C. 刮痧疗法：用刮板在背部督脉、足太阳膀胱经行刮痧法，待痧点出血即止。

D. 保持口腔清洁，多食新鲜瓜果等清热生津之品。

2）咳嗽咳痰

A. 观察痰液的颜色、性状及痰量的变化。

B. 指导患者加强活动及变换体位、协助患者翻身拍背，指导患者掌握有效的咳痰方法，以利痰液引流。按摩列缺、肺俞、定喘、膏肓穴等。

（4）饮食调护

1）痈初期患者恶寒、发热、口干咽燥，应多饮水，宜食清淡、易消化的半流质食物，多食新鲜水果，如梨、荸荠、枇杷等清热之品。

2）成痈期热毒灼盛，易伤阴，不宜食滋腻免助邪热，可选食黄花薏米粥、藕粉莲子羹、绿豆汤等。

3）溃脓期忌辛辣、油腻厚味、辛膻发物等，宜多食水果如西瓜、葡萄、橘子，或以薏米煮粥食之，以助排脓解毒，亦可用鱼腥草30克煎汤代茶饮以助排脓。

4）恢复期宜食高蛋白、高热量、高维生素饮食，多进食以培本逐邪，加速治愈，可选食瘦肉粥、山药大枣粥、沙参百合粥等。

（5）中医特色治疗护理技术

1）针灸：肺痈初期取大椎、合谷、曲池、外关、尺泽、鱼际穴，采用针刺泻法，强刺激，留针10～20分钟，每日2次；成痈期取合谷、尺泽、肺俞、膈俞、太渊、外关、委中、丰隆穴，针刺泻法，强刺激，留针30分钟，每日2次；溃脓期取穴尺泽、委中，用三棱针点刺出血，肺俞、膈俞、尺泽、委中、鱼际、内关、足三里各穴用针刺泻法，强刺激，留针30分钟；恢复期取肺俞、膏肓俞、太溪、三阴交、太渊穴，低热不退者加内关，痰多纳差者加中脘、足三里，以上各穴均平补平泻，中等刺激，留针15分钟，每日2次。

2）穴位经皮神经电刺激：将电极片安置于肺俞、风门、大杼、定喘等穴，根据患者耐受情况，将电针仪的电刺激强度逐渐调至患者能耐受的最大强度，治疗时间30分钟，治疗期间注意观察患者治疗部位皮肤情况，以防灼伤，嘱患者在治疗后12小时内避免揉搓治疗部位。

（6）中药用药护理

1）初期、成痈期、溃脓期多为清热类汤剂宜饭后凉服。

2）恢复期多为补益类汤剂宜饭前温服。

3）患者服药期间饮食清淡，忌食生冷、辛辣、海腥、黏腻等刺激性较强及不易消化的食物。

（程桂兰　陈本会）

参考文献

范伏元 . 2013. 呼吸科中西医诊疗套餐 . 北京 : 人民军医出版社

国钰妍 , 侣庆帅 , 亢秀红 , 等 . 2014. 李国勤治疗肺脓肿经验 . 中医杂志 , 55(9): 795-797

赖俊宇 , 伍建光 . 2011. 金匮要略对肺痈病因的认识 . 江西中医药 , 42(12): 15-16

李健 , 卢朋 , 唐仕欢 , 等 . 2012. 基于中医传承辅助系统的治疗肺痈方剂组方规律分析 . 18(2): 254-257

李泽庚 , 张念志 . 2009. 呼吸病中医临床精要 . 合肥 : 安徽科学技术出版社

陆再英 , 钟南山 . 2008. 内科学 . 第 7 版 . 北京 : 人民卫生出版社

吴小玲 , 邹学敏 . 2014. 让呼吸畅起来 . 北京 : 科学出版社

吴小玲，黎贵湘 . 2011. 呼吸内科护理手册 . 北京：科学出版社
袁华国，2009. 经纤维支气管镜肺泡灌洗治疗急性肺脓肿的临床疗效观察 . 实用临床医学 . 10(4): 32-33
张广清 . 2012. 临床常见病中医专科专病护理常规 . 上海：上海科学技术出版社
张玉英，牛淑亮 . 2011. 呼吸病中医特色诊疗全书 . 北京：化学工业出版社
张仲景 . 2013. 金匮要略 . 北京：中国医药科技出版社
周仲瑛，蔡淦 . 2013. 中医内科学 . 第 2 版 . 北京：人民卫生出版社

第八章　肺血管疾病

第一节　肺动脉高压

【概述】

肺动脉高压（pulmonary artery hypertension，PAH）是一组由异源性疾病和不同发病机制引起的肺血管床结构和（或）功能改变，从而导致肺血管阻力进行性升高、右心功能衰竭为特征的临床病理生理综合征。肺动脉高压是血流动力学概念，其诊断标准为：在海平面静息状态下，右心导管测定的平均肺动脉压（mean pulmonary artery pressure，mPAP）≥ 25 mmHg（1 mmHg 等于 0.133 kPa）或运动状态下 mPAP ≥ 30 mmHg。

该病目前的患病率为 519/100 万，可发生于任何年龄，20 ～ 40 岁为该病症高发年龄段，约占 75%，以女性为主，男女比例为 1 ∶ 3 ～ 1 ∶ 4。20 岁以下，包括患先天性心脏疾病的婴幼儿约占 15%。肺动脉高压诊断困难，治疗棘手，致死率和致残率均很高，估计平均生存期仅 2.8 年，且预后极差，已成为全球性重要医疗治疗保健问题。

【病因与发病机制】

肺动脉高压可由多种因素诱发，病因非常复杂，左心疾病、肺部疾病、低氧血症、血栓、药物、感染、肿瘤等均可引发。其发生是一个多种因素参与的过程，涉及多种细胞和生物化学路径。肺血管阻力升高的机制包括血管收缩、肺血管壁闭塞性重塑、炎症反应和血栓形成。

【诊断要点】

1. 临床表现 肺动脉高压本身没有特异性临床表现。根据我国特发性和家族性肺动脉高压的研究结果表明，患者就诊时最常见的症状有活动后气短和乏力（98.6%）、胸痛（29.2%）、晕厥（26.4%）、咯血（20.8%）、心悸（9.7%），还包括了下肢水肿、胸闷、干咳、心绞痛、腹胀及声音嘶哑等。气短往往标志肺动脉高压患者出现右心功能不全。当发生晕厥或黑矇时，则往往标志患者 CO 已经明显下降。

2. 辅助检查

1）心电图：心电图有提示 PAH 的诊断价值。约 87% 患者的心电图可提示右室肥厚，79% 患者出现电轴右偏。但心电图在 PAH 诊断中的价值有限。

2）胸部 X 线片检查：约有 90% 的 PAH 患者首次就诊时可表现为胸片异常，常见征象有截断现象。它对于中、重度的 PAH 患者有更高的诊断价值。

3）肺功能和动脉血气分析：有助于发现潜在的肺实质或气道疾病。

4）超声心动图：是筛查 PAH 最重要的无创检查方法。可以估测肺动脉收缩压，评估病情严重程度和预后及病因诊断。

5）肺通气灌注扫描。

6）胸部 CT、高分辨率 CT（HRCT）及 CT 肺动脉造影（CTPA）：可以了解有无肺间质病变及其程度、肺及胸腔、肺动脉有无占位病变、血管壁有无增厚等。

7）睡眠监测及血液学检查、自身免疫抗体检测。

8）心脏 MRT 及腹部超声。

9）心导管检查：心导管检查包括了左心及右心导管

检查。右心导管检查不仅是确诊 PAH 的金标准，利用血管反应试验的结果也是指导制定科学治疗方案不可少的依据。

10）肺动脉造影检查。

【治疗】

PAH 的治疗包括一般治疗、传统治疗、选择性肺血管扩张剂（靶向药物治疗）、心律失常治疗、房间隔造瘘术、肺移植。

1. 一般治疗　主要包括适当运动、避孕、绝经期激素替代治疗、避免高海拔地区旅行、心理治疗、预防感染、慎用鼻腔减充血剂及择期手术指导等。

2. 传统治疗

（1）抗凝治疗：由于 PAH 易合并远端小动脉原位血栓形成，心衰和活动减少也易导致静脉血栓形成，因此建议对无抗凝禁忌的 PAH 患者给予华法林抗凝治疗，抗凝强度建议 INR 维持在 2.0 ～ 3.0。

（2）利尿剂：右心功能不全可导致体液潴留，出现颈静脉充盈、肝及胃肠道淤血、胸腹水和下肢水肿，建议对存在明显容量超负荷的 PAH 患者给予利尿剂。治疗期间应密切监测血钾和肾功能，防止低钾血症和肾前性肾衰的发生。

（3）氧疗：低氧刺激可引起肺血管收缩、红细胞增多血液黏稠、肺小动脉重构等加速 PAH 的进展。应给予患者氧疗以预防和纠正低氧血症， 使其动脉血氧饱和度持续大于 90%。

（4）地高辛：CO 低于 4L/min 或心指数低于 2.5L/（min·m^2）是应用地高辛的首选指征；另外，右心室扩张、基础心率大于 100 次 / 分、心室率偏快的心房颤动等也均是应用地高辛的指征。如果 PAH 患者心功能较差，严重低氧血症，使用地高辛过程中出现频发室性心律失常需考虑电解质紊乱及地高辛中毒可能，应格外注意。

（5）多巴胺和多巴酚丁胺：是治疗重度右心功能衰竭（血流动力学不稳定的 WHO 心功能 Ⅲ级或心功能Ⅳ级患者）首选的正性肌力药物，患者血压偏低首选多巴胺，血压较高首选多巴酚丁胺。两种药物的推荐起始剂量为 2μg/（kg·min），可逐渐加量至 8μg/（kg·min）。根据患者具体情况可选择一种或联合使用。

3. 选择性肺血管扩张剂（靶向药物治疗） 随着对 PAH 发病机制研究，针对不同发病环节使用肺血管扩张剂也不相同，主要包括依列环醇及其类似物（如德纳、瑞莫杜林、万他维等）、5- 磷酸二酯酶抑制剂（如西地那非）、内皮素受体拮抗剂（如波生坦等）。其用药途径也不相同，包括吸入、静脉泵入、口服及持续皮下注射等。

4. 心律失常治疗 选择无负性肌力作用的抗心律失常药物（如胺碘酮）以及射频消融。

5. 房间隔造瘘术及肺移植 内科治疗无明显好转可进行手术治疗。

【主要护理问题】

1. 气体交换受损 与肺泡通气血流比例失调有关。

2. 活动无耐力 与缺氧有关。

3. 有窒息的危险 与咯血有关。

4. 潜在并发症 出血。

5. 焦虑 / 恐惧 与担心预后有关。

【护理目标】

（1）低氧血症得到改善，呼吸困难明显减轻。

（2）能循序渐进地进行日常生活活动。

（3）掌握有效的咳嗽咳痰技巧，避免窒息的发生。

（4）未发生相关并发症，或并发症能得到及时治疗与处理。

（5）患者焦虑 / 恐惧程度减轻，配合治疗及护理。

【护理措施】

1. 一般护理　提供安静、舒适的治疗环境，温度、湿度适宜，确保患者能有充足的休息。指导患者戒烟戒酒，适量活动，注意保暖，避免受凉。患者家属多关心患者，避免负性刺激，使患者保持心情愉快。定期监测血压，发现异常及时汇报医生。

2. 咯血护理　详见相关章节。

3. 心理护理　及时告知相关病情及检查结果，使其感到得到了妥善的治疗护理，以增强对医院的信赖，树立战胜疾病的信心。同时指导患者进行必要的娱乐活动如听音乐、散步、读报纸等，以解除其无聊乏味的孤寂心情。

4. 选择性肺血管扩张剂（靶向药物治疗）**药物的护理**

（1）药物相关知识宣教：让患者了解一定的药理知识，熟悉药物的剂量、作用、禁忌证及不良反应；知晓药物治疗的目的是抑制肺血管重构，降低肺血管阻力，达到提高生活质量，延长生存时间的目的。

（2）服药注意事项：按时、按量、遵医嘱安全用药，不能随意停药、漏服或加量。

（3）服药后的注意事项：服药后，常有晕厥等不良反应，注意做好安全护理，谨防意外发生。密切观察患者的生命指征，尤其注意监测血压波动情况，避免与降血压药物服用，如硝酸甘油联合西地那非可以增强扩血管降压作用，口服西地那非后 4 h 内严禁使用硝酸甘油。

（4）饮食护理：指导患者少食多餐，进食富含营养、易消化的饮食。多进食牛奶、豆制品、瘦肉等高蛋白食物。限制食盐的摄入，每天食盐的摄入量小于 2.4g。

（5）健康指导：注意避免心功能不全的诱发因素，如感染、过度疲劳、情绪紧张、钠盐摄入过多、输液过快过多等。饮食宜富营养、高热量、高维生素，每餐不宜过饱，多食蔬菜、水果，防止便秘。合理安排活动与休息，适当活动有利于提高心脏储备力，提高活动耐力，但应避免重体力劳动以免诱发心力衰竭。强调严格遵医嘱服药，不随意增减或撤换药物的重要性，定期门诊随访。

【特别关注】

心导管检查术后的观察及护理。

【前沿进展】

瑞莫杜林的临床运用

随着对肺动脉高压发病机制的进一步认识，新的治疗药物也逐渐引入，曲前列尼尔（瑞莫杜林）注射液便是其中之一。研究表明曲前列尼尔皮下注射，可增加 6 分钟步行距离，改善呼吸困难指数，但此药使用外周静脉输注数小时会增加血栓性静脉炎的风险，因此首选皮下输注途径给药。在皮下输注的过程中，应严格执行无菌技术操作，避免感染。治疗初期，注射部位建议为腹部，注意避开脐周 2.5cm 的范围，在腹部输注部位持续不适的情况下，可以选择上臂部、上臂背面、大腿等，避开妊娠纹、瘢痕组织、水肿、硬结、青紫及衣服腰带处。输注过程中，如果局部皮肤出现红肿、硬结时，可予以双氯芬酸对症处理。同时在输注过程中必须密切观察患者有无头晕不适、血压下降，生命体征变化，定时监测肝功能、凝血情况等。

【知识拓展】

伟哥——西地那非的发展史

西地那非是由美国辉瑞制药公司研发，它最早是作为一个用于治疗心血管疾病引起的肺动脉高压的5-磷酸二酯酶抑制剂而进入临床研究的。研究者希望西地那非能够通过释放生物活性物质一氧化氮舒张心血管平滑肌，达到扩张血管缓解心血管疾病的目的，从而降低肺动脉压力。但是临床研究的过程中，治疗者在领过试药之后都不愿意交出余下的药物。追查之下，发现这种药对患者的性生活有改善。在经辉瑞高层许可后，研究人员就西地那非对阴茎海绵体平滑肌的作用展开了研究，并于1998年3月27日获得美国食品与药品监督管理局的上市许可，成为令辉瑞公司名声大噪的一个产品，因此，一个药物的副作用成为主打市场。

肺动脉高压日

肺动脉高压患者由于长期缺氧导致嘴唇呈蓝紫色，因此“蓝嘴唇”便成为肺动脉高压患者的标识。2012年5月，在西班牙马德里召开了关于肺动脉高压的科学研讨会，经过22个患者组织、10个罕见病及其下属机构以及8家科研机构的共同商讨，提议每年的5月5日为世界肺动脉高压日，这个日子是为了纪念30年前一位因食用有毒菜籽油而导致肺动脉高压致死的西班牙儿童患者。2012年6月，爱稀客文化中心代表中国赴美参加“第十届世界肺动脉高压科学大会暨第二届国际肺动脉高压组织领导人峰会”，与20多个国家的患者组织共同商讨，最终将5月5日确立为世界肺动脉高压日，标志着世界范围内对这一疾病认知的提升。

（符小敏　冯　梅　张焱林）

参 考 文 献

陆慰萱，王辰. 2007. 肺循环病学. 北京：人民卫生出版社
张韩，刘枫，李彦明，等. 2013. 特发性肺动脉高压患者血清骨保护素及其受体的变化及临床意义. 中国循证心血管医学杂志，5(4): 396-398.
Humbert M, Sitbon O, Chaouat A, et al. 2006. Pulmonary arterial hypertension in France: results from an ational registry. Am J Respir Crit Care Med, 173: 1023-1030

第二节 慢性肺源性心脏病

【概述】

慢性肺源性心脏病（chronic pulmonary heart disease，简称肺心病）是指由于肺组织、肺血管或胸廓的慢性病变引起肺组织结构和功能异常，产生肺血管阻力增加，肺动脉压力增高，致使右心室肥大、扩张，伴或不伴右心衰竭的心脏病。

2003 年北京农村地区慢性肺心病在慢性阻塞性肺疾病患者中的患病率为 18.92%，占 40 岁以上人口的 1.72%，男性多于女性，随着年龄的增加肺心病的发病率增加，70 ～ 90 岁者肺心病患病率达到 55.24%。美国肺心病患者占所有成人心脏病患者的 6% ～ 7%，心衰失代偿患者的 10% ～ 30%，且慢性阻塞性肺疾病是最常见病因。印度等空气污染较严重的国家，肺心病发病率约为 16%。英国等空气普遍污染较严重的国家，肺心病占所有心衰患者的 30% ～ 40%。

【病因与发病机制】

1. 支气管、肺疾病 慢性阻塞性肺疾病（COPD）占

80%～90%，其他如哮喘、支气管扩张、重症肺结核、肺尘埃沉着病、弥漫性肺间质纤维化等导致通气与换气功能障碍。

2. 胸廓运动障碍性疾病　各种原因所致的脊椎畸形，胸膜广泛增厚、粘连所致的严重胸廓畸形。

3. 肺血管疾病　原发性肺动脉高压、肺血管栓塞症等。

4. 其他　原发性肺泡通气不足、睡眠呼吸暂停低通气综合征。

以上病因导致缺氧、肺血管结构和功能的改变、血黏滞度增高和血容量增加等，最终引起肺动脉高压、右心功能改变以及其他重要器官的损害，这是慢性肺源性心脏病主要的发病机制。

【诊断要点】

患者有慢性支气管炎、肺气肿、其他肺胸疾病或肺血管病变，有肺动脉高压与右心室增大的征象，有右心功能不全的临床表现，具备以上两项者即可诊断为肺心病，若同时具备三项则已为肺心病失代偿期。

1. 临床表现

（1）肺、心功能代偿期（包括缓解期）：主要是基础疾病慢性支气管炎、肺气肿等原发病的表现，反复咳嗽、咳痰、气促及呼吸道炎症。

（2）肺、心功能失代偿期

1）呼吸衰竭：急性呼吸道感染是最常见诱因。由于通气和换气功能进一步减退，此期主要表现缺氧和（或）二氧化碳潴留。患者呼吸困难加重，发绀明显，常有头痛，夜间为甚。

2）右心衰竭：患者心悸、气促更明显，伴食欲不振、腹胀、恶心等。颈静脉怒张，肝大有压痛，肝颈静脉回流征阳性，可出现腹腔积液及双下肢水肿，重者全身水肿，部分患者可出现肺水肿及全心衰竭的体征。

重症患者可伴肺性脑病、酸碱失衡和电解质紊乱、心律失常、休克、弥散性血管内凝血和消化道出血等并发症。

2. 辅助检查

（1）肺功能检查：对早期或缓解期的慢性肺心病患者有意义。

（2）胸部X线、CT检查：除了有肺气肿改变的特征外，尚有肺动脉高压症，如右下肺动脉干扩张≥15mm，肺动脉段明显突出（其高度≥3mm），右心房增大。有急性肺部感染征象。

（3）动脉血气分析：对判断酸碱平衡失调以及呼吸衰竭的类型有重要意义。

（4）心电图、超声心动图等慢性肺心病患者心电图主要表现为肺型P波、电轴右偏、重度顺钟向转位、$RV_1+SV_5 \geq 1.05mV$等右心室肥大的改变；超声心动图表现为右心室流出道内径增大（≥30mm）、右心室内径增大（≥20mm）、肺动脉干增粗、右心房增大等。

（5）实验室检查：血常规、痰涂片及痰培养等。

【治疗】

1. 急性加重期治疗

（1）控制感染：痰涂片和痰培养了解致病菌情况，根据药敏选用抗生素。

（2）畅通呼吸道、纠正缺氧和高碳酸血症：采用药物、物理或机械吸痰等保持呼吸道通畅，解除支气管痉挛，合理氧疗，必要时行无创/有创机械通气，病情稳定后进行呼吸肌功能锻炼。

（3）控制心力衰竭：适当限制液体入量，遵医嘱使用利尿剂。

（4）抗凝治疗，必要时进行血液稀释疗法。

2. 缓解期治疗　去除诱因、长期家庭氧疗/无创正压通气、增强免疫功能，遵医嘱使用流感疫苗、肺炎疫苗或口服泛福舒等。也可结合中医调理。

【主要护理问题】

1. 气体交换受损　与肺血管的结构和功能改变、通气血流比值失调、弥散功能障碍等因素有关。

2. 清理呼吸道低效或无效　与呼吸道感染、痰多而黏稠有关。

3. 活动无耐力　与心、肺功能减退有关。

4. 体液过多　与心排出量减少、肾血流灌注量减少有关。

5. 营养失调：低于机体需要量　与呼吸困难、疲乏等引起食欲减退有关。

6. 有皮肤完整性受损的危险　与水肿、长期卧床有关。

7. 潜在并发症　肺性脑病。

【护理目标】

（1）保持呼吸道通畅。

（2）低氧血症和（或）高碳酸血症得到改善，呼吸困难减轻。

（3）营养摄入能满足机体需要。

（4）患者焦虑/恐惧程度减轻，配合治疗及护理。

（5）在吸氧的情况下能维持基本的生活自理能力。

（6）体液过多程度逐渐减轻。

（7）未发生压疮或压疮发生后得到及时处理。

【护理措施】

1. 环境和体位 保持室内环境安静、舒适，空气洁净，保持合适的温、湿度，温度在 22 ～ 24℃、湿度 50% ～ 60% 为宜。冬季注意保暖，避免直接吸入冷空气。患者取舒适体位。

2. 皮肤的护理 由于右心衰竭，常致患者体液过多，双下肢水肿。因此，应观察患者下垂及受压部位的皮肤情况，做到勤翻身，避免压疮的发生。应及时更换被汗液浸湿的衣服和床单。

3. 病情观察

（1）观察患者咳嗽、咳痰、呼吸困难加重的程度。

（2）监测动脉血气分析和水、电解质、酸碱平衡状况。

（3）肺性脑病的观察除了生命体征的监测外，还应重点观察患者的神志，如出现昼睡夜醒、精神错乱、狂躁或表情淡漠、神志恍惚等表现时应警惕肺性脑病的发生，应立即通知医生及时处理。

4. 用药护理 遵医嘱应用抗感染、止咳、祛痰、平喘等药物，观察药物疗效和副作用。如长时间使用抗生素时应注意观察有无继发真菌感染；利尿药物尽可能安排在白天给药，以免夜间解便影响患者休息，并注意观察尿量及电解质、酸碱平衡状况；使用洋地黄类药物时应警惕发生药物毒性反应；使用扩血管药物应注意观察患者的血压情况，避免发生直立性低血压。

5. 氧疗的护理 给予持续低流量（1 ～ 2L/min）、低浓度（25% ～ 29%）氧气吸入，并向患者讲解吸氧的目的、方法及注意事项，使患者能坚持长期氧疗。

6. 呼吸肌功能锻炼　详见慢性阻塞性肺疾病章节。

【预防】

（1）积极戒烟。

（2）防治原发病的诱发因素，如避免呼吸道感染、劳累，避免各种过敏原、有害气体的吸入等。特别在冬季要做好保健工作，注意居室的温度、湿度，定时开窗通风，保持空气新流通，注意防寒保暖。

（3）根据个体情况，选择合适的体育锻炼方式，如散步、练太极拳、骑自行车，以提高机体抵抗力。

（4）坚持长期家庭氧疗：详见慢性阻塞性肺疾病章节。

（5）注射免疫调节剂及疫苗：每年春秋季节接种流感疫苗；肺炎疫苗为23价肺炎球菌多糖疫苗，肺炎疫苗和流感疫苗联合使用可增加免疫效果；也可遵医嘱皮下注射日达仙、迈普新及口服泛福舒等免疫调节剂。

【特别关注】

（1）戒烟。

（2）呼吸肌功能锻炼。

（3）避免诱发因素。

【前沿进展】

肺　移　植

器官移植是现代外科的发展方向之一，对呼吸系统而言，目前关注最多的器官移植就是肺移植。在所有的器官移植中，肺移植的难度是最大的。肺移植在20世纪80年代初获得成功，经过20多年的发展，肺移植逐渐被认可为治疗终末期肺疾病的有效方式。

【知识拓展】

国内肺移植发展简史

肺移植是大器官移植手术史中最后被研究的，国内肺移植的研究起步较早。1979 年北京结核病研究所为 2 例肺结核患者进行的单肺移植；1995 年 2 月 23 日首都医科大学北京安贞医院为一例终末期结节病肺纤维化患者进行左单肺移植，术后存活 5 年 10 个月，成为国内首例成功的单肺移植；1998 年 1 月 20 日首都医科大学北京安贞医院又为一例原发性肺动脉高压患者在体外循环下行双侧序贯式肺移植，术后存活 4 年 3 个月，成为国内首例成功的双肺移植。据不完全统计，截至 2013 年，国内至少已经有 25 家医院先后开展了肺移植，共完成 200 余例手术，国内有肺移植存活 3 年以上的医院 10 多家。

（吴小玲　阳绪容　王　锋）

【中医治疗原则及护理】

慢性肺源性心脏病简称肺心病，属于中医学“肺胀”、“心悸”、“喘证”、“痰饮”或“水肿”等范畴，是由肺系病长期不愈，肺脾肾虚进一步侵及于心，导致气虚血瘀为病机特点，临床症状除气短、动则加重外以出现心悸、水肿甚至唇舌颜面青紫、嗜睡、谵语或昏迷为特点的疾患。

1. 中医辨证分型

（1）寒饮射肺证：咳嗽痰多，痰白而稀，短气喘息，或兼恶寒无汗，周身酸楚。舌淡苔白，脉浮紧或细滑。

（2）痰热壅肺证：胸部憋闷，心悸，喘促，烦躁，咳嗽，痰黄或白，黏稠难咳，或身热恶寒，微有汗出，溲黄便干，口渴。舌红，舌苔黄或黄腻，边尖红，脉数或滑数。

（3）气虚血瘀证：心悸，怔忡，胸闷，神疲乏力，呼吸浅短难续，声低气怯，咳嗽，痰白清稀，汗出，面色晦黯，唇甲发绀。舌质淡或黯紫，舌下脉络紫黯迂曲，脉细涩无力，或又促结代。

（4）阳虚水泛证：心悸，胸闷，怔忡，咳喘，咳痰清晰而浮，下肢水肿，甚则一身水肿，腹部胀满，脘痞，纳差，尿少，畏寒，肢冷，面唇青紫。舌胖质黯，苔白滑，脉沉细或促。

2. 中医治疗原则　肺心病是一种本虚标实、虚实相兼的复杂证候，应标本同治，扶正、祛邪共施。按标本缓急、各有侧重，标实者，当采取祛邪宣肺、祛痰化饮、温阳利水之法，甚至息风、开窍、止血；本虚者，当以补养心肺、益肾健脾为主，或阴阳兼顾、气阴并调，正气欲脱时则扶正固脱、救阴回阳。

3. 中医调护

（1）生活起居护理

1）保持室内安静、整洁，空气清新，温湿度适宜，室内勿摆放鲜花。

2）协助患者取舒适体位，咳嗽胸闷者取半卧位或半坐卧位，可于床上放置一小桌，患者伏于桌上，以减少疲劳。

3）做好口腔护理及皮肤护理，预防口腔感染和压疮，水肿者记录出入量。

4）起居有常，注意气候变化，适时增减衣物，防止外邪入侵。

（2）情志护理：本病病情重，病程长，经久不愈，患者精神负担较重，常易出现焦虑、抑郁、悲伤、愤怒等情绪。中医学认为，“忧伤肺”，“思伤脾”，“怒伤肝”，故护士需多与患者交流，了解其心理状况，及时给予心理疏导，消除患者不良情绪，积极配合治疗护理。

（3）临症施护

1）咳嗽咳痰

A. 观察咳嗽咳痰情况及痰液的性质、颜色、量、气味。有无喘促、发绀等伴随症状。

B. 指导患者有效咳嗽、咳痰、深呼吸的方法。卧床患者定时翻身拍背，痰液无力咳出者，予胸部叩击或机械辅助排痰仪振动排痰。

C. 注意气道湿化，必要时遵医嘱行雾化吸入。

D. 对昏迷患者或咳痰无力者给予负压吸痰。

E. 耳穴贴压（耳穴埋豆）：取气管、咽喉、肺、对屏尖、神门等穴位。

F. 拔罐疗法：取身柱、大椎、定喘、肺俞、风门、膏肓等穴位。

G. 穴位按摩：取肺俞、脾俞、定喘等穴位。

H. 可食用梨、杏仁、陈皮粥等止咳化痰之食品。避免油腻、辛辣刺激及海腥发物。

2）喘息气短心悸

A. 密观观察生命体征及喘息气短心悸的的程度、持续时间、有无发绀。

B. 协助患者取舒适的体位，如高枕卧位、半卧位或端坐位。

C. 据血气分析结果选择鼻导管或面罩吸氧，必要时给予机械辅助通气治疗。

D. 遵医嘱予缓解支气管痉挛药物，观察疗效。

E. 指导患者采用放松术，如缓慢深呼吸、全身肌肉放松、听音乐等。

F. 耳穴贴压（耳穴埋豆）取交感、心、胸、肺、肾上腺等穴位 。

G. 穴位按摩：取列缺、内关、气海、足三里等穴位。

H. 艾条灸：取大椎、肺俞、命门、足三里、三阴交、气海等穴位。

I. 保持大便通畅，切忌用力大便。

J. 进食低碳水化合物、高脂肪、高蛋白、高维生素饮食，忌食辛辣、煎炸之品。

3）水肿

A. 观察水肿的部位、程度，加强皮肤护理，预防压疮。

B. 准确记录 24h 出入量。

C. 遵医嘱予强心利尿药，注意观察药物的副作用。使用利尿药物注意有无低钾血症、过度脱水引起痰液黏稠不易排出，使用洋地黄类药物应准确用药，注意观察药物毒性反应；使用扩血管药物应观察心率、血压情况。

D. 穴位按摩：选穴肺俞、脾俞、丰隆以温阳利水。

E. 水肿患者需限制钠盐的摄入，可食用赤小豆、冬瓜等利尿消肿之品。

4）神疲乏力

A. 起居有常，劳逸结合，保证充足的休息及睡眠，避免劳累。

B. 呼吸新鲜空气，音乐放松疗法。

C. 穴位按摩：刺激足三里、合谷、三阴交、脾俞，增强脾的运化功能，从而缓解食欲减退、腹胀、神疲乏力。

D. 耳穴贴压（耳穴埋豆）：主穴：神门、交感、皮质下、肺；配穴：痰热蕴肺取大肠；肺肾两虚取肾、心。有效提高肺心病患者的睡眠质量，从而减轻躯体疲劳，促进疾病康复。

E. 艾灸：肚脐即神阙穴，为奇经八脉中任脉上要穴，有“生命之蒂”之称，在肚脐上隔药灸，能改善患者睡眠，缓解周身疲劳。

5）神志不清

A. 密切观察患者生命体征及意识状态。

B. 保持呼吸道通畅，神志不清者头偏向一侧。

C. 密切观察有无水电解质及酸碱平衡紊乱，并及时纠正。

D. 对呼吸道分泌物多、二氧化碳潴留的病人慎用镇静药，必须使用时注意观察有无呼吸抑制和咳嗽反射减弱的情况。

E. 遵医嘱给予低流量、低浓度持续给氧，1～2L/min，可根据病情及血气分析结果调整吸氧的方式和浓度，避免引起二氧化碳潴留。若出现面色红润，口呈樱红色，嗜睡加重或进入昏迷状态，立即寻找原因，报告医生及时处理。

F. 可服用涤痰开窍熄风药品，如安脑牛黄丸、至宝丹。

G. 对谵妄躁动者须做好约束及保护措施，以防坠床。

（4）饮食调护

1）患者久病体虚，故饮食以高热量、高蛋白和高维生素易消化的食物为宜，选择牛奶、豆类、蛋类、瘦猪肉等营养丰富的食物增强体质，进食山药、大枣、薏苡仁健脾，核桃仁益肾纳气，百合、梨等润肺生津的食物，注意适当摄入高纤维素的食物，防止因便秘、腹胀而加重呼吸困难。忌饮烈性酒、辛燥腻食物，避免进餐过饱。

2）当患者出现水肿、腹水、尿量少时，需限制水纳的摄入，每日钠盐＜3g，水＜1500ml。

3）辨证施膳：寒饮射肺证患者忌食生冷瓜果及肥甘油腻食物，可适当进食葱、姜、蒜等辛温调味品以温肺化饮。痰热壅肺证患者忌辛辣、香燥、助热动火之品，可食用白萝卜、梨、甘蔗、西瓜等以助清热生津化痰。气虚血瘀证患者忌食生冷瓜果，适当喝水，适量多吃大枣、葡萄干、苹果、红薯、南瓜、山药、糯米、小米、胡萝卜、香菇等，少吃耗气之品如萝卜等。阳虚水泛证患者需低盐饮食，宜食用赤小豆、冬瓜等利尿、消肿之品。

（5）中医特色治疗护理技术

1）穴位贴敷：详见“慢性阻塞性肺疾病”章节。

2）穴位按摩：详见“慢性阻塞性肺疾病”章节。

3）耳穴贴压（耳穴埋豆）：详见“慢性阻塞性肺疾病”章节。

4）艾灸：详见“慢性阻塞性肺疾病”章节。

5）中药浴足：采用辨证中药足浴，“温经通络逐瘀熏洗方”浴足协同西药能更好地改善患者的心功能和生活质量。寒饮射肺证：取桂枝、干姜、清半夏、甘草等。痰热壅肺证：取陈皮、半夏、桑白皮、鱼腥草等。气虚血瘀证：取党参、黄芪、丹参、红花等。阳虚水泛证：取制附子、丹参、泽兰、桂枝、椒目等。每次浴足 30 分钟，每日 1 次，10 ～ 15 天为一疗程。

（6）中药用药护理：参见“慢性阻塞性肺疾病”章节。

（黎贵湘　程桂兰）

参 考 文 献

范伏元. 2013. 呼吸科中西医诊疗套餐. 北京: 人民军医出版社

李泽庚, 张念志. 2009. 呼吸病中医临床精要. 合肥: 安徽科学技术出版社

刘敏, 柏正平. 2013. 中医药治疗肺心病缓解期的临床研究进展. 湖南中医杂志, 29(3): 122-124

刘晓萍. 李鸿妍. 2012. 中医循证护理在肺源性心脏病护理的效

果观察 . 护理研究 , 19(33): 122-123
王有奎 . 2010. 呼吸病中医诊治与调理 . 第 2 版 . 北京 : 人民军医出版社
吴小玲 , 黎贵湘 . 2011. 呼吸内科护理手册 . 北京 : 科学出版社
吴小玲 , 邹学敏 . 2014. 让呼吸畅起来 . 北京 : 科学出版社
尤黎明 , 吴瑛 . 2012. 内科护理学 . 第 5 版 . 北京 : 人民卫生出版社
钟南山 , 刘又宁 . 2012. 呼吸病学 . 北京 : 人民卫生出版社
周仲瑛 , 蔡淦 . 2013. 中医内科学 . 第 2 版 . 北京 : 人民卫生出版社

第三节　肺血栓栓塞症

【概述】

肺栓塞（pulmonary embolism PE）是以各种栓子阻塞肺动脉系统为其发病原因的一组疾病或临床综合征的总称，主要包括肺血栓栓塞症（pulmonary thromboembolism，PTE）、脂肪栓塞综合征、羊水栓塞、空气栓塞等。其中，PTE 是 PE 最常见的类型，占 PE 的绝大多数，通常所称 PE 即指 PTE。引起 PTE 的血栓主要来源于深静脉血栓形成（deep venous thrombosis，DVT），DVT 和 PTE 实质上是一种疾病过程在不同阶段、不同部位的表现，两者合称为静脉血栓栓塞症（venous thromboembolism，VTE）。

国外 PTE 的发病率很高，仅美国每年的发病率约 24 万。我国医学界过去将 PTE 视为少见病，近年来这种观念已彻底改变。虽然我国目前尚无确切的流行病学资料，但随着诊断意识和检查技术的提高，诊断例数已显著提高。但由于 PTE 发病和临床表现的复杂性和隐匿性，且确诊需要特殊的检查技术，导致 PTE 的检出率仍然偏低，对此，应当给予充分关注。

【病因与发病机制】

任何可以导致静脉血液淤滞、静脉系统内皮损伤和血液高凝状态的因素都是导致 PTE 发生的危险因素。危险因素分为原发性和继发性两类。

原发性危险因素是由遗传变异引起的，包括 V 因子突变、蛋白 S 缺乏、蛋白 C 缺乏和抗凝血酶缺乏等，常以反复静脉血栓形成和栓塞为主要临床表现。如果 40 岁以下的年轻患者经常无明显诱因发生 DVT 和 PTE，或发病呈家属聚集倾向，应注意做相关原发性危险因素的检查。

继发性危险因素是指后天获得的易发生 DVT 和 PTE 的多种病理和病理生理改变。包括创伤、骨折、恶性肿瘤、手术和口服避孕药等。危险因素可以同时存在，也可以单独存在。年龄是独立的危险因素，DVT 和 PTE 的发病率随着年龄增长而逐渐增高。

【诊断要点】

1. 临床表现

（1）呼吸困难或气促，活动后明显，是 PTE 最常见的症状，其程度与栓塞面积有关。

（2）胸痛：大多数表现为胸膜炎性疼痛，少数为胸骨后心绞样疼痛。

（3）烦躁不安、惊恐甚至濒死感。

（4）晕厥：可为 PTE 的唯一或首发症状。

（5）咯血：一般量不多，大咯血少见。

（6）咳嗽、心悸等。

（7）可伴有发热，多为低热，少数患者有 38℃以上的发热，由继发肺部感染所致。

2. 辅助检查

（1）血浆 D- 二聚体（D-dimer）：对 PTE 诊断敏感性高，特异性较低。急性 PTE 时增高，若含量低于 500μg/L，可以排除 PTE 诊断。

（2）动脉血气分析：常表现为低氧血症、低碳酸血症、肺泡 - 动脉血氧分压差增大。

（3）胸部 X 线：缺乏特异性，但对鉴别其他胸部疾病有重要帮助。

（4）螺旋 CT 造影：是目前最常用的 PTE 确诊手段。能发现段以上肺动脉内的栓子，甚至能发现深静脉血栓。但对亚段 PTE 诊断价值有限。

（5）磁共振成像（MRI）：对段以上肺动脉内的栓子诊断的特异性和敏感性均较高。有识别新旧血栓的能力，可为溶栓提供依据，且适用于对碘造影剂过敏者。

（6）肺动脉造影：敏感性和特异性均较高，但为有创性检查，有发生致命性或严重并发症的可能，临床需严格掌握其适应证。

（7）放射性核素肺通气 / 血流灌注扫描是 PTE 的重要诊断方法。

（8）下肢深静脉超声检查：若阳性对 PTE 有重要提示意义。

（9）超声心动图。

（10）心电图：需注意与急性冠状动脉综合征相鉴别。

【治疗】

1. 一般治疗 安静卧床休息，吸氧，对高度怀疑或已确诊患者，严密监护，监测呼吸、血压、心率、血气分析及心电图变化。保持大便通畅，避免过度用力解便导致深静脉血栓脱落。必要时可以使用镇静、镇咳和止痛治疗。

2. 溶栓治疗　主要适用于有明显呼吸困难、胸痛、低氧血症等症状的大面积 PTE 患者。溶栓尽可能在 PTE 确诊的前提下慎重进行。对有明确溶栓指征的患者尽早开始溶栓治疗。溶栓治疗的最佳时间为 14 天内。溶栓的主要并发症为出血。

（1）禁忌证：溶栓治疗的绝对禁忌证为有活动性内出血和近期自发性颅内出血。相对禁忌证：①2 周内的大手术、器官活检、分娩或不能压迫止血部位的血管穿刺；②10 天内的胃肠道出血；③10 天内的严重创伤；④ 2 个月内的缺血性脑卒中；⑤难于控制的高血压（收缩压＞ 180mmHg、舒张压＞ 110mmHg）；⑥近期曾行心肺复苏；⑦血小板计数＜ 100×10^9/L；⑧妊娠、细菌性心内膜炎、严重肝肾功能不全、糖尿病出血性视网膜病变等。

（2）常用溶栓的药物：临床常用药物包括尿激酶（UK）、链激酶（SK）和重组组织型纤溶酶原激活剂（rt-PA）。

3. 抗凝治疗　是 PTE 的基本治疗方法。可以有效防止血栓再形成和复发。

（1）禁忌证：活动性出血、未予控制的严重高血压、凝血功能障碍等。如果 PTE 确诊，大部分禁忌证属于相对禁忌证。

（2）常用抗凝治疗的药物：普通肝素（UFH）、低分子肝素（LMWH）、华法林（warfarin）。

4. 肺动脉血栓摘除术　技术要求高，仅用于紧急情况下或有溶栓禁忌证者。

5. 肺动脉导管碎解和抽吸血栓

6. 放置腔静脉滤器　对于下肢深静脉血栓者可以放

置下腔静脉滤器，防止下肢深静脉大块血栓再次脱落阻塞肺动脉；上肢深静脉血栓者可以放置上腔静脉滤器。

7. 慢性血栓栓塞性肺动脉高压（CTEPH）的治疗 若阻塞部位在手术可及的肺动脉近端，可以考虑行肺动脉血栓内膜剥脱术。

【主要护理问题】

1. 气体交换受损 与肺泡通气血流比例失调有关。

2. 舒适度的改变 疼痛与纤维蛋白渗出造成胸膜摩擦、胸痛有关。

3. 潜在并发症 出血。

4. 焦虑 / 恐惧 与担心预后有关。

【护理目标】

（1）低氧血症得到改善，呼吸困难明显减轻。

（2）疼痛得到有效管理。

（3）未发生相关并发症，或并发症能得到及时治疗与处理。

（4）患者焦虑 / 恐惧程度减轻，配合治疗及护理。

【护理措施】

1. 休息与活动 一旦确诊为 PTE，嘱患者绝对卧床休息，以防止发生血栓脱落。疾病急性期和溶栓治疗期卧床 2 周，低分子肝素抗凝治疗卧床 7 ～ 10 天。

2. 肢体护理 如果确定了 PTE 部位，可取健侧卧位，减少搬运患者，避免突然改变体位使下肢静脉血栓脱落造成新的 PTE。血栓性静脉炎患者抬高受累肢体，如果使用枕头抬高患肢，则应将整个下肢垫起，以防腘窝处受压。保暖以增加受累区域的血液循环，缓解疼痛，减轻炎症。部分患者治疗后自我感觉良好，过早剧烈活动，护士要及时干预和疏导，告知过早活动可能会引起血栓脱落导致再栓塞。对伴有 DVT 的患者，严禁挤压、按摩、热敷下肢，防止血栓脱落，同时抬高患肢，以利于静脉血回流。

3. 心理护理　给予患者必要的关心，消除患者住院期间紧张、焦虑、恐惧等情绪。取得患者的信任，积极配合治疗和护理。

4. 溶栓和抗凝治疗的护理

（1）溶栓和抗凝治疗前的护理措施

1）提供安静、舒适、利于抢救的病房。给予吸氧（3 ～ 6 L/min），严重缺氧患者，可给予高流量吸氧（10 L/min），必要时使用机械通气。

2）心电监护，密切监测生命体征、血氧饱和度，控制血压在正常水平。

3）评估询问患者有无出血倾向、溃疡病、高血压及严重肝、肾功能不全等禁忌证；近期用药情况以及近 12 h 有无血尿、大便潜血；判断患者有无溶栓禁忌证；12 h 内是否有动、静脉穿刺点；评估血常规、出凝血时间、血小板计数等。

4）通路准备：留置两条静脉通道，一条为溶栓专用通道，一条为抢救用药通道。备好各种抢救物品及鱼精蛋白等对抗药物。

（2）溶栓和抗凝治疗中的护理措施

1）溶栓药需用输液泵泵入，保证药物匀速进入体内。

2）避免在泵入溶栓药物侧肢体测量血压，以免影响溶栓药物匀速进入体内。

3）遵医嘱进行血药浓度的监测等。

4）在溶栓过程中尽量减少病人的搬运，减少有创性检查与治疗，严密进行心电监护，观察有无牙龈出血、皮肤及黏膜出血及便血等出血现象，观察血压的变化。

（3）溶栓和抗凝治疗后的护理措施

1）卧床休息：溶栓治疗期卧床 2 周，低分子肝素抗凝治疗卧床 7 ～ 10 天。

2）出血的观察及预防

A. 穿刺点有无出血、渗血，有无口腔黏膜及牙龈出血、鼻出血、皮下淤血、胃肠道出血等。定期复查尿常规、大便隐血试验、凝血常规等。

B. 观察患者的神志变化，尤其是老年高血压患者，及时观察有无颅内出血。

C. 不要挖鼻孔、剔牙、防止碰伤，不用力咳嗽以免引起咯血；溶栓后 4 ～ 6h 禁食辛辣、坚硬、多渣饮食，禁止使用硬毛牙刷。尽量减少皮下、皮内、肌内及静脉穿刺，必要时对穿刺部位行加压包扎。

3）预防再次栓塞：最重要的措施是卧床休息，血栓机化一般需要 2 周，机化后将不再脱落，护理人员要嘱病人耐心等待。同时，为避免血栓脱落，不要对有血栓形成的肢体施加压力，如按摩、静脉推注药物等，注意保持大便通畅。

5. 用药及随访 如服用华法林期间，避免食用萝卜、菠菜、咖啡等食物。定期复查，若有不适随时复诊。合理安排患者复查时间。

【预防】

（1）告知患者服用抗凝剂的重要性，嘱患者按时服药。

（2）高血压、高血脂、糖尿病患者血液成高凝状态，易形成血栓。应将血压、血脂、血糖控制在正常范围内，控制体重、忌烟酒，降低血液的高凝状态，预防或减少血栓形成。

（3）饮食：保证每日饮水量，多饮水可降低血液黏稠度，增加血流速度。指导患者养成科学的生活方式，多食含纤维素食物、水果，少食速溶易发酵食品，以免引起腹胀；养成定时排便习惯，保持大便通畅，排便时切勿用力，如有便秘可应用缓泻剂或通便药物。

（4）对高龄、肥胖、长期卧床、制动、手术、妊娠、分娩的患者注意主动或被动运动，防止血液的瘀积而致血栓形成。

（5）患者不宜长时间保持一个体位，防止下蹲过久。根据患者情况制订活动肢体的时间和方法，教会患者收缩腿部肌肉的方法及按摩肢体的方式。

【特别关注】

抗凝治疗期间的出、凝血功能监测。

【前沿进展】

植入下腔静脉滤网

PTE 和 DVT 是密切相关的，PTE 的栓子绝大多数来源于 DVT。有学者认为对深静脉血栓形成需要手术取栓等可置入下腔静脉滤网。方法：在数字减影血管造影（digital subtraction angiography，DSA）引导下，经健侧采用 Seldinger 技术行股静脉穿刺、插管，先行 DSA，明确肾静脉开口位置及下腔静脉有无畸形、阻塞，并测量下腔静脉横径。选用 Greenfield 滤器输送器，送入滤器输送器，使其上端位于肾静脉开口以下 1 ～ 2 cm 处，固定、回撤鞘管至滤器释放。完成操作后局部压迫 15min，拍 X 线片作为随访对照。

【知识拓展】

钢丝上舞蹈的抗凝药——华法林

“凝”未必都如树脂成琥珀、水滴变雪花般美好，有时，它也会来得不合时宜，比如血液在血管内凝成血栓。因此，我们需要与之对抗的药物，也就是抗凝药。华法林是抗凝药中重要的一员。它出身不算显赫，但疗效卓越，经久不衰。它既便捷又麻烦，吃起来省事，剂量却必须小心翼翼，如同在钢丝上舞蹈。在使用华法林治疗时，如果剂量少了点就达不到预期的效果，而剂量大了点则会增加出血的风险。出血是华法林最常见的副作用，同时也是很危险的副作用，与血栓一样可以危及生命。这就使得华法林治疗如同走钢丝一般，必须要小心翼翼保持平衡，才能平安到达治疗目标。

（符小敏　冯　梅　张焱林）

【中医治疗原则及护理】

肺血栓栓塞症属于中医的厥证、胸痹、胸痛等范畴，多由气滞血瘀，或痰湿阻滞，导致脉络不通所致。

1. 中医辨证分型

根据不同的证候特点，可将本病分为4类中医证型，每类证型的辨证要点如下。

（1）脾虚痰阻型：咳嗽少痰，气短，气喘不能平卧，脉弦数或沉弦，舌质淡苔白腻。

（2）气滞血瘀型：心烦胸闷、心慌气短、乏力、胸痛，时见脉结代，舌质暗。

（3）气阴两虚，虚热内炽型：胸痛、心悸气短、自汗乏力、五心烦热、痰中带血或咯血，脉细数，舌质红，苔少。

（4）阳气欲脱型：四肢厥冷、面色苍白、心悸、气短、多汗乏力、烦躁不安、口唇发绀，呼吸急促，脉微欲绝，尿少、舌质淡，苔少，血压下降。

2. 中医治疗原则　本病以宣痹散结、益气温阳为原则，根据患者不同的中医证型，气滞血瘀者，以益气活血化瘀为治则；脾虚痰阻者，治法以健脾燥湿、宣肺降逆、化痰止咳为主；气阴两虚、虚热内炽者，治法以养阴清热凉血为主；阳气欲脱者，治法以温经散寒、回阳救逆为主。

3. 中医调护

（1）生活起居护理

1）肺血栓栓塞症活动期的患者应绝对卧床休息，减少搬动，避免过急变换体位，一般应在充分抗凝的前提下卧床 2 ～ 3 周，无明显症状且生活能自理的患者也应卧床，严禁挤压及按摩下肢，并注意不要过度屈曲，防止血栓脱落，造成再次肺栓塞。

2）保持病室安静、舒适、温湿度适宜、空气流通，并限制探视，患者保证有充足的睡眠，着棉质衣物，衣裤宽松。

3）使用抗凝药物期间，患者宜选用软毛牙刷，避免剔牙、挖鼻等动作，以免引起出血，密切观察有无皮下出血、尿血、黑便，以及头痛、呕吐、意识障碍等颅内出血的症状，一旦出现，及时通知医务人员进行处理。

4）保持大便通畅，避免便秘、咳嗽等造成腹内压增高的因素，必要时可用缓泻剂。

（2）情志护理：患者易产生恐惧、焦虑、绝望、悲观的情绪反应，因此应加强与患者的沟通，鼓励患者表达内心的恐惧，并对其进行心理疏导，耐心解答患者提出的各种疑问，多去床旁陪伴巡视，关心患者，给予患者更多的心理支持。鼓励患者家属理解、支持患者，消除患者的顾虑，增强患者战胜疾病的信心，以便更好地配合治疗。在面对抢救时，医务人员做到从容镇定、技术娴熟、忙而不乱、沉着应对才能减轻患者的焦虑和恐惧。

（3）临症施护

1）胸痛

A. 保持室内安静整洁，温湿度适宜，避免噪声干扰。协助患者取舒适体位，可选患侧卧位以减轻疼痛。

B. 采用放松术，如听音乐、肌肉放松等方式以缓解疼痛带来的身体不适和焦虑心理。

C. 保持心情舒畅，使气血流通，避免情绪激动。

D. 穴位按摩：取列缺、肺俞、膏肓等穴位。

E. 针刺疗法：取膻中、内关、足三里等穴位。

2）晕厥

A. 病室宜整洁、安静、定时开窗通风，避免强光、噪声等不良刺激。

B. 针刺疗法：可取内关、水沟、足三里、合谷等穴。

C. 可行艾灸疗法：取足三里、百会穴。使患者头低足高卧位，点燃清艾条，在距穴位 0.3 ～ 0.4cm 处行雀啄灸，直至患者苏醒。

D. 若仍昏迷不醒或呼吸微弱、脉微欲绝，应立即通知医生进行抢救。

（4）饮食调护

1）本病患者宜进食清淡易消化的食物，食物宜富含蛋白质、维生素、纤维素，忌辛辣、油腻、高胆固醇的食物；少食生、硬及含细骨、鱼刺等食物，以防损伤消化道黏膜，引起出血；同时应戒烟酒、咖啡。

2）由于高脂和富含维生素 K 的食物会干扰抗凝药

（如华法林）的药效，因此，口服抗凝药物期间应减少食用此类药物（如卷心菜、菜花、莴苣、绿萝卜、洋葱、鱼肉等）。

3）宜多进食滋阴润肺、防燥护阴之物，如鲜藕、梨、蜂蜜、银耳、绿豆等食物。

4）同时患者可选择人参粥、茯苓薏米粥、胡桃人参汤、 桃仁红花羹等汤粥进行食疗。

（5）中医特色护理技术

1）隔姜灸：主取气海、关元穴。

A. 穴位常规消毒后，生姜片置于被灸穴位上，艾炷放于姜片上。

B. 用线香点燃艾炷尖端，待燃尽时，将艾灰去掉另换一炷。

C. 灸完后，除去姜片，穴位用酒精棉球擦去灰屑。如有灸伤，涂以凡士林或油膏，再用消毒纱布覆盖胶布固定即可。

2）针刺疗法取膻中、内关、足三里、水沟、合谷等穴。

（6）用药护理

1）观察药物的疗效及有无不良反应。

2）服药期间饮食宜清淡，忌食生冷、辛辣、海腥等刺激性较强及不易消化的食物。

3）遵医嘱按时、准确服药。中西药之间间隔 30min 左右。

4）向患者强调按时服药特别是一些特殊药物的重要性。

（朱玲莉　陈本会）

参 考 文 献

陈灏珠，林果为. 2009. 实用内科学. 第 13 版. 北京：人民卫生出版社

陈月华，李霞，陈红蔓，等. 2011. 肺血栓栓塞症相关因素分析与护理探讨. 现代中西医结合杂志，20(25): 3217-3218

刘贤华，刘青，朱甲锋，等. 2006. 下肢静脉血栓形成后下腔静脉滤网置入预防肺栓塞 14 例报告. 中国微创外科杂志，6(2): 117-118

陆再英，钟南山. 2008. 内科学. 第 7 版. 北京：人民卫生出版社

孙秋华. 2012. 中医护理学. 第 3 版. 北京：人民卫生出版社

田胜男，耿连霞. 2007. 肺栓塞溶栓治疗的护理. 护士进修杂志，22(14): 1293-1294

王树伟，贾艳春. 2013. 心理干预对肺栓塞患者治疗疗效的影响. 护士进修杂志，28(9): 813-815

吴小玲，邹学敏. 2014. 让呼吸畅起来. 北京：科学出版社

第九章　间质性肺疾病

第一节　特发性肺纤维化

【概述】

特发性肺纤维化（idiopathic pulmonary fibrosis，IPF）是特发性间质性肺疾病最常见的类型，是一种原因不明、发病机制不清的，以进行性呼吸困难、运动耐力下降、肺实质的间质性浸润及肺换气功能受限（限制性肺通气障碍）为特征的慢性进展性纤维化性的特殊疾病，组织病理学和（或）影像学多显示为寻常型间质性肺炎（usual interstitial pneumonia，UIP）表现，患者最终因呼吸衰竭而死亡。

IPF 目前缺乏准确的流行病学资料，但国内外的区域性资料均提示 IPF 的发病率近年来呈明显上升趋势，男性发病率高于女性，好发于老年人，发病年龄大多在 50 ～ 70 岁，发病率随年龄增加而升高。其中位生存期为 3 ～ 5 年。IPF 急性加重（AE-IPF）病死率达 60% ～ 70%，常合并肺部感染、肺气肿、细支气管扩张和肺源性心脏病。部分患者可出现自发性气胸。少数患者可有肺性肥大性骨关节病，晚期特发性肺间质纤维化患者中肺泡细胞癌、燕麦细胞癌、肺腺癌的发生率较高。

【病因与发病机制】

1. 发病机制　本病的发病机制仍不完全清楚，新的观点认为：IPF 是包括炎性反应和组织损伤修复在内的多种原因及途径共同作用的结果，上皮细胞向间质细胞转化、免疫调节异常、炎症细胞活化及细胞因子的作用等都是研究热点。

2. 病因 吸烟和环境暴露为IPF的高危因素，常见病因有感染性因素，吸入性因素如粉尘、烟雾，胃食管反流，遗传因素等。

【诊断要点】

1. 临床表现 进行性呼吸困难、刺激性干咳、口唇发绀、杵状指 、消瘦、乏力等。对镇咳药无效，合并感染时可有高热。有时出现关节酸痛，极少胸痛，双肺可闻及Velcro啰音，严重时出现呼吸衰竭。

2. 辅助检查

（1）影像学检查：胸部HRCT为典型UIP表现，集中在胸膜下及基底部，网格状、蜂窝肺改变伴或不伴牵拉支气管扩张。肺功能检查显示肺总量、肺活量降低，表明存在限制性通气功能障碍。

（2）实验室检查：传统的实验室检查对IPF无特异性。可出现血沉增高，抗核抗体或类风湿因子阳性，可查到循环免疫复合物。

（3）纤维支气管镜检查：经支气管肺活检（TBLB）和支气管肺泡灌洗（BAL）细胞分析对诊断帮助不大，不推荐作为IPF患者的常规检查，对少数不典型患者可以通过TBLB和BAL细胞分析以排除其他诊断。

（4）肺组织活检。

（5）肺功能检查：表现为限制性通气功能障碍。

【治疗】

目前IPF尚无有效的药物治疗，治疗方法较少，主要以糖皮质激素联合免疫抑制剂为主，但疗效不佳。目前最有效的治疗方法为肺移植。2011 年 ATS/ ERS 的特发性肺纤维化（IPF）诊治指南中对 IPF 的治疗推荐意见如表 9-1。

表 9-1　IPF 诊治指南中对 IPF 的治疗推荐意见

	强	弱	备注
推荐	长期氧疗（静息状态下有低氧血症的患者） 肺移植（合适的患者	糖皮质激素治疗急性加重期的患者； 处理无症状胃食管反流； 肺康复训练（适用于多数 IPF 患者，但少数患者并不适用）	大多数急性加重的 IPF 患者，应使用皮质激素，但少数患者不适用； 无症状的食管反流，大多数应该治疗，少数可不予治疗
不推荐	单用糖皮质激素、秋水仙碱、环孢素 A、糖皮质激素联合应用免疫抑制剂、干扰素（IFN）- γ 1b、 波生坦、依那西普	糖皮质激素＋ N-乙酰半胱氨酸＋硫唑嘌呤； 单用 N- 乙酰半胱氨酸； 抗凝药物、吡非尼酮； 机械通气（上述措施少数患者可尝试使用）	大多数 IPF 患者合并的肺高压不应治疗，少数人可治疗

【主要护理问题】

1. 气体交换受损　与广泛炎症，有效呼吸面积减少，通气 / 血流比例失调。

2. 活动无耐力　与低氧血症有关。

3. 预感性悲哀 与预后不良，进行性呼吸困难有关。

【护理目标】

（1）呼吸困难减轻。
（2）氧合改善，活动耐力增加。
（3）情绪稳定，能积极配合治疗及护理。

【护理措施】

1. 环境 室内安静、舒适，温度 22 ～ 24℃，湿度 50% ～ 60%。房间每日通风换气 2 ～ 3 次，每次 30min，使室内空气清新。

2. 休息与活动 适当休息，减少不必要的活动，以降低氧耗。静息吸氧状态下，呼吸频率＞ 30 次 / 分或 SpO_2 ＜ 90% 的情况下，应绝对卧床休息。

3. 合理用氧 给予中、高流量吸氧，维持 SpO_2 大于 90%。长期吸入高浓度氧气可能发生氧中毒，因此，吸氧过程中应注意观察患者有无出现胸痛、咳嗽、发绀、进行性呼吸困难、乏力、血压下降等中毒症状。

4. 饮食指导 高热量，高蛋白，高维生素、低脂易消化无刺激性食物。

5. 保持呼吸道通畅 指导进行有效咳嗽、排痰，必要时予以叩背排痰或雾化吸入。

6. 呼吸功能锻炼 包括深呼吸训练、缩唇式呼吸、腹式呼吸、扩胸运动等，以改善病情，具体方法参阅慢性阻塞性肺疾病章节。

7. 心理护理 尽量避免与患者交谈时因言语刺激导致的情绪激动，鼓励患者表达自己对疾病的看法。

8. 用药护理

（1）应用糖皮质激素的护理

1）按时按量服药，在医师的指导下减药或换药，勿自行调整服药量。

2）告知患者服药后会有食欲增加、肥胖、兴奋等副作用，无需担忧，停药后会好转。

3）服药期间进食含钙、钾量较高的食物，防止引起低钙、低钾血症。

4）联合应用免疫抑制剂时，注意预防感染，加强口腔护理。

（2）口服乙酰半胱氨酸泡腾片的护理：指导患者不可直接吞服，需以温开水（＜40℃）溶解后服用，最好不要与其他药物同时服用。

【预防】

（1）避免主动或被动吸烟，凡是在大量粉尘工作环境中的各类人员，长期接触刺激性强的气体如氯气、氨、二氧化碳、甲醛和各类酸雾放射性损伤者及养鸟人群等需进行重点监测，定期进行肺功能测定、血气分析及X线检查，及时早期发现疾病并及时诊治。

（2）建议患者访视间隔时间为3～6个月，在访视中需监测静息和6分钟步行试验时的指氧饱和度，确定是否需要氧疗。同时注意并发症的监测。

【特别关注】

（1）患者呼吸困难的程度。

（2）6分钟步行试验结果。

【前沿进展】

美国FDA于2014年10月15日同时批准两种新药：

吡非尼酮（Esbriet）和 Ofev 用于治疗特发性肺纤维化。吡非尼酮是一种口服的具有抗纤维化、抗炎和抗氧化作用的药物，主要通过抑制 TGF（3-Smad2/3）通路从而发挥抗纤维化的作用，抑制 IPF 患者肺活量的下降，减少 6 分钟步行距离的下降，提高无进展生存期，降低疾病进展或死亡风险。Ofev 是一种激酶抑制剂，可以阻断在肺组织瘢痕形成过程中起重要作用的多种细胞通道，禁用于有中重度肝病的患者，并可能引起胚胎畸形或死亡，因此孕妇禁用，育龄女性必须停药 3 个月后才可怀孕。

【知识拓展】

农药（百草枯）与肺纤维化

百草枯广泛应用于除去伴农作物而生的一年生和多年生的杂草及种子，从而保证农作物生长所需的营养。近年来，口服百草枯除草剂农药渐增加，在中重度中毒患者中病死率很高，约占 80% 以上。该农药口服后可引起多脏器功能损害，主要蓄积在肺，终因肺纤维化、呼吸衰竭而死亡，故称“百草枯肺”，目前无特效解毒药。百草枯口服吸收快，30 分钟～ 4 小时达到血浆浓度高峰，随血液循环达到全身各组织，引起多脏器功能损害，主要蓄积在肺和肌肉中，排泄缓慢，毒性持续存在。多数专家认为，百草枯产生过氧化物离子损害型和Ⅱ型肺泡上皮细胞肿胀、变性和坏死。抑制肺泡表面活性物质的产生，基本病变为增殖性细支气管炎和肺泡炎。肺的形态学变化，取决于摄入后生存期的长短，致死量为 5 ～ 15ml 或 40mg/kg 左右。

（刘　燕　万群芳　蒋　丽）

【中医治疗原则及护理】

此病应归属到中医“肺痹”、“肺痿”范畴。当痰瘀搏结于肺络，气血运行不畅时，类似于“肺痹”，若久病肺脏虚损，肺气萎弱不振，则类似于“肺痿”，两者为不同阶段的病理表现，然临证时多数为迁延患者，故两者兼有，难以截然分开，总属本虚标实之证。

1. 中医辨证分型

（1）风寒阻肺：喘息咳逆，胸部胀满，痰多稀薄，色白质黏，常有头痛，恶寒，或有发热，口不渴，无汗，苔薄白而滑，脉浮紧。

（2）痰热郁肺：喘咳气涌，胸部胀痛，痰多质黏色黄，或夹有血色，伴胸中烦闷，身热，汗出，口渴而喜冷饮，面赤，咽干，小便赤涩，舌质红，舌苔薄黄或腻，脉滑数。

（3）痰浊阻肺：喘而胸满闷塞，咳嗽，痰多黏腻色白，咳吐不利，兼有呕恶，食少，口黏不渴，舌苔白腻，脉象滑或濡。

（4）肺阴亏损：咳吐浊唾涎沫，质黏稠，或咳痰带血，咳声不扬，气急喘促，口渴咽燥，午后潮热，形体消瘦，皮毛干枯，舌红而干，脉虚数。

（5）气滞血瘀证：胸闷胁胀，甚则疼痛，短气，动则加重，干咳少痰，口干苦，不欲饮，唇甲青紫，舌质暗红有瘀斑，苔白腻，脉沉细而涩或弦滑。

（6）肺肾两虚：咳喘无力，动则尤甚，呼多吸少，腰膝酸软，神疲倦乏，胸闷或痛，舌质暗有瘀斑，苔白腻，脉沉细。

2. 中医治疗原则　本病大多本虚标实，治则宜缓而图之，固本扶正兼顾祛邪。临床治疗首先应分清本虚标实。有痰、湿、风、热者治疗以祛风除湿，清热化痰为法；渐至肺脾肾虚，应以益肺健脾补肾为主。由于气滞阻滞贯穿疾病的始终，故无论疾病早、晚期均兼以活血通络之法，从而达到“通肺之小管，复肺之清降”之效。

3. 中医调护

（1）生活起居护理

1）保持病室安静、舒适、空气流通、温湿度适宜，限制人员探视，避免造成交叉感染。

2）急性期患者绝对卧床休息，并持续吸氧，缓解期患者可适当进行室内活动，并间断吸氧；恢复期患者在病情允许的情况下可适当进行户外活动。

3）患者高热汗出较多时，应及时更换衣被，避免感冒。

4）养成良好的生活习惯，戒烟酒，减少有害气体和颗粒的吸入，积极控制呼吸道感染。

5）做到作息规律，保证充足的睡眠，依四时调养疾病，环境适宜，起居有常。

（2）情志护理：本病病程往往反复，预后不良，且多数呈慢性过程，患者容易出现焦虑、烦躁、悲哀、悲观、恐惧等不良情绪，不良的情绪不仅会加重呼吸困难，甚至还会导致病情恶化，因此患者的情志调护显得尤为重要。疾病进入缓解期和稳定期后可采用以情胜情、语言开导法、借情、移情等中医情志护理方法缓解患者不良情绪。

（3）临证施护

1）咳嗽、咳痰

A. 观察咳嗽的性质、程度、持续时间及咳痰的量、颜色、性状、气味等。

B. 禁止吸烟，避免接触烟尘、花粉及刺激性气体等。

C. 痰液黏稠且不易咳出时宜多饮水，协助翻身拍背，指导及协助患者有效咳嗽咳痰，避免用力过度诱发气短或加重缺氧。

D. 咳嗽者可行针刺疗法，取气海、肺俞、足三里、肾俞等穴。

2）发热

A. 保持室内空气流通清新，经常开窗通风，温湿度适宜。

B. 饮食宜清淡、易消化，鼓励病人多饮水，密切观察体温的变化。

C. 高热患者采用温水擦浴、冰袋等物理降温措施。

D. 可给予针刺大椎、曲池、合谷等穴位。汗出时，应及时更换衣被，防受凉。

3）喘息气急

A. 可进行穴位注射、穴位按摩、针刺疗法等减轻喘息气急症状。

B. 协助患者取舒适体位，如高枕卧位、半卧位或端坐位，以利患者休息。

C. 指导患者进食低碳水化合物、高蛋白、高脂、高维生素饮食，忌食辛辣、煎炸油腻及海腥之品。

D. 如出现喘息不止、汗出肢冷、面唇青紫、烦躁不安、神昏等，提示病情加重，需立即通知医生并做好抢救准备。

（4）饮食调护

1）此病宜进食低盐、高蛋白、高热量、高维生素且清淡易消化的食物，同时忌生冷、辛辣、油炸、海腥类食物。

2）平时宜多饮水，保持大便通畅，避免摄入产气类食物，以免加重呼吸困难，经常变换食谱，注意少量多餐。

3）患者可根据病情选择奶、蛋、瘦肉、银耳、木耳、百合、梨、枇杷等食物。

4）进餐时可吸氧，避免气短而导致食欲下降。

（5）中医特色治疗护理技术

1）穴位按摩疗法：揉膻中、肺俞穴各 50 ～ 100 次，每日 1 次，10 日为 1 疗程，共三个疗程。

2）针刺疗法：咳嗽气喘者，可选用肺俞、肾俞、气海、太渊、足三里、定喘等穴，针刺得气后，留针 5 ～ 10 分钟。

3）耳穴贴压：取耳穴支气管、肾上腺、前列腺，双耳同时取穴，将粘有王不留行籽的方形胶贴对准所选穴位贴紧，每天更换一次。

4）穴位贴敷疗法：取细辛、甘遂各 15g，白芥子 30g，共研细末，生姜汁调成糊，敷于直径 3cm 的油纸上，贴于双侧肺、脾、肾俞穴，外用胶布固定，贴敷 6 ～ 8 小时，每天更换一次。

5）拔罐疗法：以背部脊柱两侧膀胱经为拔罐的常用部位，留罐 10 ～ 15 分钟（夏季不要超过 10 分钟），在前次拔罐处出现的皮肤淤血现象尚未消退之前，不宜在原处拔罐。

（6）用药护理

1）口服中成药金水宝胶囊，每日 3 次，每次 3 粒；橘红丸，每日 3 次，每次 1 粒；石椒草咳喘颗粒，每日 3 次，每次 6g。

2）中药汤剂宜温服，清肺类汤药宜偏凉服。服药期间饮食清淡，忌食生冷、辛辣、海腥或黏腻等刺激性较强不易消化的食物。

（朱玲莉　程桂兰）

参考文献

北京协和医院 . 2012. 北京协和医院医疗常规－临床护理常规 . 北京 : 人民卫生出版社
蔡厚荣 . 2011. 2011 年特发性肺纤维化诊断和治疗循证新指南解读 . 中国呼吸与危重监护杂志 , 10(4): 313-316
葛均波 , 徐永健 . 2013. 内科学 . 第 8 版 . 北京 : 人民卫生出版社
黄津芳 . 2011. 住院病人健康教育指南 . 第 2 版 . 北京 : 人民军医出版社
刘光华 , 吴振起 . 2013. 肺痹论治今议 . 中国中西医结合儿科学杂志 , 5(4): 317-318
孙秋华 . 2012. 中医护理学 . 第 3 版 . 北京 : 人民卫生出版社
王璐, 张丽婷, 徐璐, 等 . 2014. 宋康教授治疗间质性肺疾病的经验浅谈 . 浙江大学学报 , 38(8): 965-967
吴小玲 , 邹学敏 . 2014. 让呼吸畅起来 . 北京 : 科学出版社
张玉英, 牛淑亮 . 2011. 呼吸病中医特色诊疗全书 . 北京 : 化学工业出版社

第二节　肺泡蛋白沉着症

【概述】

肺泡蛋白沉着症（pulmonary alveolar proteinosis，PAP），也称肺泡磷脂沉积症，是一种以肺泡及终末细支气管内沉积大量无形态的、过碘酸雪夫（periodic acid schiff，PAS）染色阳性的富磷脂物质，致使肺的通气和换气功能受到严重影响为特征的疾病。

本病可发生于各个年龄段，20 ～ 50 岁多见，以男性为主，男女之比为 2 ～ 4 ∶ 1，1.72% 患者有吸烟史。总体预后差，约半数以上患者病情逐渐加重，直至呼吸衰竭死亡，一般病程为 5 ～ 10 年。

【病因与发病机制】

病因不明，有资料表明，本病与粒 - 巨噬细胞集落刺激因子缺乏所导致的肺表面活性物质代谢异常有关。分原发性和继发性两种类型。继发性 PAP 多与以下因素有关：①某些化学物质或矿物质的吸入，如吸入大量的铝粉、矽尘、二氧化硅（白陶土）等；②肺部感染，如肺部结核分枝杆菌、真菌和肺孢子菌感染有时与 PAP 合并存在；③恶性肿瘤或其他免疫功能低下等疾病均有同时合并 PAP 的报道。值得注意的是有时很难区分原发性和继发性。

【诊断要点】

1. 临床表现

（1）逐渐加重的呼吸困难、轻中度干咳或咳白色黏痰、团块状痰。

（2）常有乏力、纳差、体重减轻，偶有胸痛与咯血。

（3）病程较长者可见杵状指、发绀。

（4）病情缓慢进展成呼吸衰竭。

2. 辅助检查

（1）胸部影像学检查：胸部 X 线或 CT 检查。凡影像学表现为磨玻璃影改变、地图征及铺路石征应考虑PAP可能。

（2）肺泡灌洗液病理检查：可以诊断大多数 PAP 患者。

（3）开胸肺活检：是诊断 PAP 的金标准，但因其创伤大、技术要求高、费用高等导致开展受限制，一般不作为首选。

（4）其他辅助检查：肺功能；实验室检查：血清乳酸脱氢酶升高，部分病例球蛋白增高；痰中可查到 PAS

染色阳性物质及双折射结晶体。

【治疗】

（1）药物治疗：轻症患者可用生理盐水雾化或口服祛痰剂，继发感染时应根据药敏选择抗生素治疗。

（2）全肺灌洗：是治疗肺泡蛋白沉着症最为有效的方法。

（3）经纤维支气管镜分段支气管肺泡灌洗。

（4）其他：GM-CSF 替代治疗。

【主要护理问题】

1. 气体交换受损 与肺泡表面活性物质失衡、肺泡呼吸面积减少、通气不足有关。

2. 焦虑 / 恐惧 与患者对肺泡蛋白沉着症的恐惧、担心预后有关。

3. 清理呼吸道低效 / 无效 与肺部感染或术后部分灌洗液潴留有关。

4. 潜在并发症 低氧血症、低血压、肺不张、液气胸、支气管痉挛、肺部感染、水电解质失衡、急性肺水肿（24 小时内灌洗）。

【护理目标】

（1）低氧血症得到改善，呼吸困难明显减轻。

（2）患者焦虑 / 恐惧程度减轻，配合治疗及护理。

（3）呼吸道通畅。

（4）术后未发生相关并发症，或并发症能得到及时治疗与处理。

【护理措施】

1. 氧疗 持续吸氧 2 ～ 4L/min 或根据病情调节吸氧

浓度，使氧饱和度维持在 90% 以上。

2. 遵医嘱用药 雾化吸入和口服化痰剂，应用抗生素预防和控制感染。

3. 病情观察

（1）观察患者呼吸型态、颜面、指端发绀情况。

（2）低氧血症的患者注意氧饱和度、动脉血气分析及氧疗的效果。

（3）观察痰液的性质和量。

4. 支气管肺泡灌洗术相关护理

（1）术前准备

1）心理护理：向患者和家属说明肺泡灌洗的目的、方法及要求，说明支气管肺泡灌洗术是目前治疗 PAP 的主要方法，并强调该方法的有效性和安全性，以及患者在手术过程中应如何配合等。说明术中、术后可能出现的并发症及处理措施等，使患者及家属既有心理准备，又能消除顾虑，树立信心。

2）完善相关检查：血常规、出凝血时间、血气分析、电解质、肺功能、心电图、X 线胸片和 CT 等检查结果。

3）患者准备：指导患者进行有效的咳嗽技巧和呼吸功能锻炼，以利于灌洗后肺功能的恢复和肺部分泌物的排除。

4）用物准备：Carlen 双腔管、纤维支气管镜、37℃生理盐水 10 ～ 20L、负压吸引器、吸氧装置、震动排痰仪、简易呼吸囊、气管插管装置、呼吸机及抢救药物等。

5）经纤维支气管肺段灌洗者术前 4 小时禁饮、禁食；全麻下一侧全肺灌洗者术前 12 小时禁食、禁饮。

6）全麻患者留置导尿。

（2）术中配合

1）全麻下经 Carlen 双腔管行一侧全肺灌洗

A. 建立静脉通道，遵医嘱静脉推注麻醉药。

B. 协助气管插管、合理设置参数并连接呼吸机。

C. 密切观察患者的呼吸音、胸廓活动度、心率、血压、氧饱和度及人机同步情况。

D. 协助灌洗、负压吸引和震动排痰，保持呼吸道通畅。

E. 收集灌洗液标本准备送检。

F. 灌洗结束后送 ICU 观察 12 ～ 24 小时，复苏后若病情稳定停用呼吸机。

2）经纤维支气管镜灌洗

A. 灌洗中给予高浓度氧气吸入，尽量维持气道压高于或接近肺动脉压。

B. 密切观察心率、血压、氧饱和度情况。

C. 协助灌洗、负压吸引，收集灌洗液标本准备送检。

D. 灌洗结束时，协助拍背，鼓励咳痰，必要时行负压吸引，尽可能吸出肺内液体。

E. 拔出纤支镜后加压吸氧 5 ～ 15 分钟。

（3）术后护理

1）氧疗：及时纠正低氧血症，并根据病情调节吸氧浓度和给氧方式。

2）保持呼吸道通畅：术后协助患者翻身拍背，指导有效咳嗽，有利于潴留的灌洗液咳出，必要时给予吸痰。

3）病情观察：严密观察患者神志、呼吸型态、口唇及肢端发绀情况，监测氧饱和度及血气分析，必要时持续心电监护。

5. 预防和控制肺部感染

（1）保持病室空气清新、流通。

（2）做好基础护理和各种管路的管理。

（3）气管插管、机械通气患者按相关要求进行护理。

6. 维持水电解质平衡

（1）准确记录液体出入量。

（2）监测血电解质、血气分析，发现问题及时处理。

（3）遵医嘱用药：静脉注射呋塞米，输入白蛋白、血浆等，并控制输液滴速。

7. 体位与休息　患侧卧位或平卧位休息。经纤支镜灌洗术者休息 15 分钟后，如无明显不良反应，方可护送回病房。全麻下行全肺灌洗术者，术后送重症监护室。术后卧床休息 2 ～ 3 天后根据患者个人情况指导下床活动，以不劳累为宜。

8. 饮食与营养　经纤维支气管镜肺段灌洗术后 3 小时内禁饮禁食，吞咽功能恢复后可首次饮少许温开水，如无呛咳，方可进食流质或软食。逐步加强营养，增强机体免疫力。全麻患者拔除气管插管后方可进食。

【特别关注】

（1）术后并发症的早期观察及相关处理。

（2）术后氧疗效果的观察及护理。

【前沿进展】

肺泡蛋白沉着症基因治疗

由于肺泡蛋白沉着症可能与 SP-B 基因突变、GM-CSF 表达低下及 GM-CSF/II-3/IL-5 受体 β 链缺陷等有关，因而存在着基因治疗的可能性。目前已有学者将正常 SP-B 基因、GM-CSF 基因通过病毒载体转入动物体内，并且成功表达，今后能否用于临床治疗也尚需进一步研究。

（万群芳　王　锋　杜超英）

参考文献

陈灏珠, 林果为, 王吉耀. 2013. 实用内科学. 第 14 版. 北京: 人民卫生出版社

Han A, Agarwal R. 2011. Pulmonary alveolar proteinosis. Respir Care. 56(7): 1016-1028

第十章 胸膜疾病

第一节 自发性气胸

【概述】

胸膜腔是不含有气体的密闭的潜在性腔隙，正常情况下没有气体，当气体进入胸膜腔造成积气状态时，称之为气胸（pneumothorax）。根据脏层胸膜破裂情况不同及其发生后对胸腔内压力的影响，自发性气胸通常分为以下三种类型。

1. 闭合性（单纯性）**气胸** 胸膜破口小，随肺萎陷而闭合，空气不再继续进入胸膜腔。抽气后压力下降而不复升，表明破口已不再漏气。

2. 开放性（交通性）**气胸** 破口较大，或因两层胸膜间有粘连，破口持续开放，吸气与呼气时空气自由进出胸膜腔。抽气后可呈负压，数分钟后压力复升至抽气前水平。

3. 张力性（高压性）**气胸** 破口呈单向活瓣或活塞作用。每次呼吸运动均有空气进入胸膜腔而不能排出，胸膜腔内空气越积越多，胸膜腔内压力持续增高，使肺脏受压，纵隔向健侧移位，影响心脏血液回流，需紧急抢救处理。

【病因与发病机制】

1. 原发性自发性气胸 是指常规胸部X线检查未发现明显病变者所发生的气胸。可能与吸烟、身高和小气道炎症有关；也可能与非特异性炎性瘢痕或弹性纤维先天发育不良有关。此型气胸多见于青壮年、体型瘦长的男性，易复发。

2. 继发性自发性气胸 是在原有肺部疾病基础上发生的气胸。最常见的病因为慢性阻塞性肺疾病和肺结核，还有肺癌、肺脓肿、肺尘埃沉着症及淋巴管平滑肌瘤病等。其发生机制是在原有肺部疾病基础上形成肺气肿、肺大疱或直接胸膜损伤所致。偶因胸膜上有异位子宫内膜，在经期可以破裂而发生气胸，称为月经性气胸。妊娠期气胸可能与激素变化和胸廓顺应性改变有关。

【诊断要点】

1. 临床表现

（1）诱因：发作前部分患者可能有抬举重物用力过猛、剧咳、屏气、剧烈活动等诱因，但多数患者无明显诱因。

（2）症状：气胸症状的轻重与有无肺部基础疾病及功能状态、气胸发生的速度、胸膜腔内积气量及其压力大小三个因素有关。常突然发生胸痛，呈针刺样或刀割样痛，继之胸闷和呼吸困难，可伴有刺激性咳嗽。张力性气胸可迅速出现严重呼吸循环障碍，患者表情紧张、胸闷、挣扎坐起、烦躁不安、发绀、冷汗、脉速、虚脱、心律失常甚至发生意识不清、呼吸衰竭。

（3）体征：少量气胸体征不明显；大量气胸时，气管向健侧移位，患者胸部隆起，呼吸运动及触诊语颤减弱，叩诊呈过清音或鼓音，听诊呼吸音减弱或消失。

2. 辅助检查

（1）X 线检查是诊断气胸的重要方法。

（2）CT 检查。

【治疗】

1. 保守治疗 适用于稳定型小量气胸，肺压缩＜20%，单纯性、首次发病、无明显症状的闭合性气胸。应严格卧床休息、给氧、酌情镇静和镇痛、积极治疗肺基础疾病。尤其在发病 24 ～ 48 小时内需密切监测病情变化，一般 7 ～ 14 天气体可自行吸收。

2. 排气治疗

（1）胸腔穿刺抽气：适用于肺压缩＞20%，且有呼吸困难症状者。胸腔穿刺的部位通常选择在患侧胸部锁骨中线第 2 肋间处或腋前线第 4、5 肋间。

（2）胸腔闭式引流：适用于胸腔穿刺抽气效果不佳的交通性气胸、张力性气胸和部分心肺功能较差而症状较重的闭合性气胸患者。插管部位通常选择在患侧胸部锁骨中线第 2 肋间或腋前线第 4、5 肋间。

（3）张力性气胸的紧急处理：张力性气胸患者的病情危急，短时间内可危及生命，紧急情况下需立即胸腔穿刺排气。在无抽气设备时，可立即将无菌粗针头经患侧肋间插入胸膜腔，使胸腔内高压气体得以排出。也可将橡胶指套扎在粗针头的尾部，在指套顶端剪一裂缝，使高压气体从小裂缝排出，待胸腔内压减至负压时，套囊塌陷，裂缝关闭，外界空气不能进入胸腔。

3. 胸膜粘连固定术 适用于复发性气胸或交通性气胸经胸腔闭式引流及负压吸引治疗失败者，双侧气胸且心肺功能差，不能耐受外科手术者。

4. 手术治疗 适用于内科保守治疗失败者或复发性气胸、双侧气胸、血气胸和合并有巨大肺大疱者。

【主要护理问题】

1. 低效性呼吸型态 与肺扩张能力下降、疼痛有关。

2. 舒适的改变：疼痛 与脏层胸膜破裂、引流管置入有关。

3. 焦虑 与呼吸困难、胸痛、胸腔穿刺或胸腔闭式引流术、气胸复发有关。

4. 知识缺乏 缺乏疾病相关知识。

5. 潜在并发症 复张性肺水肿、脓气胸、血气胸、纵隔气肿、皮下气肿等。

【护理目标】

（1）患者呼吸困难缓解。

（2）主诉疼痛减轻或消失，舒适度得到提高。

（3）焦虑程度减轻，配合治疗及护理。

（4）患者及家属掌握预防气胸的相关知识。

（5）未发生相关并发症，或并发症发生后能得到及时治疗与处理。

【护理措施】

1. 吸氧 吸氧流量为 3 ～ 5L/min，必要时可给予高流量、高浓度吸氧，有利于促进胸膜腔内气体的吸收。如基础疾病为慢性阻塞性肺疾病者，可采用低流量吸氧，2 ～ 3L/min，保证患者的指脉氧饱和度＞ 90%。

2. 休息与卧位 急性自发性气胸患者应绝对卧床休息，避免用力、屏气、咳嗽等增加胸腔内压的活动。血压平稳者取半卧位，有利于呼吸、咳嗽排痰及胸腔引流。卧床期间，协助患者每 2 小时翻身一次。

3. 病情观察 观察呼吸频率、呼吸困难的程度和血氧饱和度的变化，必要时行动脉血气分析。观察有无心率加快、血压下降等循环障碍的表现。胸腔穿刺抽气或安置胸腔引流管后，如呼吸困难缓解后再次出现胸闷，并有顽固性咳嗽、患侧或双侧肺部湿性啰音，应考虑复张性肺水肿的可能，立即通知医生进行处理。

4. 饮食 注意进食清淡、高热量、高蛋白、高纤维素饮食，维持机体正氮平衡，保持大便通畅。

5. 心理支持 呼吸困难严重时应尽量在床旁陪伴、解释病情和回应患者需求，避免或缓解患者因疼痛和呼吸困难出现的紧张、焦虑和恐惧等情绪加重呼吸困难和缺氧。

6. 排气治疗的护理 详见“胸腔闭式引流术”及“胸腔穿刺术”章节。

【特别关注】

张力性气胸的紧急处理。

【前沿进展】

支气管镜介入治疗顽固性气胸

顽固性气胸是气胸治疗时的一个棘手问题，多见于自发性气胸。电视辅助胸腔镜手术（video-assisted thoracoscopic surgery，VATS）由于创伤较小而被多个指南推荐作为首选的外科干预手段。但临床上部分患者因身体状况无法耐受手术，还有部分不愿接受手术，对这些患者，支气管镜介入治疗顽固性气胸有较高的疗效和安全性，避免了麻醉和手术风险，已成为国内外学者多年来反复探索的重要方向。其治疗原理：通过封堵漏气支气管，使破裂口停止漏气，促进愈合。

【知识拓展】

浮潜与气胸

浮潜，英文为 snorkeling。浮潜过程分为浮游与闭气潜游，多数在水深 10 米以上的海域进行。随着旅游业的发展，浮潜由于易于学习，可以身临其境观看水下景色逐渐成为海岛旅游中一项备受游客青睐的热门旅游项目。但有过肺部损伤，尤其是自发性气胸的游客不适宜玩浮潜，因水中的压力有可能导致气胸的复发。

（张剑虹 吴小玲 蒋 丽）

【中医治疗原则及护理】

气胸多因素体不强或久病肺虚，再感外邪而发病。素体不强，多为先天不足，肾气虚弱致使肺卫不固，易受邪侵，肺失宣降而发病；久病肺虚，如内伤久咳，哮喘、肺胀、肺痨等肺部慢性疾患，迁延失治，痰浊内生，肺气闭阻，日久耗伤肺气阴，肺不主气而发病。亦可由于机体正气虚弱，在外来因素，如用力、进气、举重等的作用下，易导致阴阳失调，使肺泡破裂而形成气胸。

1. 中医辨证分型

（1）肺虚不固证：患者平素易伤风感冒，劳作中突发胸痛，气急不得卧，干咳，神疲，舌淡苔白薄，脉细弱。

（2）肺肾俱虚证：患者患肺胀日久，喘促动则甚，尿少，足跗水肿，突然胸痛、气急、面暗舌紫，脉细滑而涩。

2. 中医治疗原则 气胸多继发于慢性肺部疾患，临床表现多为肺虚不固证、肺肾俱虚证，在西医治疗基础上辅以中医治疗益肺固表，理气降逆，补益肺肾，温阳化饮以提高疗效。针对不同体质和疾病的不同程度，采取与之相应的口服中成药或中药汤剂、针灸治疗、穴位按摩等辨证施治方法。

3. 中医调护

（1）生活起居护理

1）环境安静整洁，每日定时通风，保持适宜的温湿度。

2）注意卧床休息，可取半卧位或坐位，按需予氧气吸入。

3）观察生命体征及病情变化，及时记录，适时有效干预。

4）注意保暖，病情缓解后可适当下床活动，适当进行身体锻炼，增强体质。

5）增加饮食营养，进食清淡、营养丰富且易于消化和吸收的食物，戒烟酒。

6）多饮水补充富含粗纤维食物，保持大便通畅，切忌用力屏气及用力大便。

（2）情志护理：保持心情愉悦，情绪稳定，避免不良情绪刺激，注意劳逸结合，多休息，防止过劳和剧烈运动，以免诱发本病。耐心疏导结合放松疗法，如聊天、听音乐以缓解恐惧心理，积极配合治疗及护理，树立治愈疾病的信心。

（3）临症施护

1）喘息气短

A. 观察气管的位置及生命体征的变化，注意呼吸的频率和节律的变化。病情变化，及时通知医生处理。

B. 给予高枕卧位、半卧位或端坐位休息，避免剧烈活动，加剧气喘。观察患者皮肤黏膜及面色的变化，根据需要调适吸氧浓度。

C. 肺萎缩＞20%，症状明显者应先行排气，待气急减轻后可按辨证分型服汤药。肺萎缩＜ 20% 者，动态观察积气量的变化同时按辨证分型服汤药即可治愈。

D. 穴位按摩：取列缺、内关、气海、足三里等穴予按摩以平喘。

E. 用补法艾灸大椎、肺俞、命门、足三里、三阴交、气海等穴。

F. 耳穴埋豆：取交感、心、胸、肺、肾上腺等穴予耳穴埋豆。

G. 长时间卧床休息的患者，观察骶尾部皮肤情况，适时协助翻身，根据皮肤情况予泡沫敷贴外贴减压。

H. 保持大便通畅，切忌用力屏气及用力大便，如便秘可给予复方大黄膏神厥穴贴敷。

2）疼痛护理

A. 保持病房环境整洁、安静、光线柔和，温度适宜，空气清新，避免嘈杂。

B. 取舒适的卧位及体位，以缓减疼痛。

C. 观察疼痛的部位、范围、性质、程度。疼痛严重或咳嗽厉害时酌情佐以镇静、镇痛药物。

D. 予轻音乐、聊天等方式转换注意力及全身放松，以缓解疼痛带来的焦虑心理。

E. 穴位按摩：取内关、膻中、足三里、大陵等穴予按摩，每个穴位按摩 3 ～ 5 分钟。

F. 针刺穴位：取胸痛穴、足三里、中脘、内关、神门等穴位，使用提插、捻转相结合的手法，以患者有酸胀感能耐受为度留针 15 ～ 20 分钟。

G. 饮食调节：胸痛明显时，可食用薤白粥温食通阳止痛。每次取新鲜薤白 25g，粳米 100g，加水 400ml，共煮成粥，每日 2 次。

（4）饮食调护

1）少食生冷油腻辛辣之物，不食不消化之品；多吃水果如苹果、梨等；给予高蛋白，适量粗纤维饮食如鸽子、泥鳅、乌鸡、牛肉、芹菜、韭菜等。

2）常用的食疗方有桃仁红花羹、薏米粥、蔗浆粥、百合粥、雪梨膏、三皮一草鸡蛋汤、鲜橙汁、五汁饮等。

3）肺虚不固证：可多食小米、薏米、糯米、黄米、山药、大麦、莜麦、籼米、马铃薯、大枣、胡萝卜、香菇、豆腐、牛肉、兔肉、狗肉、鸡肉、鹅肉、鹌鹑、青鱼、鲢鱼。食疗方人参粥补益脾肺，莲子粉粥益气健脾，止咳平喘。

4）肺肾俱虚证：冬季多吃鱼、虾、牡蛎和韭菜等食物。适当摄入羊肉，温肾填精。可食用动物的鞭和甲鱼等补肾佳品，也可食用大枣、橘子、柿子等温性水果，以补血益肾填精，抵御寒邪。膳食方可选二仁煎蜜补肾宜肺，止咳平喘，润燥；虫草炖鸭肉补虚损，益精气，保肺益肾，止咳化痰；人参核桃茶、苦杏仁茶纳气平喘，润肺止咳，润肠通便，可治肺肾虚喘。

（5）中医特色治疗护理技术

1）艾条灸法：根据病情可选用大椎、肺俞、厥阴俞、脾俞、命门及背部阿是穴、中脘、气海、关元、足三里、三阴交等穴位。采用雀啄灸或回旋灸法，施灸顺序为先背后腹，先上后下，不可倒置。隔日 1 次，10 天为一个疗程。

2）推拿法：取肺俞、脾俞及背部阿是穴，运用一指禅手法推穴 10 ～ 15 分钟。

3）针刺穴位：取胸痛穴、足三里、中脘、内关、神门等穴位，使用提插、捻转相结合的手法，以患者有酸胀感能耐受为度留针 15 ～ 20 分钟。

4）穴位按摩：取列缺、内关、气海、足三里等穴按摩以平喘；取内关、膻中、足三里、大陵等穴予按摩以止痛；每个穴位按摩 3 ～ 5 分钟。

5）耳穴埋豆：取交感、心、胸、肺、肾上腺等穴以平喘。

（6）用药护理

1）内服中药汤剂一般宜温服，寒证可热服、热证宜偏凉服，饭前或饭后 2 小时服，每日一剂，视病情 2 ～ 3 次分服，每次 200 ～ 300ml。

2）中成药予温水送服。

3）服药后注意休息，观察药物的反应及疗效，并做好记录。

4）服药期间禁忌生冷、油腻、辛辣等食物。

（叶　静　黎贵湘）

参考文献

陈满燕，许建红，吴丽君. 2011. 循证护理在胸腔闭式引流瓶更换时间方面的应用. 浙江实用医学，16(3): 223-225

葛均波，徐永健. 2013. 内科学. 第 8 版. 北京：人民卫生出版社

国家中医药管理局医政司. 2011. 24 个专业 105 个病种中医诊疗方案 2011 年合订本（试行）

吴小玲，邹学敏. 2014. 让呼吸畅起来. 北京：科学出版社

奚肇庆，王志英. 2011. 难治性呼吸病辩治与验案. 北京：科学技术文献出版社

冼绍祥，全小明. 2012. 中医专科专病护理常规. 北京：人民军医出版社

杨震，姜丹丹，田庆，等. 2014. 支气管镜介入治疗顽固性气胸的进展. 中华腔镜外科杂志，7(4): 321-325

尤黎明，吴瑛. 2012. 内科护理学. 第 5 版. 北京：人民卫生出版社

张玉英，牛淑亮. 2011. 呼吸病中医特色诊疗全书. 北京：化学工业出版社

第二节　胸 腔 积 液

【概述】

胸膜腔是位于肺和胸壁之间的一个潜在腔隙，正常胸膜腔内仅有微量液体，在呼吸运动时起润滑作用。胸膜腔内的液体是由壁层胸膜的毛细血管进入胸膜腔，再由脏层胸膜的毛细血管和淋巴管重吸收，它的产生与吸收处于动态平衡状态。任何因素导致胸膜腔内液体生成过快和（或）吸收过缓时即产生胸腔积液（pleural effusion），简称胸水。

【病因与发病机制】

1. 胸膜毛细血管静水压增高　是形成胸腔积液的重要因素，如充血性心力衰竭、缩窄性心包炎等疾病，多产生胸腔漏出液。

2. 胸膜毛细血管通透性增加　胸膜炎症（结核、肺炎）、胸膜肿瘤、膈下炎症、肺梗死、结缔组织病（类风湿关节炎、系统性红斑狼疮）等，多产生胸腔渗出液。

3. 胸膜毛细血管内胶体渗透压降低　低蛋白血症、肾病综合征、急性肾小球肾炎、肝硬化、黏液性水肿等，多产生胸腔漏出液。

4. 壁层胸膜淋巴引流障碍　先天性发育异常导致淋巴管引流异常、癌性淋巴管阻塞等，多产生胸腔渗出液。

5. 损伤　食管破裂、主动脉瘤破裂、胸导管破裂等产生脓胸、血胸、乳糜胸等。

6. 医源性 药物、放射治疗、消化内镜检查和治疗、支气管动脉栓塞术、冠脉搭桥手术、中心静脉置管穿破和腹膜透析等，都可以引起渗出性或漏出性胸腔积液。

【诊断要点】

1. 临床表现

（1）症状

1）原有基础疾病相应症状。

2）胸腔积液引起的症状呼吸困难最常见，多伴有胸痛和咳嗽，伴有炎症时可出现发热。积液少于300～500ml时症状多不明显；大量积液时，肺组织和纵隔脏器受压，心悸、呼吸困难更加明显，但胸痛症状缓解或消失。

（2）体征：少量积液时多无明显体征，或可触及胸膜摩擦感及闻及胸膜摩擦音。中等量至大量积液时，患侧呼吸运动受限，胸廓饱满，触诊语颤减弱或消失，积液区叩诊呈浊音，听诊呼吸音减低或消失。可伴有气管、纵隔向健侧移位。

2. 辅助检查

（1）胸部X线检查：较少量胸腔积液时胸部X线检查不易发现。当胸腔积液量达300～500ml时，胸部X线检查显示肋膈角变钝，随着胸腔积液增多，肋膈角消失。

（2）胸部CT检查：适用于：①胸部X线片难以显示的少量胸腔积液；②通过病灶密度观察，可将局限包裹性积液与肺实质病变加以鉴别；③显示胸腔积液同时可了解肺组织受压和肺实质是否存在病变；④可显示纵隔、气管与淋巴结情况。

（3）超声检查：B超检查对确定有无胸腔积液及积液量、部位、胸腔穿刺的定位均有重要价值。

（4）诊断性胸腔穿刺和胸水检查：胸腔穿刺抽出液体做下列检查，对明确积液性质及诊断至关重要。包括常规检查、生化检查、酶学测定、癌胚抗原、免疫学检查、细胞学检查、病原学检查等。

【治疗】

1. 病因治疗 胸腔积液的病因治疗尤为重要。漏出液常见病因是充血性心力衰竭，常在纠正病因后即可吸收。渗出性胸腔积液在我国最常见的病因为结核性胸膜炎，还有恶性肿瘤、肺炎、肺脓肿和支气管扩张感染引起的胸腔积液，治疗详见相关章节。

2. 胸腔穿刺和抽液 中等量以上的积液可进行穿刺抽液或肋间闭式引流。对于恶性肿瘤性胸腔积液的患者，抽液后可胸腔内注入抗肿瘤药物、胸膜粘连剂和免疫调节剂等。对置管引流后胸水持续或肺不能复张者，可行胸－腹腔分流术或胸膜切除术。

3. 脓胸的治疗 原则是尽早控制感染，积极引流胸腔脓液及促进肺复张，恢复肺功能。抗菌药物要足量，急性期联合抗厌氧菌药物，全身及胸腔内给药。此外，一般支持治疗也很重要。

【主要护理问题】

1. 气体交换受损 与大量胸腔积液压迫，肺不能充分扩张，气体交换面积减少有关。

2. 体温过高 与细菌感染等有关。

3. 舒适的改变：疼痛 与胸膜摩擦、胸腔穿刺等有关。

4. 营养失调：低于机体需要量 与胸膜炎症、胸腔积液等引起的高热、高消耗有关。

【护理目标】

（1）患者呼吸困难缓解。

（2）体温得到控制。

（3）患者主诉疼痛减轻或消失。

（4）营养状况得到改善或维持。

【护理措施】

1. 氧疗 根据患者缺氧情况给予低至中流量持续氧气吸入，以弥补气体交换面积的不足，改善患者的缺氧状态。呼吸困难或发热者应卧床休息，减少氧耗。一般取半卧位或患侧卧位，减少对健侧肺的压迫，减轻呼吸困难症状。

2. 病情观察 注意观察患者胸痛及呼吸困难的程度，体温的变化，监测血氧饱和度和（或）动脉血气分析的变化。

3. 用药护理 遵医嘱用药，观察药物的疗效和副作用。对结核性胸膜炎的患者应特别强调坚持用药的重要性，不可自行停药。

4. 高热护理 高热时可采用温水擦浴、酒精擦浴、冰袋等进行物理降温，寒战时应注意保暖。

5. 保持呼吸道通畅 指导正确有效的咳嗽排痰技巧，鼓励患者积极排痰，保持呼吸道通畅。

6. 营养支持 合理调配饮食，进食高蛋白、高热量、富含维生素的食物，增强机体抵抗力。

7. 胸痛的护理 可指导患者采取患侧卧位，必要时用胸带固定胸部，减少胸廓活动幅度以减轻疼痛，或遵医嘱给予止痛药物。

8. 呼吸锻炼和康复锻炼 恢复期的患者应每天进行缓慢的腹式呼吸，减少胸膜粘连的发生，提高通气量。体温恢复和胸水抽吸或吸收后，鼓励患者逐渐下床活动，增加肺活量，但应注意避免疲劳。

【预防】

（1）避免诱因，防止复发：指导病员及家属了解病情，配合医护人员积极治疗。戒烟和避免被动吸烟，防止受凉感冒。

（2）用药指导：尤其是结核性或恶性胸腔积液的患者，家属一定要督促患者规律用药，定期到医院复查。

（3）避免去人多的公共场所，外出戴口罩，勿随地吐痰，咳嗽、咳痰时用纸巾掩住口鼻，痰液用纸包裹后丢弃。

【特别关注】

胸腔穿刺过程中出现“胸膜反应”的处理。

【前沿进展】

胸腔热灌注化疗治疗恶性胸腔积液（MPE）

近年来，肿瘤热疗因其安全有效而逐渐成为继手术、放疗、化疗、生物治疗后的另一种新的抗肿瘤模式。肿瘤热疗是通过各种方法使全身和（或）局部肿瘤组织加热至有效治疗的温度范围并维持一定时间，利用热作用及其继发效应来杀灭肿瘤细胞的一种方法。热疗可直接杀伤肿瘤细胞，促进胸膜化学性炎症形成。此外，热疗还可促进某些化疗药物的敏感性。

（张剑虹　吴小玲　蒋　丽）

【中医治疗原则及护理】

本病属于中医学“悬饮”范畴，发病因素有内、外二因。外因为寒邪袭肺，饮邪流胁，悬结不散；寒湿浸渍，由表及里，困遏脾胃运化功能，水湿聚而成饮。内因为饮食不节，暴饮暴食，饥饱不均，恣食生冷，伤及脾胃；或素体虚弱，食少饮多，水停不消，阻滞阳气，中州失运，湿聚成饮；或阳气虚弱、劳倦、纵欲太过，久病体虚，伤及脾肾之阳，水液失于输化，停而为饮。这些因素相互影响，致使脾、肺、肾功能失调，三焦不利，气道闭塞，津液停聚胸胁化为悬饮。

1. 中医辨证分型

（1）邪犯胸肺证：寒热往来，身热起伏，汗少，或发热不恶寒，有汗而热不解，咳嗽痰少，气急咽干，胸胁刺痛，呼吸、转侧疼痛加重，心下痞硬，干呕口苦，舌苔薄黄，脉弦数。

（2）饮停胸胁证：胸胁疼痛，咳唾引痛，痛势较前减轻，而呼吸困难加重，咳逆气喘，息促不能平卧，或仅能偏卧于停饮的一侧，病侧肋间胀满，甚则可见病侧胸廓隆起，或咳痰黄稠，舌苔白，脉沉弦或弦滑。

（3）络气不和证：胸胁疼痛，如灼如刺，胸闷不舒，呼吸不畅，或有闷咳，甚则迁延，经久不已，阴雨更甚，可见病侧胸廓变形，舌质黯，舌苔薄，脉弦。

（4）阴虚内热证：咳呛时作，咳吐少量黏痰，口干咽燥，午后潮热，心烦颧红，手足心热，夜寐盗汗，胸胁闷痛，病久不已，形体消瘦，舌质红，舌苔少，脉细数。

2. 中医治疗原则 悬饮初期邪实饮盛，治以功逐水饮为主，兼顾正气；后期邪恋正虚，以扶正理脾为主，兼以祛邪，或健脾益气，或养阴润燥，或补肺益气以扶正固本，巩固疗效。在病变过程中，常见痰热悬结不散，瘀水凝滞不易吸收之症，治以清化疏利和络为主。通过中药汤剂饮服、敷药、针灸、情志护理及太极拳等缓解症状，调养正气。

3. 中医调护

（1）生活起居护理

1）保持病室整洁、安静、光线充足而柔和，经常通风换气，保持空气新鲜；室温 18 ～ 20℃，湿度 50% ～ 60% 为宜。

2）起居有常，睡眠充足，适当锻炼，劳逸适度，慎避外邪，形神共养。

3）预防悬饮应调适冷暖，适时加衣，避免外感寒邪，不要冒雨涉水，勿坐湿地以防水湿浸渍。

4）鼓励患者积极排痰，必要时协助翻身拍背、雾化吸入等，保持呼吸道通畅。

5）恢复期应加强呼吸功能锻炼如腹式、缩唇呼吸。

6）年老体弱、长期卧床者协助翻身，观察骶尾部皮肤，视情况予泡沫敷贴外贴保护皮肤，预防压疮发生。

7）应以高蛋白，高钙质、高维生素及低脂饮食为主，多食新鲜瓜果、蔬菜，忌食辛辣、肥甘厚味，戒烟忌酒，少饮咖啡类刺激性饮料。

（2）情志护理：悬饮患者因饮液压迫导致呼吸困难，往往有恐惧心理，应予以劝导释疑，适当开展文娱活动，以调畅情志，行气活血。对水饮消退较慢或病情反复者，应予耐心疏导，使患者配合治疗，树立治愈疾病的信心。

（3）临症施护

1）发热

A. 卧位或半卧位休息，尽量患侧卧位。

B. 观察生命体征及有无恶寒、胸痛、呼吸困难等症状，密切监测体温变化。

C. 发热体温在 38.5℃以上不退者，给予温水、50% ～ 75% 的乙醇物理降温，柴胡注射液穴位注射双曲池，亦可耳穴放血、十宣放血，高热不恶寒者可用砭石冷敷大动脉搏动处。

D. 汤剂宜温服，多饮温热开水、热汤、热粥以助汗，服药后盖被安卧，汗后应避风，湿衣及时更换，穿戴宽松，保持皮肤清洁。

E. 加强口腔护理，用银花甘草液或地骨皮 30g 煎水漱口，每日 3 次。

F. 饮食宜清淡、易消化的流质、半流质饮食，如牛奶、米汤、稀饭、藕粉、熟烂面条、菜泥、蒸蛋等。

2）气急喘促

A. 观察生命体征、神志、呼吸、痰液、面色、有无缺氧情况，适时予以氧气吸入。

B. 静卧休息，取高枕、半卧位或坐位休息，端坐位时胸前可置枕头等物使之趴伏，以减轻疲劳，痛甚时取患侧卧位，可促进肺气通调。必要时佐以止痛药，避免频繁地转侧、翻身。

C. 有痰者及时将痰液咳出，痰多黏稠不易咳出者可协助翻身拍背或雾化吸入，必要时予负压吸痰，保持呼吸道畅通。

D. 可选用泻肺逐饮之椒目瓜蒌汤，酌情配合控涎丹或十枣汤。每日早晨空腹顿服，连服 2 ～ 3 日；如腹痛、腹泻严重者，宜减量或停服，并可饮米汤一碗，以缓解不适。

E. 气喘者可遵医嘱予喘可治注射液穴位注射双足三里。

3）胸肋疼痛

A. 保持环境安静、整洁，避免嘈杂。

B. 半卧位、患侧卧位休息，避免剧烈活动，避免情绪刺激，必要时用胸带固定胸部，减少胸部运动幅度，局部热敷或中药外贴以减轻疼痛。

C. 鼓励聊天、听轻音乐转移注意力，避免情绪激动，防止七情太过与不及。

D. 咳嗽时，用手按压患侧胸肋部，以减轻胸壁运动，减缓疼痛。

E. 饮食禁忌生冷、不易消化、辛辣、香燥、助热之品，忌暴饮暴食。

F. 取尺泽、肺俞、丰隆、列缺、曲池等穴予针灸治疗。

（4）饮食调护

1）忌暴饮暴食：悬病康复过程中，忌食生冷之物，忌暴饮暴食，以免损伤脾阳，滋生水饮。后期因患者体质虚，忌食不消化食物，如油煎、油炸食品，腌腊制品及辛辣之品。

2）忌食过咸之品：悬饮为水液积聚于胸，治疗关键在逐水，中医认为肾的作用为主水，味过咸，会渗透伤肾，影响肾功能，不利于水液排泄。

3）宜进高蛋白饮食：悬饮病后期患者体质虚弱，消瘦乏力，宜加强营养，进食高蛋白饮食，如牛奶、鸡蛋、瘦肉及豆类食品，配合银耳、百合等滋阴之品以益气补阴，增强体质。

4）日常饮食中应多摄入牛奶、胡萝卜、动物内脏、青蒜、空心菜等富含维生素 A 的食物；豆芽、豌豆、花生等富含维生素 B_1 的食物；鱿鱼、瘦肉、蛋类、豆类及豆制品等富含动物蛋白和蛋氨酸的食物；多吃菠菜、圆白菜、菜花等富含维生素 K 的食物。少吃多糖和高热量的食物，控制土豆等淀粉含量及碳水化合物含量比较高的食物摄入。

（5）中医特色治疗护理技术

1）中药贴敷

A. 悬饮贴膏外敷：贴敷于患者患侧，10天更换1次，1个月为1个疗程。此法用于恶性胸腔积液。

B. 消水膏外贴：洗净患部，涂药范围大于患侧胸水投影范围2cm左右，覆盖薄塑料纸或纱布，使药膏保持潮湿状态，每天更换1次，连用15天。此法用于恶性胸腔积液。

C. 大黄散穴位贴敷双丰隆、神阙以清热化痰。

2）中药外敷

A. 采用中药外敷胸胁体表和肺穴来逐水消饮、行气活血。自制中药贴消水散30g敷于胸腔积液相对应的背部皮肤及肺俞穴。用纱布覆盖。每次敷贴6小时取下。

B. 退热期外敷退热散，如大黄、山栀将其研末，胸痛期将白芥子、青皮等研末外敷。

3）针灸治疗

A. 针法：针刺可选定喘、风门、肺俞、合谷、中脘、丰隆等穴；耳针可取肺、肾、肾上腺、交感、定喘等穴以宣肺化痰。

B. 灸法：脾肾阳虚者，宜灸脾俞、三焦俞、肾俞。灸脾俞，以温阳健脾；灸肾俞，以温肾化气行水；灸三焦俞，以调整气机，使气机和畅，水道通利。

4）穴位注射治疗：柴胡注射液穴位注射双曲池以降温；喘可治注射液穴位注射双足三里以平喘；丹参针穴位注射双足三里以活血化瘀。

5）穴位放血治疗：耳穴放血、十宣放血以降温；肺俞穴刺络放血以活血化瘀。

（6）中药用药护理

1）内服中药：中药汤剂一般宜温服，寒证可热服、热证宜偏凉服，饭前或饭后 2 小时服，每日一剂，视病情 2 ～ 3 次分服，每次 200 ～ 300ml。

2）中成药予温水送服。

3）需服逐水剂时，服药前向患者做好解释工作，并告知可能出现的药物反应，如呕吐、腹痛、泄泻等，使患者心中有数，以免惊慌，用药后注意观察，记录小便、腹围、体重、血压、脉搏等，严防患者发生虚脱或晕厥，并观察胸腔积液的消长情况。

4）在应用利水逐饮药时，应配合理气和络之品，如枳壳、香附、川楝子、丝瓜络，以求达到气行则血行之目的。

5）服药后注意休息，观察药物的疗效，并做好记录。

6）服药期间禁忌生冷、油腻、辛辣等食物。

（叶　静　程桂兰）

参考文献

刁哲欣，胡永进，刘进满 . 2012. 悬饮贴膏外敷佐治恶性胸腔积液 36 例观察 . 河北中医药学报，27(2): 24

范伏元 . 2013. 呼吸科中西医诊疗套餐 . 北京：人民军医出版社

葛均波，徐永健 . 2013. 内科学 . 第 8 版 . 北京：人民卫生出版社

李泽庚，张念志 . 2009. 呼吸病中医临床精要 . 合肥：安徽科学技术出版社

瞿岳云 . 2012. 常见病症中医辨治 . 北京：人民卫生出版社

苏惠萍，赵忠印 . 2014. 中医内科临证必备——呼吸科 . 北京：人民军医出版社

魏江波 . 2014. 浅谈悬饮的治疗体会 . 中国伤残医学，22(8): 201-202

吴小玲，邹学敏．2014．让呼吸畅起来．北京：科学出版社
奚肇庆，王志英．2011．难治性呼吸病辩治与验案．北京：科学技术文献出版社
尤黎明，吴瑛．2012．内科护理学．第5版．北京：人民卫生出版社
张伟，肖曼，董洪珍，等．2013．结核性胸膜炎中医证候分布与胸水B超相关性探讨．辽宁中医药大学学报，15(12)：35-36
张广清．2012．临床常见病中医专科专病护理常规．上海：上海科学技术出版社

第十一章 大 咯 血

【概述】

咯血是指喉及喉以下呼吸道的血管、毛细血管破裂或渗透性增高导致的出血经咳嗽动作从口腔排出。其表现可以是痰中带血或大量咯血。目前对大咯血量的界定，国内外尚无统一标准。有学者提出，将大咯血定义为24小时超过500 ml或者出血速度＞100ml/h，而不考虑是否存在气体交换或者血流动力学的不稳定。

【病因与发病机制】

主要由呼吸系统疾病引起，也可发生于循环及其他系统疾病。在我国，肺结核、支气管扩张、支气管肺癌占咯血病因的前三位。其发病机制：①炎症和肿瘤破坏支气管黏膜或病灶处的毛细血管，使黏膜下血管破裂或毛细血管通透性增加导致出血；②病变直接侵蚀小血管引起血管破裂出血；③病变引起小动脉瘤、小动静脉瘘、曲张的黏膜下静脉破裂，或严重而广泛的毛细血管炎症造成血管破坏或通透性增加导致出血。

【诊断要点】

咯血容易与上消化道出血引起的呕血相混淆，应注意鉴别。

1. 临床表现

（1）先兆表现：咽喉发痒或刺激感,胸闷加剧、胸内发热、口感甜或咸等，其中以胸部不适或咽喉发痒多见。

（2）伴随症状：呼吸急促，氧饱和度下降，心率增快，血压正常或稍低。

2. 辅助检查

（1）X 线或胸部 CT 检查：胸部影像可见肺门影增大，或肺内团块影，病变呈分叶状，周围有细小毛刺，病变亦可形成厚壁、偏心空洞，内壁凹凸不平。部分病例表现为阻塞性肺炎、阻塞性肺不张。断层摄影可显示支气管壁不规则增厚、受压或狭窄征象。

（2）纤维支气管镜：有助于确定咯血的部位，并可做细菌等病原学检查，以及涂片做细胞病理学活检，可列为常规检查，但应在止血 1 周后进行。

3. 实验室检查 痰常规或痰培养、血常规、出凝血时间及血小板计数、免疫学检查等。

4. 血管造影

（1）选择性支气管动脉造影：不仅可以明确出血的准确部位，同时还能够发现支气管动脉的异常扩张、扭曲变形、动脉瘤形成以及体循环 - 肺循环交通支的存在，从而为支气管动脉栓塞治疗提供依据。

（2）肺动脉造影：对空洞型肺结核、肺脓肿等疾患所引起的顽固性大咯血，以及怀疑有侵蚀性假性动脉瘤、肺动脉畸形存在者，应在作选择性支气管动脉造影的同时，加做肺动脉造影。

5. 同位素扫描 出血停止后行通气 / 灌注扫描有助于明确肺栓塞的诊断。

【治疗】

（1）药物治疗：止血药物、血管活性药物、镇静及止咳药物等。

（2）选择性支气管动脉栓塞术。

（3）纤维支气管镜治疗：在纤维支气管镜引导下，

可以吸引、清除积血并直接注入止血药物。

（4）外科手术治疗　适应证：①内科治疗无效或短时期内反复大咯血患者；②一叶肺或一侧肺有不可逆病变（如空洞、毁损肺或支气管扩张症等）且对侧肺无病变或病变稳定者；③在正规抗结核或抗炎治疗情况下仍出现大咯血者；④出血部位明确者；⑤全身重要脏器功能能耐受手术者。

【主要护理问题】

1. 焦虑 / 恐惧　与患者对大咯血的恐惧、担心预后有关。

2. 有窒息的危险　与大量咯血所致呼吸道血液潴留有关。

3. 体液不足　与大量咯血所致循环血量不足有关。

4. 舒适的改变　与限制活动及使用垂体后叶素致腹痛有关。

5. 有感染的危险　与支气管内血液滞留有关。

【护理目标】

（1）咯血量减少或停止。

（2）保持呼吸道通畅，无窒息的发生，或窒息发生后得到有效的抢救及护理。

（3）维持有效循环血量，无休克的发生，或休克发生后得到及时纠正。

（4）患者焦虑 / 恐惧程度减轻，配合治疗及护理。

（5）未发生药物引起的不适或程度轻微，发生不适后及时得到处理。

【护理措施】

1. 一般护理　保持病室安静、清洁、舒适、空气清新，光线稍暗以利于患者休息。

2. 基础护理 保持口腔清洁、大便通畅及床单元整洁、舒适。

3. 饮食护理 大咯血时应禁食，咯血停止后可进食高热量、高蛋白、富含纤维素的温凉流质、半流质或软食，避免摄入容易导致便秘的食物。

4. 体位 患者取平卧位头偏向一侧或患侧卧位，避免血液因重力作用流入健侧肺组织影响健侧肺通气或结核杆菌的肺内播散。

5. 心理护理 医护人员应耐心解释，并向其讲述大咯血抢救成功的病例，以消除患者顾虑。

6. 药物护理

（1）收缩血管药物：临床常用垂体后叶素，其可直接作用于血管平滑肌，具有强烈的血管收缩作用。除收缩肺小动脉外也会收缩冠状动脉、子宫及肠道平滑肌，因此用药过程中，需密切观察患者是否出现头痛、面色苍白、出汗、心悸、胸闷、腹痛、便意及血压升高等副作用。对患有高血压、冠心病、动脉硬化、肺源性心脏病、心力衰竭及妊娠患者，均应禁用或慎用。

（2）扩张血管药物：常用扩血管药物有酚妥拉明、硝酸甘油、硝普钠等。以上药物通过直接或间接地扩张肺动脉、肺毛细血管，降低肺动脉压力，减少循环血量，使血流减缓以利于血栓形成，从而达到止血的目的，同时扩血管药物能保证重要脏器的血供。以上扩血管药物可以单独或与垂体后叶素联合使用。用药期间需密切观察患者的生命体征，尤其是血压，防止直立性低血压的发生。对血容量不足患者，应在补足血容量的基础上应用此药。

（3）镇静、镇咳药物：使用镇静药物，应密切观察患者的神志及意识状态；咳嗽频繁者可根据医嘱使用止咳药物，但应注意观察患者能否有效的将血液咯出，以保持呼吸道通畅。禁用吗啡、哌替啶，以免抑制呼吸。大咯血伴剧烈咳嗽时可口服可待因，年老体弱、肺功能不全者慎用。

（4）亚冬眠疗法：对难治性大咯血患者可以应用亚冬眠疗法，通过中枢镇静作用，扩张周围小动脉，减慢心率，从而降低肺循环压和支气管动脉压而达到止血目的。用药过程中应严密观察患者的神志、生命体征，尤其是体温、血压。加强基础护理，避免压疮的发生。

7. 选择性支气管动脉栓塞术的护理

（1）术前准备：向患者及家属讲解手术方法、目的、效果，以减轻患者的紧张感，取得配合。术前禁食禁饮 4 ～ 6 小时、进行碘过敏试验、备皮及建立静脉通路于左上肢。必要时可肌内注射苯巴比妥钠 0.1g 或地西泮 10mg，解除患者的紧张情绪以保证手术的顺利进行。完善相关检查，包括血常规、肝肾功能、出凝血时间及血型、心电图等。备好术中的药品、导管、器械以及气管切开包、吸痰器和抢救药品等。根据患者体重备 0.5kg 重的沙袋 2 ～ 3 袋。

（2）术中配合

1）体位：患者术中取平卧位，头偏一侧以利血液咯出。

2）保持呼吸道通畅，吸氧 3 ～ 5L/min。

3）心电监护，密切记录患者的生命体征及心电图变化。

4）病情观察，观察患者的神志、面色等；随时询问患者的感受，尤其当医生注入栓塞剂时，如患者主诉胸闷、胸痛、下肢麻木应暂停注入；术中输血者要警惕输血反应的发生。

5）保证静脉通道的通畅，以便于抢救时及时用药。

（3）术后护理

1）一般护理：穿刺侧下肢伸直制动 24 小时，避免剧烈咳嗽、用力排便等增加腹压的动作。以 1 ～ 1.5 kg 重的沙袋压迫穿刺点 6 ～ 8 小时；24 小时后轻微活动，72 小时后方可离床活动。保持呼吸道通畅，必要时给予氧气吸入。给予高蛋白、高热量、高维生素、营养丰富且易消化的饮食。

2）病情观察：严密观察穿刺处伤口敷料有无渗血及皮下血肿；穿刺侧肢体温度、足背动脉搏动及足趾活动情况，至少每 2 ～ 4 小时监测 1 次；咯血的量、颜色及性质，监测生命体征。

3）并发症观察与处理

A. 栓塞反应综合征：临床表现为胸闷、肋间痛、胸骨后烧灼感、吞咽疼痛及发热等，主要是由于纵隔、食管及胸壁组织栓塞后缺血引起的。1 周后可逐步缓解。

B. 异位栓塞：患者出现剧烈的胸痛或止血未成功提示发生了异位栓塞。一旦发现异位栓塞，应立即取出栓塞材料。

C. 脊髓损伤：是支气管动脉栓塞术最严重的并发症，表现为感觉障碍、剧烈背痛、尿潴留、偏瘫等，发生后应立即通知医生进行相关处理。

D. 再咯血：其发生与以下因素有关：栓塞剂选择不当、栓塞不够彻底、吸收性明胶海绵短期内吸收造成部分血管再通、病变部位侧支循环建立、迷走支气管动脉供血等。嘱患者术后尽量避免剧烈咳嗽，对于频繁咳嗽患者积极给予镇咳治疗，同时应密切观察患者痰液的颜色，合并感染者给予抗炎治疗。术后继续应用止血药，待病情稳定后停用。

8. 纤维支气管镜术治疗的护理 详见“纤维支气管镜”章节。

9. 纤维素性支气管炎的特殊护理 由于各种支气管及肺部疾病特别是慢性炎症如支气管扩张、肺结核等导致支气管腔内浆液性渗出，其中蛋白质因局部酸碱环境及酶的作用，沉积于气管、支气管内膜，形成管型，由于机体的排异作用导致管型及气管、支气管内膜剥脱而引起咯血称为纤维素性支气管炎。对疑似纤维素性支气管炎的患者，应将咯出的血性物特别是血凝块咯入盛有水的容器中，多次漂洗后可见漂浮在水上的树枝状管型或条索状物，立即送病理检查，查见纤维素性渗出物即可确诊。

【并发症及处理】

1. 窒息

（1）临床表现：大咯血突然中止；患者表情恐怖、张口瞠目、两手乱抓、抽搐、唇指发绀、大汗淋漓、牙关紧闭、大小便失禁、意识突然丧失。

（2）处理原则

1）取头低脚高位或患侧卧位。

2）迅速清除口、鼻腔内血块，牙关紧闭者，应撬开牙关清除口腔内血块；拍击健侧后背，促使血块排除。

3）保持呼吸道通畅，给予高流量氧气吸入；必要时行气管插管或气管镜直视下取血块。

4）建立静脉双通道，遵医嘱输入呼吸兴奋剂、止血药物等。

5）密切观察病情变化，监测血气分析和凝血机制，警惕再窒息。

2. 失血性休克

（1）临床表现：精神紧张、兴奋或烦躁不安，逐渐发展为表情淡漠、反应迟钝，严重时出现意识模糊、昏迷；皮肤苍白、出冷汗、四肢冰凉；心率、呼吸加快，早期血压正常，后期血压逐渐下降，甚至测不到；尿量逐渐减少，严重者无尿。

（2）处理原则

1）积极治疗大咯血，消除病因。

2）补充血容量。

3）血管活性药物的应用。

4）纠正酸中毒。

5）保暖。

【特别关注】

（1）窒息的先兆症状及抢救。

（2）选择性支气管动脉栓塞术的围术期护理。

（3）纤维素性支气管炎的护理。

【知识拓展】

选择性支气管动脉栓塞术发展史

法国学者 Remy 于 1974 年首次报道对 7 例大咯血患者进行支气管动脉栓塞术，并于 1977 年在 *Radiology* 杂志上再次报道 104 例。20 世纪 80 年代中后期，我国学者开始对难治性大咯血患者进行支气管动脉栓塞术。经过 30 多年的发展，临床对该技术进行了大量的研究，现能对出血部位进行精确定位，达到止血的目的。此方法是反复性、难治性大咯血患者的首选治疗方法。

（蒋　丽　陈　婷　王　锋）

【中医治疗原则及护理】

咯血属于中医学“血证”的范畴，是指来自肺或气管之血，随咳嗽而出的症状。主要见于肺部和支气管疾病。中医认为，其病因由于肺热气燥，清肃之气不行，脾胃上输之津液转从热化，煎熬而成痰沫；外邪侵袭，肺气壅遏不宣，因而咳嗽；肺壅燥热，伤及肺系之脉络，而致咯血。

1. 中医辨证分型

（1）肺热壅盛：咯血量多，血色鲜红或夹有黄痰，或脓痰腥臭，心烦口渴，舌质红，舌苔黄腻，脉滑数。

（2）肝火犯肺：咳呛气逆，胁痛善怒，咯血鲜红，面赤口苦，舌质红，舌苔黄，脉弦数。

（3）阴虚肺热：反复咯血，血色鲜红，干咳咽燥，舌质红，舌苔黄少津，脉细数。

（4）气虚不摄：反复咯血，血色鲜红或夹紫暗血块，气短胸闷，自汗，舌淡或有紫色瘀斑，舌苔薄白，脉滑数。

（5）瘀血阻滞：出血大多色泽较暗，夹有血块，伴有胸痛如针刺、拒按、痛有定处、便血、舌紫暗，脉涩。

2. 中医治疗原则 本病常予分型治疗。肺热壅盛，治法当以清热解毒、宣肺化痰；肝火犯肺，治法当以清肝泻肺、凉血止血；阴虚肺热，治法当以滋阴润肺、宁络止血；气虚不摄，治法当以补益肺气、润肺止咳；瘀血阻滞，治法当以活血化瘀、行气消滞。

3. 中医调护

（1）生活起居护理

1）观察生命体征及病情变化，及时通知医生进行处置并做好记录。

2）口腔护理：患者咯血后，口腔内、呼吸中均有异味且易致口腔感染，应加强口腔护理，可用3%银花甘草液或淡盐水漱口，危重病人应每2～4小时清洁口腔一次，防止口腔感染。

3）保持室内空气流通，注意温湿度适宜：气候的变化对发病有明显的影响，故每当气温变化剧烈时及时添减衣被，注意保暖，避免感冒，保证足量的饮水，以充分湿化气道。

4）咯血患者应避免房劳过度，以利精气内养气血平和，减少咯血的诱发因素，反复咯血、气血两虚者，宜常服归脾丸。

（2）情志护理：患者常因大量咯血而感到恐惧和紧张，尤其是反复咯血者，更因对疾病的恐惧而忧虑和急躁，从而加重病情，这时应特别加强情志护理，给予耐心的安慰劝说，以免心情不畅，肝气郁结，导致咯血的再次发生。

（3）临症施护

1）咳嗽、咯血

A. 观察咳嗽、咯血的程度、性质、持续时间等，痰液或血液的量、色、性质等。

B. 咳嗽、咯血时应密切观察有无喘促、发绀等伴随症状。

C. 及时清除气道内血液、痰液或行体位引流，保持气道通畅。

D. 咳嗽咯血后应经常漱口，清除血污之品及异味，保持口腔清洁。

E. 避免心情不畅、肝气郁结，导致咯血的反复发生。

F. 可行针灸治疗、穴位注射、穴位贴敷等。

2）咯血窒息的抢救

A. 如患者在咯血过程中突然觉胸闷，烦躁不安，端坐呼吸，气促发绀，血液咳出不畅等窒息表现应立即进行抢救。

B. 立即将患者头偏向一侧，轻拍背部，迅速清除呼吸道及口咽部血块及分泌物。

C. 保持呼吸道通畅，必要时使用负压吸引装置清除分泌物。

D. 给予高浓度吸氧。

E. 密切观察病情，安慰患者，指导患者放松，缓解患者焦虑紧张情绪。

3）血脱：一旦出现气随血脱之证，应立即将患者卧位去枕，注意保暖，测量血压，立即通知医生，急给独参汤或参附汤频服，以益气敛阴，回阳固脱。

（4）饮食调护

1）大咯血时应暂禁食，咯血停止后宜进食清淡、易消化、富含营养的食物，如新鲜蔬菜、水果、瘦肉、鸡蛋等。

2）禁食辛辣香燥、油腻炙娇之品及过烫、过热食物，以免再动血妄行，同时应戒烟酒。

3）出血多的患者耗伤阴津，止血后可分次饮用清淡流质及半流质饮食，如鲜藕汁、梨汁、西瓜汁等，具有养阴生津、清热润燥的作用，有利于病情恢复。

（5）中医特色治疗护理技术

1）针灸治疗

A. 可针刺列缺、合谷、太渊、三阴交、肺俞、孔最、鱼际等穴位，每日 1 次。

B. 虚证可灸肺俞、气海。

2）穴位注射：可用鱼腥草注射液 1 ～ 2ml 双侧孔最

穴位注射。

3）穴位贴敷：以硫磺 18g，肉桂 3g，冰片 9g，大蒜头 1 个共捣泥，摊于油纸或柔软菜叶上，敷于双侧涌泉穴。

（6）用药护理

1）内服中药汤剂：一般宜温凉服，服药时不要服可乐、咖啡等饮料及浓茶。

2）内服中成药：如三七末、云南白药、紫黄液、紫地宁血散等。

3）服药后注意观察药效及有无不良反应。

（朱玲莉　黎贵湘）

参考文献

曹玉书，童皖宁，曾葭．2013. 垂体后叶素雾化吸入治疗难治性咯血的临床观察．实用临床医学，14(9): 18-19

樊安英，沈淑俊，王秀华．2011. 大咯血患者亚冬眠疗法的观察与护理．中华现代护理杂志，17(13): 1555-1556

李廷谦，夏庆．2009. 中西医结合．北京：人民卫生出版社

王娟，王婷，张杰．2013. 大咯血的界定及临床救治原则．中华临床医师杂志，7(21): 9416-9418

吴小玲，邹学敏．2014. 让呼吸畅起来．北京：科学出版社

叶任高，陆再英．2004. 内科学．第 6 版．北京：人民卫生出版社

张雅丽．2010. 常见病症中医护理健康教育．北京：中国中医药出版社

赵惠敏．2014. 支气管动脉栓塞术治疗大咯血患者围手术期的护理．中国实用医药，9(34): 171-172

第十二章 肺 癌

【概述】

原发性支气管肺癌(primary bronchogenic carcinoma)简称肺癌（lung cancer），为起源于支气管黏膜或腺体的恶性肿瘤，主要分为小细胞肺癌（small cell lung cancer，SCLC）和非小细胞肺癌（non-small cell lung cancer，NSCLC）两大亚群。

据国际癌症研究署（IARC）报告，目前肺癌已成为全球发病率最高、死亡人数最多的恶性肿瘤。平均每年约有新发病例 135 万，死亡病例 118 万。近年来，我国肺癌的发病率与死亡率呈明显上升趋势，在 2000 ～ 2005 年，我国肺癌患者数从 38 万增加至 50 万。原卫生部 2008 年的统计数据显示，肺癌占恶性肿瘤死亡总数的 22.7%，居我国肿瘤死亡原因首位。

【病因与发病机制】

肺癌的病因和发病机制尚未明确，一般认为与下列因素有关：①吸烟；②职业致癌因素；③空气污染；④电离辐射；⑤饮食与营养，食物中天然维生素 A、维甲类、β 胡萝卜素和微量元素（锌、硒），尤其是维生素 E、维生素 B_2 的摄入量与以后癌症的发生呈负相关；⑥遗传与病毒感染等。

【病理】

1. 按解剖学部位分类 分为中央型肺癌和周围型肺癌。

2. 按组织学分类 肺癌的组织学命名以WHO分类系统为基础。首先根据光学显微镜下的细胞形态、结构特征区分出SCLC与NSCLC。根据酶标等方法又可将NSCLC进一步分为鳞状细胞癌、腺癌、腺鳞癌、大细胞癌、类癌及肉瘤样癌等亚型。

（1）小细胞肺癌，又称小细胞未分化癌，在肺癌中恶性程度最高。

（2）鳞状细胞癌，简称鳞癌，多见于老年男性，与吸烟关系密切。

（3）腺癌，主要起源于支气管黏液腺，可发生于周边或中央气道，多见于女性，与吸烟无密切关系。由于腺癌血管丰富，故局部浸润和血行转移较早，容易累及胸膜引起胸腔积液。

（4）大细胞肺癌，是一高度恶性的上皮肿瘤，多发生于周边肺实质。

（5）腺鳞癌，具有明确的鳞癌和腺癌的组织结构。

【诊断要点】

1. 临床表现 肺癌临床表现与肿瘤大小、类型、发展阶段、所在部位、有无并发症或转移有密切关系。部分患者早期无症状，但多数患者就诊时可出现刺激性干咳和痰中带血、声音嘶哑、胸痛、呼吸困难等呼吸道症状，同时可伴有厌食、乏力、体重下降等。

2. 辅助检查

（1）影像学检查：①胸部X线检查是发现支气管肺癌的最基本方法；②胸部CT具有更高的分辨力，可发现直径小于5mm的病灶；③磁共振（MRI）在明确肿瘤与大血管之间的关系、分辨肺门淋巴结或血管阴影方面优于CT，但对肺门病灶分辨率不如CT。

（2）痰脱落细胞检查的阳性率可达 80% 左右，如配合免疫组化检查，可提高阳性率。

（3）纤维支气管镜检查是诊断肺癌的主要方法。

（4）病理学检查：肺活检、锁骨上肿大淋巴结和胸膜活检等，对肺癌的诊断具有决定性意义。

【治疗】

肺癌的治疗手段有多种，主要根据患者的机体状况、肿瘤的病理类型和临床分期，采取相应的综合治疗措施。

（1）手术：非小细胞肺癌首选手术治疗，辅以化疗和放疗。

（2）化疗和放疗:小细胞癌多选用化疗加放疗加手术。

（3）介入性治疗：包括支气管动脉灌注化疗、经纤支镜介导治疗。

（4）生物反应调节剂和生物靶向治疗。

（5）中医药治疗：可延长患者的生存时间，提高其生活质量。

【主要护理问题】

1. 焦虑 / 恐惧　与患者对癌症的恐惧、担心预后有关。

2. 舒适的改变　与疼痛有关。

3. 营养失调：低于机体需要量　与食欲减退、恶性肿瘤所致的消耗增加有关。

4. 潜在并发症　肺部感染、呼吸衰竭、术后出血、化疗药物不良反应、放射性食管炎、放射性肺炎等。

【护理目标】

（1）患者焦虑 / 恐惧程度减轻，配合治疗及护理。

（2）疼痛减轻。

（3）患者营养状况得到改善或维持。

（4）未发生相关并发症，或并发症能得到及时治疗与处理。

（5）放、化疗反应减轻。

【护理措施】

1. 术前护理

（1）心理护理：做好患者和家属的心理护理，减轻患者的焦虑和恐惧，增强战胜疾病的信心，使患者做好必要的准备，完成治疗方案。

（2）手术前护理：详见胸外科疾病护理。

2. 术后护理 详见胸外科疾病护理。

3. 姑息治疗的护理

（1）心理支持：给予患者心理支持和安慰，帮助患者乐观的对待疾病。对晚期肺癌转移的患者，与家属一道对患者进行临终前护理，使患者平静地走完人生最后旅途。

（2）缓解疼痛：帮助患者采取舒适的卧位和姿势，尽可能转移患者的注意力，如让患者听音乐、与其聊天等，调整好患者的情绪和行为。遵医嘱定时使用止痛药。

（3）饮食与营养：应给予高蛋白、高热量、高维生素、易消化吸收的食物，如新鲜肉类、蛋类、奶制品、豆制品、新鲜蔬菜和水果等，尽量避免刺激性食物，避免产气的食物如地瓜、韭菜等。有吞咽困难者应给予流质饮食，进食时取半卧位以防止吸入性肺炎和呛咳，甚至窒息。

（4）常见化疗反应的护理

1）白细胞降低：预防呼吸道感染，必要时进行保护性隔离。

2）红细胞降低：遵医嘱用药，及时处理。

3）血小板降低：避免跌伤和擦伤，有创治疗后延长局部压迫时间。

4）脱发：接受某些化学药物治疗后，会出现头发部分或全部脱落，为避免或减轻患者出现自我形象紊乱的心理，在化疗之前可预先剪短头发，使患者感到脱发不那么明显；准备假发、头巾、帽子或适当发饰，在脱发前先改变装扮，使患者慢慢适应；协助整理头发时勿用力，动作应轻柔。

5）其他：如口腔溃疡、恶心、呕吐、腹泻、便秘等护理措施详见《肿瘤科护理手册》。

（5）常见放疗反应的护理

1）放射性食管炎：放射治疗期间患者多吃软质、温凉的食物如：稀饭、糊状的食物等，多饮水。

2）疲倦：注意休息，避免劳累。

3）皮肤护理等详见《肿瘤科护理手册》。

【预防】

约 85% 的肺癌发生于吸烟者或既往吸烟者，所以肺癌是一种可以有效预防的疾病，首要的预防措施是远离烟草。因此，应积极开展控烟、戒烟是防止肺癌发生的最佳方法。

【特别关注】

（1）肺癌患者的预后取决于能否早期诊断、及时治疗。隐性肺癌早期治疗可痊愈。

（2）定期体检，以期早期发现，早期治疗。

（3）化疗药物毒副反应的观察与预防。

【前沿进展】

肺癌早期表现——肺部磨玻璃结节

肺部磨玻璃结节（ground glass nodule，GGN）是早期肺癌的重要表现形式，其检出及随诊主要依赖肺高分辨率CT（high resolution CT，HRCT），随着高分辨率CT的广泛应用，越来越多的肺磨玻璃结节被发现，然而，肺磨玻璃结节除见于细支气管肺泡癌（bronchioloalveolarcarcinoma，BAC）、腺癌、不典型腺瘤样增生（atypical adenomatoushyperplasia，AAH）外，也见于炎性病变、局灶性出血或纤维化等，因此，对肺磨玻璃结节的正确鉴别，将直接影响随后的处理和疾病的发展。有学者提出：当GGN的最大径≥16.35mm、出现毛刺征或分叶征提示浸润癌；当GGN内部出现空泡征则提示其为恶性；GGN内部含有实性成分或其形状不规则，可以鉴别浸润癌与微浸润癌；GGN内部有血管穿行可以用于鉴别浸润癌与良性病灶；GGN的预后好，仅0.83%病例出现远处转移。

【知识拓展】

认识“三手烟”

随着科普工作的开展，人们对吸一、二手烟给身体带来的危害已有较广泛的认识，但对“三手烟”的健康危害认识就远远不足。调查发现，超过95.4%的非吸烟者和84.1%的吸烟者认识到二手烟对健康的危害。与之相比，只有65.2%的非吸烟者和43.3%的吸烟者认识到三手烟对的危害。不少家庭，吸烟的人会被“请”到阳台去，岂不知，这只是把“二手烟”变成“三手烟”而已，危害仍然存在。“三手烟”是烟草燃烧后的化学物质。它会发散、滞留在烟灰缸、车内、墙壁、家具、衣服、毛发、地毯上，并不随着开窗换气而烟消云散，即便关上厨房门再打开抽油烟机时吸烟、去阳台吸烟，回到室内的吸烟者，仍会将有氢氰酸、丁烷、甲苯、砷、铅、一氧化碳、钋 201 等10余种高度致癌化合物的“三手烟”带回来。可以说，“三手烟”是开窗吹不走的烟草残余物。据美国哈佛大学医学院研究，儿童喜欢抚摸和用舌头舔各种物体，并把手指放在嘴里，因此“三手烟”的烟毒对儿童造成的危害要比成年人大20倍以上。

（蒋　丽　李艳丽　敖冬梅）

【中医治疗原则及护理】

肺癌属中医“肺积”、“痞癖”、“咯血”、“肺痈”、“息贲”、“劳嗽”等范畴，目前，不同学者对其病因病机有不同的认识，但不外乎与正气内虚、烟毒内蕴、邪毒侵肺及痰湿聚肺等有关。

1. 中医辨证分型

（1）肺脾气虚证：久咳痰稀，胸闷气短，神疲乏力，腹胀纳呆，水肿便溏。舌质淡苔薄、边有齿痕。

（2）肺阴虚证：咳嗽气短，干咳痰少，潮热盗汗，五心烦热，口干口渴。舌赤少苔，或舌体瘦小、苔薄。

（3）气滞血瘀证：咳嗽气短而不爽，气促胸闷，心胸刺痛或胀痛，痞块疼痛拒按，唇暗。舌紫暗或有瘀血斑、苔薄。

（4）痰热阻肺证：痰多咳重，痰黄黏稠，气憋胸闷，发热。舌质红，苔黄腻或黄。

（5）气阴两虚证：咳嗽有痰或无痰，神疲乏力，汗出气短，午后潮热，手足心热，时有心悸。舌质红苔薄，或舌质胖有齿痕。

2. 中医治疗原则 在中医整体观念指导下，通过对肺癌的病因、病理、发病等全面分析、判断、正确辨证后确定其中医治疗原则如下。

（1）扶正祛邪：此为中医治疗肺癌的两大法则。

（2）“三因”制宜：指从实际出发，制订适当的治疗方法，也就是个体化治疗。

（3）辨证与辨病相结合：突出在辨病基础上进行辨证治疗。

（4）杂合以治：鉴于肿瘤病的复杂性、特殊性，强调运用中医辨证观和整体观，有计划地、合理地应用各种治疗手段，提高肺癌患者生存质量，最大限度延长生存周期，即与现代肿瘤“综合治疗”十分相似。

3. 中医调护

（1）生活起居护理

1）保持环境安静、舒适，室内空气新鲜，温湿度适宜，避免刺激性气味。

2）长期卧床、消瘦、恶病质者，协助做好口腔护理及皮肤护理；晚期或有骨转移的患者，应尽量减少活动。

3）病情稳定期也应慎风寒、节饮食、戒恼怒，节制房事等，防止诱发病情加重。

4）适当参加体育锻炼，增强体质，提高抗病能力。

（2）情志护理

1）采用暗示疗法、认知疗法、移情调志法，帮助患者建立积极的情志状态。

2）指导患者倾听五音中的商调音乐，抒发情感，缓解紧张焦虑的情绪，达到调理气血阴阳的作用。

3）责任护士多与患者沟通，关心体贴、耐心劝导，做好健康教育，消除患者焦虑、恐惧心理，树立患者战胜疾病的信心。

4）鼓励家属多陪伴患者，亲朋好友给予情感支持。

5）鼓励病友间相互交流治疗体会，提高认知，增强治疗信心。

（3）临症施护

1）咳嗽咳痰

A. 观察咳嗽的程度、持续时间，以及痰液的颜色、性质、量及气味等。

B. 观察有无痰中带血，若发生大咯血，嘱患者勿屏气，头偏向一侧，尽量将血咯出，及时通知医生进行抢救。

C. 咳痰不畅时按辨证不同给予中药雾化吸入。

D. 经皮神经电刺激：选取定喘、肺俞穴进行穴位刺激。

E. 耳穴贴敷：使用王不留行籽耳贴取神门、肺、气管、肾上腺、肝、咽喉等穴贴敷。

F. 胸部物理治疗配合穴位按摩：在使用振动排痰器的同时取列缺、肺俞、定喘、膏肓穴等穴进行穴位按摩。

G. 痰多时，饮食宜清淡，忌肥甘厚味，避免助湿生痰。

2）呼吸困难

A. 观察呼吸困难的程度以及呼吸的频率、节律等，及时记录病情变化。

B. 协助患者取舒适体位，如患侧卧位、半卧位或端坐位，持续氧气吸入。

C. 教会患者自我调适的方法，如转移疗法、放松疗法，包括听音乐、瑜伽术、松弛术、催眠术等。

D. 耳穴贴敷：取心、交感、皮质下等穴进行耳穴贴敷，每次按揉 3 ～ 5 分钟，每日按揉数次。

E. 艾灸：取神门、内关、通里等穴。

F. 保持大便的通畅，切忌用力大便，如便秘可给予复方大黄膏神阙穴贴敷或者局部按摩天枢穴。

G. 饮食清淡，富营养，易消化，忌食辛辣、煎炸之品。

3）发热

A. 观察热型及伴随症状，遵医嘱针刺大椎、曲池、合谷等穴位，也可在上述穴位给予拔罐治疗，若体温持续不降，给予药物退热。

B. 保持室内合适的温度、湿度，以患者感觉舒适为宜。

C. 卧床休息，避免劳累，保证充足的睡眠。

D. 协助多饮温开水，黄菊花泡水漱口。

E. 穴位贴敷五倍子粉醋调后神阙穴贴敷。

F. 给予清热解毒的中药如板蓝根、大青叶等，宜温服。

4）疼痛

A. 劳逸结合，起居有常，顺应四时变化，保证充足的休息及睡眠。

B. 呼吸新鲜空气，音乐放松疗法。

C. 穴位按摩：足三里、涌泉、内关、曲池等穴穴位按压，力度要以有酸胀感为宜。

D. 饮食调护：进食富营养、易消化等食物，少量多餐。

5）营养失调

A. 评估患者活动时的耐力水平，观察神志、生命体征、面色、精神状态等，注意有无头晕目眩、心慌气短、汗出等情况。

B. 穴位按摩：取足三里、涌泉、内关等穴，亦可用虎口按摩双侧肾俞。

C. 艾灸：选取足三里、涌泉进行艾灸起到鼓舞正气，增强机体抗病能力的作用。

D. 注意饮食调护，加强营养，进食健脾补益气血之品，合理膳食搭配，增加食欲，保证机体的需要量。

6）放化疗后护理

A. 与患者及家属共同评估其心理状况，并针对个体情况进行针对性情志护理。

B. 耳穴贴敷：使用王不留行籽耳贴取脾、胃、三焦、胰胆穴进行贴敷。

C. 穴位按摩：选取足三里、阳陵泉、内关等穴进行穴位按摩，有助于调理脾胃功能，防治放化疗后的食欲不振及恶心呕吐等消化道症状。

D. 腹部按摩加穴位贴敷：以中脘、气海、关元穴顺时针按摩后予芒硝神阙穴贴敷。

E. 针刺治疗选取内关穴及足三里进行针刺，行平补平泻手法。

F. 进食清淡易消化食物，忌肥甘厚味、甜腻及产气之品，少食多餐，若病人有呕吐，应协助其漱口并更换污染的被服。

（4）饮食调护

1）患者应严格戒烟、酒、茶。忌助阳发物如猪头肉、羊肉、驴肉、鹿肉、狗肉、公鸡肉等。

2）饮食有节，术后忌油腻、生冷食物，放疗期间忌辛辣之品及海腥发物，化疗期间忌油腻碍胃之品。

3）注意辨证择食。热证宜选用寒凉性食物，寒证宜用热性食物。阳热偏盛者不宜用桂圆、荔枝等食物，虚寒体质者不宜用西瓜、黄瓜等寒凉食物，阴虚者少食辣椒、葱、姜等辛散之品，可多食百合、银耳、海参等。

4）药膳可用板栗烧猪肉、补肺乌骨鸡汤、虫草鸭或三七鸡等。

（5）中医特色治疗护理技术

1）穴位贴敷：详见“慢性阻塞性肺疾病”章节。

2）穴位按摩：详见“慢性阻塞性肺疾病”章节。

3）艾灸：详见“慢性阻塞性肺疾病”章节。

4）针刺治疗：详见“慢性阻塞性肺疾病”章节。

（6）中药用药护理

1）内服中药

A. 止咳糖浆：不要用水稀释，服用后勿漱口；避免污染瓶口。

B. 益肺清化膏：饭后半小时口服；忌辛辣、油腻食物。

C. 肺瘤平膏：饭后半小时温水冲服，腹泻、咯血者忌用。

2）注射给药

A. 康莱特注射液：对薏苡仁油、大豆磷脂、甘油过敏者慎用；建议使用中心静脉置管给药；使用带终端滤器的一次性输液器。

B. 复方苦参注射液：严格控制输液速度，不宜超过 40 滴 / 分钟。

C. 榄香烯注射液：稀释后宜在 4 小时内输注完成；建议使用中心静脉置管给药。

（陈本会 黎贵湘）

参考文献

陈灏珠 , 林果为 . 2009. 实用内科学 . 第 13 版 . 北京 : 人民卫生出版社

冯玉麟 , 徐治波 . 2013. 烟草工业与人类健康 . 四川大学出版社

郭敬 , 周娇媚 , 陈扬 , 等 . 2013. 肺癌中医护理方案临床应用实践 . 中国护理管理 , 13(10): 17-18

国家中医药管理局医政司 . 2010. 22 个专业 95 个病种中医诊疗方案 2010 合订本

国家中医药管理局医政司 . 2013. 2013 年全国 13 个病种的中医护理方案

李为民 , 刘丹 , 卢铀 . 肺癌诊治水平的进展与提高 . 四川大学学报 (医学版), 2014: 45(2): 289-292

李泽庚，张念志. 2009. 呼吸病中医临床精要. 合肥：安徽科学技术出版社
李俊英，余春华，李虹. 2011. 肿瘤科护理手册. 北京：科学出版社
罗文，陈银崧，岑碧之，等. 2015. 肺癌中医护理方案在临床中的应用. 中国实用医药，10(8): 287-289
毛兵. 2013. 针灸学. 成都：四川大学出版社
彭廷云，刘梨，廖若夷，等. 2015. 肺癌中医护理方案对Ⅲ-Ⅳ期肺癌患者生活质量的影响. 中医药导报，21(2): 94-96
王吉耀，廖二元，胡品津. 2006. 内科学. 北京：人民卫生出版社
吴小玲，邹学敏. 2014. 让呼吸畅起来. 北京：科学出版社
尤黎明，吴瑛. 2012. 内科护理学. 第5版. 北京：人民卫生出版社
Reck M, Kalser R, Eschbach C, et al. 2011. Phase II doubleblind study to investigate efficacy and safety of two doses of the triple angiokinase inhibitor BIBF 1120 in patients with relapsed advanced non-small-cell lung cancer. Ann Oncol, 22(6): 1374-1381

第十三章　睡眠呼吸暂停综合征

【概述】

睡眠呼吸暂停（sleep apnea，SA）系指睡眠过程中，口和鼻呼吸气流均停止10秒以上。低通气：指睡眠过程中呼吸气流强度（幅度）较基础水平降低50%以上并伴有血氧饱和度（SaO_2）较基础水平下降≥4%，持续10秒以上。

睡眠呼吸暂停低通气综合征（sleep apnea hypopnea syndrome，SAHS）是指7小时睡眠中呼吸暂停及低通气反复发作在30次以上，或呼吸紊乱指数，即平均每小时睡眠中的呼吸暂停+低通气次数≥5次/小时。根据发病机制不同，可分为中枢型、阻塞型和混合型三种，其中以阻塞型最常见。目前把阻塞型和混合型两种类型统称为阻塞型睡眠呼吸暂停低通气综合征（obstructive sleep apnea hypopnea syndrome，OSAHS）。

国内外的流行病学资料表明，本病发病率为2%～4%，男女比例2～4∶1，进入更年期后女性患病率明显增加。研究显示，本病不但降低生活质量，还可引起多种并发症，严重者可危及生命，必须给予足够的重视。

【病因与发病机制】

引起睡眠呼吸暂停和低通气的因素主要包括：

1. 上气道解剖学异常　包括鼻腔阻塞、Ⅱ度以上扁桃体肥大、软腭松弛、腭垂过长、咽腔狭窄、咽部肿瘤、舌体肥大、舌根后坠、下颌后缩、颞颌关节功能障碍和小颌畸形等。

2. 肥胖　体重超过标准体重的20%或以上，体重指数≥24kg/m^2。

3. 年龄 成年后随年龄增长患病率增加；女性绝经期后患病者增多，70岁以后患病率趋于稳定。

4. 性别 更年期之前男性患病者明显多于女性。

5. 家族史 部分患者具有明显家族遗传倾向。

6. 饮酒 长期大量饮酒和（或）服用镇静催眠药物。

7. 吸烟 长期重度吸烟。

8. 其他 包括甲状腺功能低下、肢端肥大症、垂体功能减退、淀粉样变性、声带麻痹、其他神经肌肉疾患（如帕金森病）、长期胃食管反流等。

9. 发病机制

（1）睡眠时呼吸中枢对各种刺激的反应性降低。

（2）中枢神经系统对低氧血症特别是二氧化碳浓度改变引起的呼吸反馈调节的不稳定性。

（3）呼气与吸气转换机制异常。

（4）上气道解剖学异常的患者，如：睡眠状态下上气道软组织、肌肉的塌陷性增加；睡眠期间上气道肌肉对低氧和二氧化碳的刺激反应性降低。

【诊断要点】

1. 临床表现 夜间睡眠过程中，打鼾且鼾声不规律，呼吸及睡眠节律紊乱，反复出现呼吸暂停及觉醒，自觉憋气，夜尿增多。晨起头痛，头晕，口干，白天嗜睡明显，常常出现难以抑制的嗜睡，记忆力下降；严重者出现心理、智能、行为异常等。

2. 辅助检查

（1）多导睡眠图（polysomnography，PSG）监测：包括整夜PSG监测、夜间分段PSG监测、午后小睡的PSG监测，其中整夜PSG监测是目前诊断OSAHS的标准方法。

（2）纤维鼻咽喉镜检查：是目前临床应用最广泛、诊断 OSAHS 重要而客观的检查指标。

（3）影像学检查：头颅正侧位 X 线检查可了解头颅骨性结构和咽气道狭窄，三维影像学检查包括上呼吸道 CT、MRI 及超高速 CT 等。

（4）实验室检查：部分患者可出现红细胞和血色素增高。动脉血气分析可有不同程度的低氧血症和二氧化碳分压增高。

（5）心电图：可出现心律失常。

（6）肺功能：部分可表现为限制性通气功能障碍。

【治疗】

1. 非手术治疗

（1）一般治疗：减肥、控制饮食和体重、适当运动；戒烟、慎用镇静催眠药及其他可引起或加重 SAHS 的药物；侧卧位睡眠，适当抬高床头，白天避免过度劳累。

（2）药物治疗：对鼻塞的患者睡前使用血管收缩剂滴鼻，有利于上气道开放。常用药物还有呼吸兴奋剂甲羟孕酮、乙酰唑胺等；改变睡眠结构的普罗替林、氯西咪嗪等。

（3）气道内正压通气治疗：为成人 OSAHS 患者的首选治疗方法。适用于中、重度 OSAHS 患者，或者轻度 OSAHS 但症状明显或有合并症的患者。包括经鼻持续气道正压通气（CPAP）、自动调节持续气道正压通气（Auto-CPAP）、双水平气道正压通气（BiPAP）等，其中以口鼻 CPAP 最为常用。

（4）口腔矫治器：适用于单纯鼾症及轻中度的

OSAHS患者，特别是有下颌后缩者。禁忌证：重度颞下颌关节炎或功能障碍，严重牙周病，严重牙列缺失，严重鼻塞者不宜使用。

2. 外科手术治疗

（1）腭垂腭咽成形术（UPPP）及其改良术：适用于咽腔狭窄的患者，易复发，术后仍应随访和监测患者呼吸暂停和低氧血症的改善。

（2）正颌手术：包括下颌前徒术、颏前徒术、颏前徒和舌骨肌肉切断悬吊术、双颌前徒术等。

（3）气管切开造口术：用于严重的OSAHS伴严重低氧血症，导致昏迷、肺心病心衰或心律失常者，是防止上气道阻塞、解除窒息最有效的急救措施。

（4）其他：鼻部手术、扁桃体和腺样体手术、舌体部分切除术、舌骨悬吊术等。

【主要护理问题】

1. 气体交换受损 与睡眠时呼吸暂停或低通气有关。

2. 睡眠型态紊乱 与睡眠中出现打鼾、呼吸暂停和憋醒有关。

【护理目标】

（1）通气及低氧血症得到改善。

（2）睡眠及生活质量得到提高。

【护理措施】

SAHS患者的护理包括围术期护理和日常护理。

1. 术前护理 评估患者一般情况，向患者及家属解释手术、麻醉和护理方法，以减轻恐惧及矛盾心理，遵医嘱进行术前准备。协助完成PSG检查，相关指导如下。

（1）讲解检查的目的、方法及注意事项取得患者配合。

（2）指导受检者在检查前洗头，男性刮胡须，不能使用头油、摩丝、面霜和化妆品，保持头面部清洁，以保证监测电极与身体皮肤接触良好。

（3）检查前晚餐要少饮水或少进流食，有睡前饮茶习惯的人不必绝对禁止，但要酌情减量。禁服咖啡等兴奋性食品，禁饮酒，禁服镇静药，有睡前服镇静催眠药习惯者可改服思诺思，按常规睡眠时间到达检查室开始检查。

（4）检查期间不能下床或坐起活动，床边备小便器以备需要时取用。讲解连接传感器的意义与目的，防止因患者身体转动而引起传感器脱落，影响结果；教会患者放松呼吸技巧及异常情况通知医生的方式。

2. 术后护理

（1）保持呼吸道通畅：薄枕平卧位，头偏向一侧。选择适当氧疗方式，保证血氧饱和度不低于 90%，及时清除口、鼻腔分泌物，备口咽通气管，防止意外发生。严密观察患者的面色、呼吸、精神及局部水肿情况，发现异常及时报告医师处理。

（2）观察和预防创面出血：在患者未完全清醒前，密切观察口腔分泌物，了解创面出血情况。清醒后，嘱患者将口腔分泌物吐出，发现患者出现吞咽动作，警惕伤口出血的可能。密切观察患者的生命体征、精神状况、皮肤颜色、温度等情况。

（3）疼痛护理：咽部疼痛在术后 24 小时内最严重，对疼痛不能耐受者，遵医嘱给予止痛药物，必要时使用镇痛泵。鼓励患者早期进食温凉流质饮食和适当讲话，以减轻咽肌痉挛引起的疼痛。

（4）饮食护理：患者麻醉完全清醒 6 小时后，口腔分泌物无血丝，可进温凉流质饮食，第 2 日可进半流质饮食，2 周后恢复正常饮食。每日评估患者进食量及营养，必要时遵医嘱给予静脉高营养。

（5）切口护理：术后第 2 日给予口腔护理，每日 2 次，餐后使用生理盐水漱口，遵医嘱给予雾化吸入。

3. 气道正压通气护理 患者正确使用无创呼吸机，保证夜间治疗时间，选择合适的面罩，做好气道湿化，防止皮肤破损，做好心理护理、减少噪声，提高患者治疗依从性，详见无创机械通气治疗章节。

【预防】

（1）控制体重：大量研究表明，鼾症的发生与肥胖有很大的关系，尤其是肥胖引起的粗大颈围，患者颈围越粗，发生 OSAHS 的危险性越高，病情越重。

（2）戒烟戒酒。

（3）改变睡眠姿势：右侧卧位可以缓解睡眠姿势对鼾症的影响。

（4）积极治疗原发病，保持室内空气流通，预防呼吸道感染。

【特别关注】

无创正压通气在 OSAHS 中的应用。

【前沿进展】

2011 年《阻塞性睡眠呼吸暂停低通气综合征诊治指南（修订版）》首次明确指出，无创 CPAP 是成人 OSAS 患者的首选治疗方法。2013 年版美国《阻塞性睡眠呼吸暂停综合征治疗临床指南》强烈建议持续气道正压（CPAP）治疗作为OSAS患者的初始治疗手段。CPAP通气即用鼻、面罩持续将正压气流送入气道，使气道在整个呼吸周期因处于正压状态而不出现塌陷，从而治疗OSAS。

研究发现，CPAP治疗可以明显改善OSAS患者Epworth睡眠量表（ESS）评分，降低AHI和觉醒指数，提高夜间最低血氧饱和度，因此推荐其作为OSAS的初始治疗，但长期CPAP治疗对心血管疾病、病死率的影响及是否提高生存质量证据不足。对于已经进行CPAP治疗的OSAS患者，临床医护人员应关注其治疗依从性和疗效评估，护理人员在健康指导和电话随访方面可有更广阔的空间。

【知识拓展】

睡眠呼吸暂停的由来

关于睡眠呼吸暂停的最早描述要追溯到古希腊神话中有关巴克利斯的记载。他生于公元前360年，是宙斯的儿子、主管酿酒的神。生来就奇胖无比，以至于会客时必须在面前放置一个大箱子，遮住身体的其他部位，只露出头脸来与人交谈，吃饭时只能通过人工的方法，将饮食送到胃里。除了暴饮暴食外，他还十分贪睡，需要专人将又细又长的针通过肥厚的脂肪层刺入肌肉，只有剧烈的疼痛才能将他从酣睡中唤醒。睡眠时他还发出可怕的鼾声，频繁出现呼吸停止，最终死于窒息。1836年，英国作家查尔·狄更斯在他的作品《匹克威克外传》中详细描写了睡眠呼吸暂停低通气综合征患者：这个人肥胖、全身水肿，大部分时间在吃与睡眠中度过。

（刘　燕　王秀华　蒋　丽）

【中医治疗原则及护理】

睡眠呼吸暂停低通气综合征属中医学“鼾眠”范畴。《诸病源候论·咽喉心胸病诸候》：“鼾眠者，眠里咽喉间有声也。人喉咙上下也，气血若调，虽寤寐不妨宣畅，气有不和，则冲击咽喉而作声也”。中医认为“脾为生痰之源，肺为贮痰之器，再有肾的气化异常也是痰湿内生的重要原因，所以肺脾肾三脏的功能异常导致痰湿内阻、气滞血瘀、脏腑失调、元气虚损等是发生鼾症的主要原因。

1. 中医辨证分型

（1）痰热内蕴证：眠时有鼾声，鼾声响亮，时断时续，气粗，夜寐不安，晨起口干，咳痰黄而黏稠，便秘，易出汗，乏力，舌红，苔黄或黄腻，脉弦滑数。

（2）痰湿内阻证：眠时有鼾声，鼾声响亮，时断时续，夜寐不安，形体肥胖，晨起口干不明显，胸闷，咳痰白稀，神疲嗜睡，睡不解乏，健忘，脘痞，舌淡红边有齿痕，舌苔白或白腻或白滑，脉弦滑或濡缓。

（3）痰瘀互结证：眠时有鼾声，鼾声响亮，时断时续，夜寐不实，时时憋醒，口干但不欲饮，晨起头痛，胸闷，面色晦暗，健忘，气短，神疲乏力，腰膝酸软，舌质黯红或有瘀斑瘀点，苔薄润，脉细涩。

2. 中医治疗原则 通过中药汤剂饮服、耳穴压丸、针灸治疗等以清肺健脾益肾、祛瘀化痰、顺气开窍；通过改善睡眠行为、按摩保健操等缓解症状、调养正气，形成以预防为主，终身养护的保健观。

3. 中医调护

（1）生活起居护理

1）环境安静整洁，每日定时通风，保持适宜的温湿度，避免刺激性气味。

2）采取侧卧位睡姿，起居有常，睡眠充足，劳逸适度，慎避外邪，形神共养。

3）饮食宜清淡易消化，富含营养之品，忌食辛辣、煎炸、油腻、燥热之物。

4）饮食搭配合理，安排有节，戒烟酒。

5）保持良好生活习惯，保持大便通畅。

6）适当的体育锻炼等控制体重，避免肥胖。

（2）情志护理：多与患者沟通，关心体贴，耐心解释，帮助患者克服和消除烦躁、易激动、焦虑等不良情绪，保持情志畅达、稳定，列举以往的康复病例，鼓励患者积极配合治疗，树立早日战胜疾病的信心。

（3）临症施护

1）打鼾

A. 观察患者呼吸情况，夜间打鼾的次数、呼吸暂停的时间、气憋、发绀情况等做好记录。

B. 采取侧卧位睡姿，防止舌后坠，减轻上气道塌陷，避免服用镇静安眠药。

C. 及时控制上呼吸道感染，保持鼻腔通畅。

D. 针刺列缺、照海、合谷等穴可通鼻利咽。

E. 穴位注射：取廉泉、增音穴，隔日一次。

F. 耳穴埋豆：取神门、交感、皮质下、肺、脾、肾等穴。

G. 避免饮酒和服用一些镇静剂、安眠药以及抗组胺药物等，以免加重打鼾。

2）日间极度嗜睡

A. 白天劳逸适度，夜间按时就寝，保证充足睡眠。

B. 白天嗜睡者告知避免开车及空中作业，以防出现因嗜睡而带来的意外。

C. 加强咽腔功能训练，改善夜间睡眠质量低的状况。

D. 取阴陵泉、丰隆、中脘、天枢等穴，每穴按摩5分钟，每日早晚一次以缓解打鼾，提高睡眠质量。

E. 取皮质下、心、肺、脾、肾、垂前等穴予耳穴压丸。

3）头痛

A. 保持环境安静、整洁，空气新鲜，温湿度适宜，避免不良刺激。

B. 观察头痛的部位、范围、时间、性质、程度等。

C. 避免烦躁、易激动、焦虑等不良情绪，保持情志舒畅、乐观稳定，使气血流通 。

D. 合理饮食：宜清淡、疏散、化湿、易消化为原则，适量补充维生素B族和补充钙，饮食有节，勿食过饱，忌食肥腻。

E. 每日可按摩风池穴、百会穴以缓解疼痛。

F. 耳穴压丸：取神门、交感、肝、脾、肾等穴予耳穴压丸止痛。

G. 适当身体锻炼：散步、慢跑、太极拳、五禽戏等。

（4）饮食调护

1）痰热内蕴证：进食益气固肺健脾、清热化痰之品，如粳米、杏仁、罗汉果、黄芪、茯苓、陈皮、山药、百合、栗子、大枣、胡萝卜、萝卜、牛肉、鸡肉、猪肺、燕窝、冬虫夏草等。忌食肥甘厚味、辛辣香燥之品如鱼虾、羊肉、狗肉等发物。食疗方：山药甘蔗汁、黄芪猪肺粥等。

2）痰湿内阻证：进食健脾利湿、化瘀祛痰之物，如小米、玉米、粳米、薏苡仁、芡实、白萝卜、蚕豆、豇豆、红小豆、紫菜、香菇、鹌鹑、洋葱、枇杷、扁豆、乌龙茶、陈皮、山楂、茯苓、荷叶等食物。忌食生冷油腻、寒凉酸味水果及过于滋补的食物。食疗方：荷叶橘皮饮、扁豆猪腿汤等。

3）痰瘀互结证：进食补益、补肾纳气、祛痰化瘀之品，如枸杞子、芝麻、山药、杏仁、胡桃肉、五味子、桂圆、牛肉、猪心、雀肉、羊肉、鲈鱼、葡萄、樱桃、百合、白果等。食疗方：四仁鸡子粥、枸杞山药粥、桃仁山楂粥等。

（5）中医特色治疗护理技术

1）针刺治疗

A. 主穴取中脘、气海、大横、天枢、梁丘、太溪、廉泉，配穴根据不同证型取穴，脾虚湿阻型配足三里、阴陵泉、三阴交、公孙；痰热内蕴型配丰隆、内庭、合谷；肺脾两虚型配关元、足三里、三阴交、照海；心肾两虚型配足三里、三阴交。治法：针刺得气后留针 30 分钟，留针期间每 10 分钟行针 1 次，每日 1 次，10 次为 1 疗程，连续治疗 2 ～ 3 个疗程。

B. 选穴膻中、内关、百会、四神聪、丰隆、太溪、廉泉等穴，每次选穴 7 个，根据病情变化调整穴位，大幅度提插，要求针感向上下走窜，每次留针 15 ～ 30 分钟，每日 1 次，15 天为 1 疗程。

2）头针治疗：取运动区、感觉区为穿刺点，沿刺激区在头皮下将针推进 3 ～ 4cm，每次留针约 20 分钟，每日 1 次，15 次为 1 疗程，连续治疗 2 ～ 3 个疗程。

3）耳穴贴压治疗：选用神门、交感、皮质下、心、肺、脾、肾、垂前，耳穴部位有酸、疼、胀、热感则穴位准确，每日按压 3 ～ 5 次，每次每穴按 10 ～ 20 次，10 天为一个疗程，连续 3 个疗程。

4）穴位按摩：按序取阴陵泉、丰隆、中脘、天枢等穴，每穴按摩 5 分钟，每日早晚各 1 次，有效止鼾。

5）穴位注射：取廉泉、增音穴。药物：加兰他敏注射液 1mg、维生素 B_{12} 注射液 500μg、地塞米松注射液 2.5mg。将上述药物用 5ml 口腔科专用针管吸入混合，让患者呈仰卧位，头部放低，2 个穴位各注射 1.5ml，廉泉穴向舌根刺 40mm，增音穴进针向咽喉刺 50mm。隔日 1 次，注射 7 次为 1 疗程。

6）中药外敷：止鼾膏贴：黄芪、法半夏、茯苓、陈皮、生姜、苏子、白芥子、莱菔子、炙甘草、石菖蒲、川芎、僵蚕、地龙等药物取免煎制剂，以蜜汁少许调和外敷于颈部，同时于膻中穴，疗程 4 周。

7）咽腔肌肉训练　起初每日锻炼 3 次，坚持 2 个月后，每天锻炼一次。

A. 伸舌练习：把舌头尽量伸出，缩回了再尽力伸出，如此循环，一次做 200 次以上，直到咽腔感觉很酸。

B. 干漱口练习：不含水，把腮帮子鼓起了，再缩回去，如此循环，一次做 200 次以上，直到咽腔感觉很酸。

C. 扫牙龈练习：用舌头快速扫过牙齿外侧的牙龈，先舔上腭的牙龈，快速从左扫到右，再从右扫到左，一次做 50 次以上。然后同法舔下腭的牙龈，直到咽腔感觉很酸。

D. 卷舌练习：舌头顶着上腭，用力向后卷舌头，不离开上腭，一次做 50 次以上，直到软腭感觉很酸。

（6）中药用药护理

1）内服中药：中药汤剂一般宜温服，寒证可热服、热证宜偏凉服，饭前或饭后 2 小时服，每日一剂，视病情 2 ～ 3 次分服，每次 200 ～ 300ml。

2）中成药予温水送服。

3）服药后注意休息，观察药物的疗效，并做好记录。

4）服药期间禁忌生冷、油腻、辛辣等食物。

（叶　静　程桂兰）

参考文献

葛均波，徐永健．2013．内科学．第8版．北京：人民卫生出版社
国家中医药管理局医政司．2011．24个专业105个病种中医诊疗方案2011年合订本试行版
何权瀛，陈宝元．2009．睡眠呼吸病学．北京：人民卫生出版社
黄津芳．2011．住院病人健康教育指南．第2版．北京：人民军医出版社
王辰．2012．呼吸与危重症医学．北京：人民卫生出版社，501-518
吴小玲，邹学敏．2014．让呼吸畅起来．北京：科学出版社
杨珺超，王真，沈莹莹，等．2014．二陈解鼾颗粒治疗痰湿型阻塞性睡眠呼吸暂停低通气综合征40例的疗效分析．中华中医药杂志，29(1): 313-316
殷善开，易红良，曹振宇．2006．阻塞性睡眠呼吸暂停低通气综合征．北京：科学技术文献出版社
张爱华，杨春艳，张俊图．2012．OSAHS的中医研究进展．云南中医中药杂志，33(11): 69-72
张丽秀，王檀，仕丽，等．2012．止鼾膏贴治疗阻塞性睡眠呼吸暂停综合征的疗效．中国老年学杂志，3(32): 938-939
中华医学会呼吸病学分会睡眠呼吸障碍学组．2012．阻塞性睡眠呼吸暂停低通气综合征诊治指南(2011年修订版)．柳州医学，25(3): 162-165

第十四章 呼吸衰竭

【概述】

呼吸衰竭（respiratory failure，RF）是指各种原因引起的肺通气和（或）换气功能严重障碍，以致不能进行有效的气体交换，导致缺氧和（或）二氧化碳潴留，引起一系列生理功能和代谢紊乱的临床综合征。

呼吸衰竭按动脉血气分析分类，Ⅰ型呼吸衰竭：为低氧血症型，即 $PaO_2 < 8kPa$（60mmHg），$PaCO_2$ 正常或降低；Ⅱ型呼吸衰竭：为高碳酸血症型，缺氧（O_2）伴二氧化碳（CO_2）潴留，$PaO_2 < 8kPa$（60mmHg），$PaCO_2 > 6.65kPa$（50mmHg）。按病程分为急性呼吸衰竭和慢性呼吸衰竭。按发病机制可分为通气性呼吸衰竭和换气性呼吸衰竭，也可分为泵衰竭和肺衰竭。

【病因与发病机制】

常见的病因如下：①气道阻塞性病变；②肺组织病变；③肺血管疾病；④胸廓与胸膜病变；⑤神经系统和呼吸肌疾患（非肺源性疾患），如脑血管意外、感染、药物等直接间接抑制呼吸中枢，脊髓灰质炎、多发性神经炎、重症肌无力等导致呼吸动力不足；⑥其他：肺水肿、睡眠呼吸暂停低通气综合征。

呼吸衰竭的发生机制主要包括：①肺通气不足；②弥散障碍；③通气/血流比例失调；④肺内动－静脉解剖分流增加。

【诊断要点】

（1）导致呼吸衰竭的病因或诱因。

（2）临床表现

1）原发疾病的临床表现；

2）缺 O_2 和 CO_2 潴留所致多脏器功能紊乱的表现：除对中枢神经系统、循环系统、呼吸系统、消化系统均有影响外，还可导致酸碱失衡和电解质紊乱。

（3）血气分析指标是诊断呼吸衰竭的金标准。

【治疗】

呼吸衰竭的治疗原则为在保证气道通畅的前提下，改善和纠正低氧血症、二氧化碳潴留和代谢功能紊乱，同时治疗原发疾病和抗感染。

1. 保持呼吸道通畅

（1）畅通呼吸道，清除呼吸道分泌物。

（2）缓解支气管痉挛。

（3）建立人工气道。

2. 氧疗　几乎所有呼吸衰竭患者都需要进行氧疗。对于Ⅰ型呼吸衰竭患者，应给予较高浓度吸氧（$>35\%$），因长期吸入高浓度氧气可引起氧中毒，宜将吸氧浓度控制在 50% 以内；对于Ⅱ型呼吸衰竭患者，往往需要低浓度（$<35\%$）、低流量（1 ～ 2L/min）持续给氧。

3. 无创 / 有创机械通气　无创呼吸机治疗各种原因导致的呼吸衰竭其疗效得到了循证医学的论证，尤其是早中期的呼吸衰竭。经过积极治疗病情无改善甚至恶化者，应建立人工气道行有创机械通气，详见机械通气章节。

4. 药物治疗　药物治疗包括呼吸兴奋剂、支气管扩张剂、皮质激素、祛痰剂、抗生素等。

5. 其他治疗　包括纠正酸碱平衡失调和电解质紊

乱、营养支持等，同时注意右心衰竭、消化道出血、肝肾功能障碍、休克等并发症的防治。

【主要护理问题】

1. 低效性呼吸型态 与肺的顺应性降低、呼吸肌疲劳、气道阻力增加等有关。

2. 清理呼吸道低效/无效 与呼吸道感染、分泌物过多或黏稠，呼吸肌疲劳，无效咳嗽或咳嗽无力有关。

3. 自理能力缺陷 与长期患病、反复急性发作致身体衰弱有关。

4. 营养失调：低于机体需要量 与摄入不足、呼吸功增加和呼吸道感染致能量消耗增多有关。

5. 潜在并发症 肺性脑病、消化道出血、心力衰竭、休克等。

【护理目标】

（1）患者缺氧症状及呼吸功能得到改善。

（2）保持患者呼吸道通畅，促进有效排痰。

（3）患者自理能力得到改善或提高。

（4）患者营养状况得到改善或维持。

（5）潜在并发症能够得到及时的预防与处理。

【护理措施】

1. 观察病情，防治并发症

（1）评估患者的呼吸频率、节律、形态和深度，观察患者口唇、指端有无发绀，有无呼吸困难；动态监测和记录指脉氧饱和度等。

（2）密切观察神志、生命体征及尿量等，及时发现肺性脑病及休克征兆。

（3）观察缺氧和二氧化碳潴留的症状和体征，监测动脉血气分析值。

（4）注意观察大便颜色，及时发现上消化道出血等相关并发症。

2. 保持呼吸道通畅，改善通气

（1）指导并协助患者进行有效的咳嗽、咳痰，适当增加饮水量；对于痰液黏稠者，可行雾化吸入稀释痰液。

（2）对于咳嗽无力或昏迷患者，给予定时翻身，每2～3小时翻身一次。协助拍背，促进排痰，必要时可给予机械吸痰，保持呼吸道通畅，并注意观察痰液的颜色、性质、量及实验室检查结果。

3. 合理氧疗 根据动脉血气分析结果和患者的临床表现及时调整吸氧流量或浓度。注意保持吸入氧气的湿化，按要求更换湿化液及湿化瓶。

4. 指导患者有效呼吸 协助和指导患者取半卧位或坐位，借此增加辅助呼吸肌的效能，促进肺膨胀；指导患者进行呼吸肌功能锻炼，教会患者腹式呼吸及缩唇呼气法，改善肺通气功能。

5. 机械通气的护理 详见“机械通气护理”章节。

6. 用药护理 遵医嘱规范使用抗生素控制肺部感染，并注意观察药物的疗效与副作用；使用呼吸兴奋剂时，密切观察用药反应，如血压增高、心悸、心动过速、咳嗽、呕吐、皮肤瘙痒、震颤、肌强直、出汗、颜面潮红和发热等不良反应；对于烦躁不安、失眠患者，慎用镇静催眠药，以防抑制呼吸。

7. 心理护理 呼吸衰竭的患者常对病情和预后有所顾虑、对治疗丧失信心等，应多了解和关心患者的心理状况，教会患者自我放松等各种缓解焦虑的办法，以缓解呼吸困难，改善通气。

【预防】

（1）向患者或家属讲解疾病的发病机制、发展和转归。

（2）指导患者避免各种引起呼吸衰竭的诱因，尤其预防上呼吸道感染，避免受凉感冒，在气温突变时注意增减衣服，少去公共场所。病情变化，及时就医。

（3）鼓励患者进行呼吸功能锻炼，指导其制订合理的休息与活动计划，提高自我护理能力。

（4）增强机体免疫力，遵医嘱肌内注射胸腺肽素、口服泛福舒等。

【特别关注】

（1）保持呼吸道通畅，改善通气。

（2）氧疗及机械通气。

（3）有效呼吸及呼吸肌功能锻炼。

【前沿进展】

体外膜肺氧合（ECMO）的应用

体外膜肺氧合(extracorporeal membrane oxygenation，ECMO)，又称叶克膜，是将患者体内的静脉血引出体外，在ECMO设备里完成旁路氧合，再将氧合后的血液重新注入患者体内，起到部分心肺替代作用。ECMO是维持人体脏器组织氧和血供的新型心肺支持技术，适用于低氧性呼吸衰竭、ARDS、H1N1治疗、急性呼吸衰竭、急性肺损伤等。

【知识拓展】

ECMO的发展史

1953年5月，Gibbon应用体外氧合灌注技术第一次成功地支持了心脏手术，1956 年 Clowes 等研发了气体交换膜，20 世纪 60 年代末，有学者尝试用体外心肺支持技术治疗呼吸衰竭成功，从而提出了 ECMO 的概念；1979 年 Gattinoni 等把体外清除 CO_2 和低频正压通气结合起来应用于 ARDS 患者，疗效从 10% 提高到 50%，此后在 1980 年美国密歇根医学中心医师领导并建立了第一个 ECMO 支持中心，随后世界各地相继建立了 145 个 ECMO 支持中心。1987 年 Mortenson 首先制成静脉内血气交换装置，或称血管内膜氧合器，从而确定了 ECMO 的发展方向。1989 年体外生命支持组织（ELSO）成立，使得 ECMO 技术得到更快的发展。

（吴小玲　阳绪容　陈　婷）

【中医治疗原则及护理】

呼吸衰竭属于中医“喘证”或“喘脱”范畴，中医学认为急性呼吸衰竭是因外感温热病毒、损伤、产后淤血留滞、溺水、电击、烧伤、烫伤、疮毒内攻及水湿犯肺等导致肺气郁闭、宣降失常所致。慢性呼吸衰竭则是因外感六淫、内伤七情、素嗜香烟、饮食劳倦、工作环境不良导致久咳、顽喘、肺痿、肺胀等多种慢性肺部疾病，久病上损及下，肺虚及肾。

1. 中医辨证分型

（1）热毒犯肺证：喘促胸闷，高热目赤，便结溺赤，烦躁或谵妄，舌红苔黄，脉数有力。

（2）痰火壅肺证：高热神昏面赤，喘促气急，痰声拽锯，抬肩掀胸，鼻煽，烦躁，时有抽搐，舌红绛，脉洪滑数。

（3）腑结肺痹证：喘促气粗，胸满抬肩，高热不退，烦躁不安，腹满便结，小便短赤，舌质红，苔黄燥，脉洪数。

（4）气阴两竭证：呼吸微弱，间断不续，或叹气样呼吸，时有抽搐，神志昏沉，精神委靡，汗出如洗，舌红无苔，或光绛或紫赤，脉细微而数，或散或芤。

（5）痰瘀阻肺证：喘促气逆，喉间痰鸣，神志恍惚，或嗜睡昏迷，谵妄烦扰，发绀，抽搐，舌质黯或紫黯，苔浊腻，脉滑或滑数。

（6）水凌心肺证：喘咳气逆倚息难以平卧，心悸，咳痰稀白，面目肢体水肿，怯寒肢冷，小便量少，面唇青紫，舌胖黯，苔白滑，脉细沉。

（7）喘脱证：喘促加剧，或状若抽泣，呼吸时停时续，或突然痰鸣暴串，唇黑鼻煽，额汗如珠，体温骤降（36℃以下），血压下降，神昏肢阙，脉散乱或沉微欲绝。

2. 中医治疗原则 本病以痰、瘀、热为标，肺、脾、心、肾之虚为本，其病理过程由肺阴亏虚发展到气阴两虚、脾肾阳虚、心阳衰败，治疗宜分清脏腑虚实及标本缓急，缓解期当补肺脾心肾之虚、治本为要，兼以祛痰清热化瘀之法；急性发作期多见痰浊兼闭、痰火扰心、痰热动风之证，病情危重，当以祛痰清热，醒神开窍，息风止痉为主。

3. 中医调护

（1）生活起居护理：病室内温湿度应适宜。风寒束肺、肾阳亏虚、水气凌心者，室温可稍高，注意防寒保暖；痰热阻肺、阴虚、燥热咳喘者，室内宜凉爽、湿润、通气，避免直接吹风。

（2）情志护理

1）加强情志护理，避免不良刺激，防止忧郁、焦虑而伤损肺气。

2）对肝逆犯肺者，应戒恼怒，保持良好的心理状态。

（3）临症施护

1）呼吸困难

A. 密切观察患者呼吸频率、节律及深度，呼吸困难的程度，保证呼吸机有效使用。按照不同的中医证型，针刺足三里、水沟、肺俞、会阴、内关、气海、血海、三阴交等穴位。

B. 密切观察生命体征及神志变化，发现神昏及阙脱证及时处理。

C. 耳穴贴压：取耳穴的脑、交感、肺、皮质下、肾等，用王不留行籽胶布压贴，留置 24 ～ 48 小时，每日按压 3 ～ 5 次，可起到改善呼吸频率和节律的作用。

2）咳嗽咳痰

A. 观察咳嗽的性质、时间，痰液的性状及量，指导患者进行有效地咳嗽、咳痰，可采取雾化吸入稀释痰液。

B. 穴位贴敷用白芥子（炒）、甘遂、延胡索、细辛研末，用生姜汁调，贴敷于背部肺俞、心俞、膈俞穴位上，入伏当天贴敷一次，二、三伏各贴敷一次，每次 4 ～ 6 小时，可改善咳、痰、喘的症状。

（4）饮食调护

1）饮食宜清淡甘凉，痰浊壅盛者，忌肥甘厚味及滋腻生痰食物；痰瘀内阻，忌辛辣、香燥、油炸、火烤食物；忌烟酒。

2）肺燥热而咳者可食梨、生萝卜、枇杷等润燥、清热之品，并可进食少量水果、果汁以清热化痰。

3）肺气虚者可食百合、银耳、甲鱼等滋阴补肺。脾气虚者可常食粥类，如山药大枣粥，薏苡仁粥等健脾生胃。肾气虚者宜多食核桃仁、白果、胎盘以补肾纳气，或以蛋、瘦肉、鱼等培本逐邪。

（5）中医特色治疗护理技术

1）针刺疗法详见“慢性阻塞性肺疾病”章节。

2）耳穴贴压详见“慢性阻塞性肺疾病”章节。

3）穴位贴敷详见“慢性阻塞性肺疾病”章节。

4）搐鼻法：用搐鼻散（细辛、皂角、法半夏）和通关散（牙皂、细辛、薄荷、麝香）吹入患者鼻中，使之打喷嚏，可起到兴奋呼吸的作用。

（6）中药用药护理

1）内服中药

A. 一般情况下每剂药分 2 ～ 3 次服用，具体服药时间可根据药物的性能、功效、病情遵医嘱选择适宜的服药时间，例如：解表药、清热药宜饭前一小时服用，服用解表剂应避风寒或增衣被或辅之以粥以助汗出；补益药宜空腹服等。

B. 内服中药宜采用温服法，对有特殊治疗需要的情况应遵医嘱服用。

C. 服药剂量：成人一般每次服用 200ml，心衰及限制入量的患者每次宜服 100ml。

2）内服中成药

A. 内服中成药一般用温开水（或药引）送服，散剂用水或汤药冲服。

B. 用药前仔细询问过敏史，有过敏史者慎用。

C. 密切观察用药反应，发现异常，及时报告医生并协助处理。

D. 服用胶囊不能锉碎或咬破；合剂、混悬剂、糖浆剂、口服液等不能稀释，应摇匀后直接服用；如番泻叶、胖大海等应用沸水浸泡后代茶饮。

3）中药注射剂

A. 用药前认真询问患者药物过敏史。

B. 按照药品说明书推荐的调配要求、给药速度予以配置及给药。

C. 中药注射剂应单独使用，现配现用，严禁混合配伍。

D. 中西药注射剂联用时，应将中西药分开使用，前后使用间隔液。

E. 除有特殊说明，不宜两个或两个以上品种同时共用一条静脉通路。

F. 密切观察用药反应，加强巡视和监测，出现异常，立即停药，报告医生并协助处理。

4）外用中药的使用

A. 使用前注意皮肤干燥、清洁，并询问患者有无过敏史。

B. 注意观察用药后的反应，如出现灼热、发红、瘙痒、刺痛等局部症状时，应及时报告医师，协助处理；如出现头晕、恶心、心慌、气促等症状，应立即停止用药，并通知医生，及时进行处理。过敏体质者慎用。

（陈本会　程桂兰）

参考文献

范秀英，陈志刚．2008. 中西医结合内科疾病诊疗手册．中国中医药出版社

国家中医药管理局医政司．2010. 22 个专业 95 个病种中医诊疗方案 2010 合订本

国家中医药管理局医政司．2013. 2013 年全国 13 个病种的中医护理方案

胡坚，泮辉．2011. 体外膜肺氧合的临床应用及展望，中华危重医学杂志（电子版），4(4): 208-214

李泽庚，张念志．2009. 呼吸病中医临床精要．合肥：安徽科学技术出版社

刘相德 . 2015. 体外膜肺氧合治疗在成人急性呼吸衰竭中应用 . 创伤与急危重医学 , 3(1): 1-4
陆再英 , 钟南山 . 2008. 内科学 . 第 7 版 . 北京 : 人民卫生出版社
王有奎. 2010. 呼吸病中医诊治与调理. 第 2 版. 北京 : 人民军医出版社
吴小玲 , 邹学敏 . 2014. 让呼吸畅起来 . 北京 : 科学出版社
尤黎明 , 吴瑛 . 2012. 内科护理学 . 第 5 版 . 北京 : 人民卫生出版社
钟南山 , 刘又宁 . 2012. 呼吸病学 . 北京 : 人民卫生出版社

第十五章　淋巴结结核

【概述】

淋巴结结核是发生于淋巴结的慢性结核杆菌感染性疾病，居肺外结核之首，俗称“老鼠疮”。体表和深部的淋巴结均可发生结核，以颈部、肺门和肠系膜等处的淋巴结结核较多见，其中以颈部淋巴结结核病为最多见，占淋巴结结核病的 80% ～ 90%。多数淋巴结结核经规范化的抗结核化疗和局部治疗均可获得痊愈。

本病多见于儿童和青年，女性多于男性，发病部位以右侧颈部多见，且起病缓慢。结核杆菌大多经扁桃体、龋齿侵入，少数继发于肺或支气管的结核病变。发病初期可见肿大的淋巴结较硬，随着病情的继续发展，淋巴结与皮肤和周围组织发生粘连，融合成团，最后形成脓肿、破溃。本章着重介绍颈部淋巴结结核。

【病因】

1. 淋巴道直接蔓延　是由已感染的肺门及纵隔淋巴结结核病灶上行蔓延到颈部淋巴结所致。

2. 皮肤黏膜接种感染　结核杆菌由皮肤和黏膜接种后形成原发病灶，原发病灶内的结核杆菌沿淋巴管到达引流区的淋巴结而发病。如口腔、咽及扁桃体等部位结核感染可引发颈部淋巴结结核。

3. 血行播散　结核杆菌由血行播散至颈部淋巴结所致。

4. 多发原始感染学说　有人认为近 20% 的颈淋巴结结核是多发性原发感染所致。严重感染时，患者可以发生口咽颈部淋巴结，肺门、纵隔、肠系膜淋巴结的复合感染。

【病理】

（1）淋巴组织增生，形成结节或肉芽肿。

（2）淋巴结内干酪样坏死液化。

（3）淋巴结包膜破坏，互相融合合并淋巴结周围炎。

（4）干酪物质穿破至周围软组织形成冷脓肿或窦道。

一般淋巴结结核病理分 4 型：干酪型结核、增殖型结核、混合型结核和无反应性结核。

【诊断要点】

1. 临床表现

（1）全身症状：病情较重患者可出现慢性结核中毒症状，如低热、盗汗、乏力等。

（2）局部表现及类型：颈部淋巴结结核因病理类型不同，临床表现各异，局部多有肿胀感、疼痛和压痛等，不同类型间相互转化，大部分终会出现寒性脓肿、破溃，待临床明确诊断已是脓肿形成甚至破溃或窦道形成。临床按病程发展分型见表 15-1。

表 15-1 淋巴结结核分型

淋巴结结核分型	临床特征
结节型	一侧或双侧，数目不等，质地较硬，无粘连，多无痛
浸润型	融合成团，有粘连，自觉痛与压痛，可触及到肿大的淋巴结
脓肿型	干酪坏死淋巴结中心软化，形成寒性脓肿
溃疡型	脓肿自溃或切开引流，创口经久不愈，形成溃疡或窦道

2. 实验室和影像学等相关检查

（1）结核菌素试验呈阳性反应。

（2）X线检查：淋巴结钙化，肺部结核病变。

（3）淋巴结穿刺或摘除行病理组织学及细菌学检查是颈部淋巴结结核确诊的重要方法。抗酸染色和结核菌培养是首要的诊断依据。

（4）颈部淋巴结结核多不伴有典型的结核病全身中毒症状，容易产生误诊、漏诊，应该根据淋巴结病理活检、结核菌素试验或者结核抗体试验等检查明确诊断，难以确诊者可行诊断性治疗。

【治疗】

1. 抗结核药物化疗　见肺结核章节。

2. 局部治疗　抗结核药物的局部治疗常是全身化疗过程中一种有效的辅助治疗手段。无脓肿形成前，可用异烟肼及普鲁卡因在病变淋巴结周围封闭治疗，或在淋巴结内注射抗结核药物；有脓肿形成时需先抽脓，用生理盐水冲洗排尽脓液后，脓腔内注入抗结核药物，如异烟肼、链霉素、阿米卡星等。根据淋巴结结核的不同分型，对结节型和浸润型及时加用局部封闭方法治疗，避免其发展为脓肿型或溃疡型，效果显著。

3. 手术治疗

（1）脓肿型及溃疡瘘孔型需配合手术治疗。

（2）抗结核药物治疗2～4周，经规范化抗结核治疗后，反复发作者，应手术治疗。

（3）颈部多处淋巴结结核，进展迅速，即抗结核治疗同时，淋巴结也逐渐增大，甚至形成脓肿，及早手术可以有效控制病变。

（4）窦道形成初期应以换药为主，不宜急诊手术，待渗出物减少后，再切除窦道及病变区域的淋巴结。

4. 中西医结合治疗

【主要护理问题】

1. 舒适的改变 与局部红、肿、热、痛有关。

2. 皮肤完整性受损 与淋巴结结核脓肿破溃有关。

3. 焦虑与自卑 与淋巴结结核经久不愈有关。

4. 知识缺乏 与患者对疾病的治疗、护理知识缺乏有关。

【护理目标】

（1）患者自觉局部不适感减轻或消失。

（2）患者皮肤破溃处分泌物减少或消失，且伴有新鲜肉芽组织生长，最终目标是伤口痊愈。

（3）患者树立乐观的生活态度，身心愉快，积极参与集体活动、喜欢人际交往，睡眠质量良好。

（4）患者对淋巴结结核相关知识有一定程度了解，能主动参与到医疗护理活动中。

【护理措施】

1. 心理护理 向患者耐心解释淋巴结结核的发生、发展过程及治疗、护理和预后，让患者正确认识所患疾病，从而缓解或消除其紧张、恐惧等不良情绪，勇敢面对现实，主动配合治疗。

2. 病情观察 观察病变局部红、肿、热、痛等不适感有无改善；观察局部淋巴结大小，有无红肿、波动及破溃；观察有无抗结核药物所致的不良反应，尤其是肝肾功能是否正常，有无胃肠道不适及过敏反应。

3. 伤口护理

（1）伤口换药必须遵守无菌技术操作原则，清创处理时应密切观察伤口分泌物颜色、性状，必要时行细菌培养加药敏实验。

（2）换药时应用刮匙尽量清除深部的坏死组织，脓液要及时引流。

（3）保持伤口敷料清洁、干燥；为防止病灶分泌物污染患者衣物，应在创口敷料外面覆盖一次性透气敷料。

（4）督促患者勤剪指甲，强调勿用手抓挠伤口。

（5）注意消毒隔离。

（6）换药方法见表 15-2。

表 15-2　各型淋巴结结核换药方法

脓肿形成前	脓肿形成	窦道形成
（1）淋巴结内注射抗结核药物，如异烟肼、阿米卡星、链霉素；（2）用“异烟肼 + 普鲁卡因”在病变淋巴结周围封闭治疗，防止病灶扩散	（1）先抽脓液后用生理盐水冲洗脓腔（2）注入抗结核药物，隔日换药一次	（1）放置合适引流条清除坏死组织，留出有效空间以利于肉芽生长（2）生理盐水清洗脓腔（3）填塞亲水性纤维含银敷料，外贴水胶体敷料，隔日换药一次，并取渗出液送检行结核杆菌 DNA 定量检查及细菌培养（4）创面无脓性渗液，肉芽生长良好、DNA 定量及细菌培养阴性后，创口内填充伤口护理膏，外贴水胶体敷料，以后每 3 ～ 5 日换药 1 次，直至伤口痊愈

4. 健康宣教

（1）饮食指导：结核病是全身消耗性疾病，饮食营养在结核病的发生发展中起着相当重要的作用。指导患者进食高热量、高蛋白质、高维生素、易消化食物，并让其了解营养疗法能促进组织修复、伤口愈合，并减少或防止并发症。

（2）用药指导：遵循早期、联合、适量、规律、全程抗结核治疗原则，做好抗结核用药指导。抗结核药物副作用及过敏反应详见肺结核章节。

（3）休息指导：结核病急性期应多休息，饭后可适当活动，以利食物消化；后期酌情增加户外运动，以促进身体康复。

（4）出院指导：强调定期门诊复查。

【预防】

（1）早期诊断、早期治疗，防止窦道形成。

（2）换药时严格遵守无菌技术操作规程，防止局部感染。

（3）密切观察局部症状，及时就医。

（4）加强全身营养，提高机体抵抗力。

【特别关注】

（1）患者服药依从性。

（2）局部伤口护理。

（3）定期门诊复查。

【前沿进展】

超声药物导入治疗颈部淋巴结结核

超声药物导入治疗颈部淋巴结结核是目前治疗的新方法。超声波法是利用压电晶体在接交流电发生振动后，产生超声波能，其机械效应、温热效应和空化效应能够使皮肤的角质层细胞通透性增加，把抗结核药物快速直接推进、导入病灶，使局部迅速达到较高的血药浓度，从而实现对结核的有效控制。此方法可作为治疗颈部淋巴结结核重要的非手术治疗选择，也可作为较大脓肿及窦道的颈淋巴结结核围术期的辅助治疗。

【知识拓展】

“世界防治结核病日”的由来

1882年3月24日是世界著名的德国科学家科赫在柏林宣读发现结核菌的日子。当时结核病正在欧洲和美洲猖獗流行，由于科赫发现了结核菌，为以后结核病研究和控制工作提供了重要的科学基础，为可能消除结核病带来了希望。为纪念科赫，世界卫生组织（WHO）和国际防痨和肺病联合会（IUATLD）共同倡议将3月24日作为“世界防治结核病日”。

（郭月瑜　薛　秒　蒋　丽）

参考文献

冯斌．2007. 体表淋巴结结核的诊断与治疗．北京：中国医药科技出版社

贾红彦，潘丽萍，刘菲，等．2014. 结核分枝杆菌感染T细胞斑点试验对淋巴结结核的辅助诊断价值研究．中国防痨杂志，36(6): 467-471

李藕，陈敬芳，宗华，等．2014. 纳米银敷料应用于颈部淋巴结核脓肿术后伤口换药的效果．实用临床医学，15(4): 103-105

李永福．2014. 颈部淋巴结结核局部封闭治疗临床分析．中国保健营养，5(5): 2506

梁子坤，邓玲，刘志东，等．2014. 超声药物电导入治疗颈部淋巴结结核．中国医药，9(10): 1517-1519

齐海亮，张晓光，王鹏，等．2014. 微波联合利福平治疗溃疡型淋巴结结核的临床观察．临床肺科杂志，19(11): 2018-2020

任永芳，李辉，陈杰，等．2011. 颈部淋巴结结核的影像学诊断分析．临床误诊误治，24(1): 54-55

张敦熔．2000. 现代结核病学．北京：人民军医出版社

第十六章 呼吸系统传染性疾病

第一节 肺 结 核

【概述】

肺结核（pulmonary tuberculosis）是一种由结核分枝杆菌引起的慢性呼吸道传染病。

近年来随着耐多药结核病和艾滋病患者的增多，全球出现了第3次结核病回升，结核病流行情况呈卷土重来的严峻形势。据世界卫生组织报道，目前全球有近1/3的人已感染结核杆菌，活动性肺结核患者约2 000万，每年新发结核病患者800万～1 000万，每年有200万～300万患者死于结核病。2013年全球新发结核病例为900万，其中约110万人（12.2%）为HIV阳性。

我国是全球22个结核病高负担国家之一，活动性肺结核患者数居世界第二位。我国结核杆菌感染者近5.5亿，活动性肺结核患者约500万，每年因肺结核死亡的人数有13万。同时，我国也是全球27个耐药结核高负担国家之一，耐多药结核病患者数高居全球第一位。据估算我国现有耐药的涂阳肺结核患者达到42万，初始耐药率为18.6%，获得性耐药率为46.5%。

【病因与发病机制】

结核病的主要致病菌是结核分枝杆菌，感染结核分枝杆菌后约有10%的人在一生中有发生结核病的危险。有关结核病的发病机制还不十分清楚，它取决于感染结核分枝杆菌的数量、毒力、宿主的保护性免疫反应与病理性免疫反应间的平衡，以及宿主的遗传因素所决定的自然免疫保护作用，各种因素互相制约，一旦失衡，导致结核病发病、进展及恶化。

1. 传染源　主要传染源是涂片和培养为阳性的继发性肺结核患者，尤其是未经治疗的排菌结核病患者的传染性最大。正规化疗 2 ～ 4 周后，随着痰排菌量的减少其传染性也随之降低。

2. 传播途径　飞沫传播是主要传播途径。常见于痰菌阳性的肺结核患者在咳嗽、打喷嚏或大声说话时将带有结核菌的飞沫排到空气中，从而感染他人。目前，经消化道、泌尿生殖、皮肤或胎盘等途径传播的已极少见。

3. 易感人群

（1）老年人：据我国历次结核病流行学调查结果表明，无论是活动性肺结核还是涂阳肺结核，其患病率都随年龄增长而升高，老年人患肺结核的可能性为儿童的 26 倍，比成人高 70%。

（2）HIV 感染者：HIV 阳性者感染结核分枝杆菌（*M. tuberculosis*，MTB）后发生结核病的概率增高至 50%。

（3）硅沉着病（矽肺）：一、二期硅沉着病并发结核者占 20% ～ 40%，三期者可高达 70% ～ 95%。

（4）长期使用皮质激素类、免疫抑制剂药物者。

（5）慢性疾病、营养不良使抵抗力下降者。

（6）流动人口、移民、难民。

（7）与结核病患者日常生活密切接触者。

（8）遗传学因素：黑人和因纽特人易感性高。

4. 影响传染性的因素　肺结核传染性的大小主要取决于患者排出结核分枝杆菌的量、接触者暴露于感染环境时间的长短、暴露频率及接触距离。保持良好的通风，降低飞沫的浓度是减少肺结核传播的有效措施。

5. 肺结核的发生、发展过程 见图 16-1。

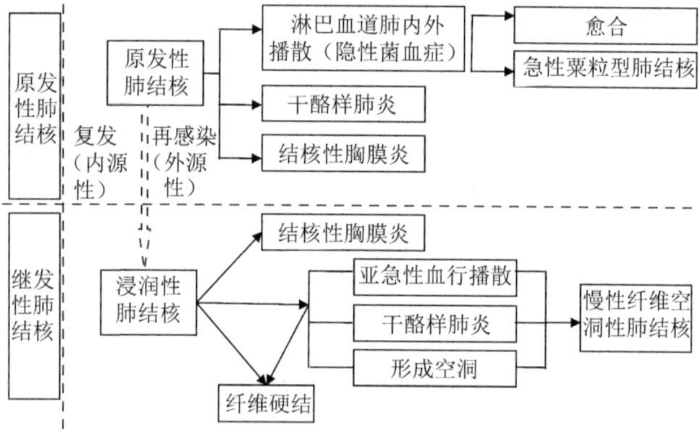

图 16-1 肺结核的发生发展过程示意图

6. 病理变化 结核病的基本病理变化为渗出、增殖与干酪样坏死。上述 3 种病理变化可同时存在，也可以某一种变化为主，而且可相互转换。这主要取决于细菌的感染量、毒力大小以及机体抵抗力和免疫力状态。

【诊断要点】

1. 临床表现

（1）全身症状：发热最常见，多为长期午后低热，部分患者有盗汗、乏力、食欲不振、体重减轻等，育龄女性可有月经不调。

（2）呼吸系统症状：干咳或咳嗽咳痰≥ 2 周、胸痛、咯血（多为痰中带血）、呼吸困难。

2. 辅助检查

（1）细菌学诊断

1）痰涂片：是最简单、快速、易行的方法。2010 年

WHO 推荐采用发光二极管（LED）荧光显微镜代替传统的荧光显微镜，以提高涂片镜检的阳性率及缩短检查时间。

2）痰培养：常作为结核病诊断的金标准，可为痰结核分枝杆菌检查提供准确可靠的结果，同时还可作药物敏感试验与菌型鉴定。抗结核药物敏感性试验（drug sensitivity test，DST）检测方法联合应用有利于提高 MDR-TB 的检出率，为临床制订合理的化疗方案以及流行病学监测提供依据。

（2）影像学诊断

1）胸部 X 线检查：是诊断肺结核的首选方法。可以发现早期轻微的结核病变，确定病变部位、范围、形态、密度、与周围组织的关系；判断病变性质、有无活动性、有无空洞及空洞的大小、洞壁的特点等。

2）胸部 CT：能够提供横断层的图像，减少重叠影像，易发现隐蔽的病变；能够清晰显示各型肺结核病变特点和性质，常用于对肺结核的诊断以及与其他胸部疾病的鉴别诊断。

（3）免疫学诊断

1）结核菌素皮肤试验又称为 PPD 试验，是判断机体是否感染过结核分枝杆菌的主要手段。结核菌素试验阳性不能区分是结核分枝杆菌的自然感染还是卡介苗接种的免疫反应。对儿童、少年和青年的结核病诊断有参考意义。若为强阳性（+++），常提示为活动性结核病，具有诊断价值。需注意的是，若结果为阴性，也不能完全排除结核病的可能。方法：取 0.1ml（5IU）卡介菌纯蛋白衍生物于前臂屈侧中上 1/3 处（避开瘢痕及硬结）进行皮下注射，48 ～ 72 小时后观测皮肤硬结直径大小。结核菌素试验结果判定见

表 16-1。

表 16-1 结核菌素试验结果判定表

红肿硬结直径及局部表现	＜5mm	5～9mm	10～19mm	≥20mm 或虽＜20mm 但局部出现水疱和淋巴管炎
符号	-	+	++	+++
结果判定	阴性	弱阳性	阳性	强阳性

注：直径＝（横径＋纵径）/2

2）γ-干扰素释放试验（IGRAs）：主要用于诊断潜伏结核感染和结核病临床诊断。试验方法包括 QFT-GIT（QuantiFERON-TB Gold In-Tube test）和 T-Spot（the T-SPOT. *TB* test）。

3）血清结核抗体检测：对于鉴别活动性肺结核和既往结核分枝杆菌感染患者具有辅助诊断价值，但鉴于血清学试验的高假阳性和假阴性率，用于肺结核和肺外结核病的诊断临床意义不大。

（4）分子生物学诊断：为结核病以及耐药结核病的快速诊断提供了重要依据，如 Xpert MTB/RIF 检测法、基因诊断、纳米金探针技术等新技术的开展在结核病中的诊断价值仍在进一步探索之中。

（5）内镜及穿刺活检术诊断：可获取病变部位标本或组织，以进一步进行细菌学、病理学和分子生物学检测，是结核病诊治过程中重要的措施。如：纤维支气管镜检查和经皮肺及胸膜活检术检查等。

3. 肺结核分类标准 按照中华人民共和国卫生部（卫通〔2010〕12 号），我国继续实施 2002 年的结核病分类标准（标准号 WS 196-2001），详见表 16-2。

表 16-2　我国结核病分类表

代号	分类名称	包含疾病
Ⅰ型	原发型肺结核	原发综合征、胸内淋巴结结核
Ⅱ型	血行播散型肺结核	急性血行播散型肺结核（急性粟粒型肺结核）、亚急性及慢性血行播散型肺结核
Ⅲ型	继发型肺结核（主要类型）	浸润性肺结核、空洞性肺结核、结核球、干酪样肺炎、纤维空洞性肺结核
Ⅳ型	结核性胸膜炎	结核性干性胸膜炎、结核性渗出性胸膜炎、结核性脓胸
Ⅴ型	其他肺外结核	按部位和脏器命名，如骨关节结核、结核性脑膜炎、肾结核、肠结核等

4. 肺结核的记录方式　按结核病分类、病变部位、范围、痰菌情况、化疗史书写。

（1）病变范围及空洞部位：按左右侧，分上、中、下肺野记录，空洞以“0”表示。

（2）痰菌检查：痰菌检查阳性以（+）表示，阴性以（–）表示，以“涂”、“培”分别代表涂片和培养结果。

（3）化疗史：分为初治和复治

1）初治：①既往未用过结核药物治疗的患者；②正进行标准化疗方案而未满疗程的患者；③不规则化疗未满 1 个月的患者。符合 1 条即为初治。

2）复治：①不规则化疗超过 1 个月的患者；②初治失败的患者；③初治失败以及慢性排菌患者。符合 1 条即为复治。

记录举例：继发性肺结核：右中涂（–），初治。

【治疗】

目前，肺结核的治疗已进入“以化疗为主的综合性治疗”阶段。

1. 化学治疗（简称化疗） 是结核病最有效的治疗方法，主要作用在于迅速杀死病灶中大量繁殖的结核分枝杆菌，防止获得性耐药菌的产生，使患者达到临床治愈或生物学治愈。凡是活动性肺结核患者均应进行化疗。

（1）化疗原则：早期、联合、适量、规律和全程。

1）早期：对检出和确诊的肺结核患者应立即给予化疗，有利于迅速发挥杀菌作用，促使病变吸收及减少传染性。

2）联合：联用两种或两种以上抗结核药物治疗，可提高杀菌、灭菌能力，防止耐药性的产生。

3）适量：严格遵照适当的药物剂量进行治疗。药物剂量不足，易影响疗效或诱发耐药性的产生；剂量过大，易发生药物毒副作用。

4）规律：严格遵照医嘱规律服药，不漏服及擅自停药，以避免耐药性的产生。

5）全程：按照规定的疗程完成治疗。

（2）化疗方案

1）初治涂阳肺结核推荐化疗方案：2HRZE/4HRE ①强化期：异烟肼、利福平、吡嗪酰胺、乙胺丁醇，每日1次，共2个月；②巩固期：异烟肼、利福平、乙胺丁醇，每日1次，共4个月。

2）复治涂阳肺结核推荐化疗方案：2HRZES/6HRE ①强化期：异烟肼、利福平、吡嗪酰胺、乙胺丁醇，链霉素，每日1次，共2个月；②巩固期：异烟肼、利福平、乙胺丁醇，每日1次，共6个月。根据患者临床用药及治疗反应等情况，化疗方案及疗程需做适当调整。

3）耐多药肺结核推荐化疗方案：6ZKm（Am，Cm）Lfx（ofx，Mfx）PAS（Cs）Pto（E）/18Z Lfx （ofx，Mfx）PAS（Cs） Pto（E）①强化期：吡嗪酰胺、卡那霉

素（或阿米卡星、卷曲霉素）、左氧氟沙星（或莫西沙星）、对氨基水杨酸钠、丙硫异烟胺（或乙胺丁醇）每日 1 次，共 6 个月；②巩固期：吡嗪酰胺、左氧氟沙星（或莫西沙星）、对氨基水杨酸钠、丙硫异烟胺（或乙胺丁醇）每日 1 次，共 18 个月。

备注：①方案中药品名称前的数字表示服药月数；②结核病的化疗方案必须要注重个体化。

2. 对症治疗　高热患者给予物理降温，必要时应用药物降温；咳嗽、咳痰者给予止咳祛痰治疗；胸腔积液者给予胸腔穿刺抽液；严重营养不良者可静脉补充高营养支持治疗。

3. 外科手术治疗　手术指针：①经初治或复治化疗方案规范化疗 9 ～ 12 个月，肺结核空洞不闭合，痰菌持续或间断阳性者；②一叶或一侧肺损毁、支气管结核管腔狭窄伴远端肺不张；③肺结核合并大咯血；④肺结核合并脓、气胸；⑤肺结核合并肺癌。

4. 介入治疗　可用于治疗耐多药结核病、支气管结核以及结核性大咯血等。

5. 免疫治疗　作为一种辅助的治疗方法，适用于初、复治结核病伴免疫功能低下或免疫缺陷患者及耐药结核病患者。

6. 治疗效果评价　我国肺结核治疗效果定义见表 16-3。

表 16-3　我国肺结核疗效定义

疗效标准	定义
治愈	涂阳肺结核患者完成规定的疗程，连续 2 次痰涂片结果阴性，其中 1 次是治疗末的涂片
完成治疗	涂阴肺结核患者完成规定的疗程，疗程末痰涂片检查结果阴性或未痰检者；涂阳肺结核患者完成规定的疗程，最近 1 次痰检结果阴性，完成疗程时无痰检结果

续表

疗效标准	定义
治疗失败	涂阳肺结核患者治疗至第5个月末或疗程结束时痰涂片检查阳性；涂阴肺结核患者治疗中转为涂阳肺结核
结核死亡	活动性肺结核患者因病变进展或并发咯血、肺心病、肺外结核或全身衰竭等原因死亡
丢失	肺结核患者在治疗过程中中断治疗超过2个月，或由结防机构转出后，虽经医生努力追访，2个月内仍无信息或已在其他地区重新登记治疗

【主要护理问题】

1. 体温过高 与结核菌感染有关。

2. 有窒息的危险 与大咯血有关。

3. 营养失调：低于机体需要量 与结核病消耗增加、摄入不足有关。

4. 焦虑 与疾病病程长、不了解疾病的预后有关。

5. 知识缺乏 与医疗知识的复杂性有关。

6. 社交孤立 与医疗隔离有关。

【护理目标】

（1）患者体温正常。

（2）保持呼吸道通畅，无窒息的发生，或窒息发生后得到有效的抢救及护理。

（3）患者营养状况得到改善或维持。

（4）患者焦虑或恐惧程度减轻，配合治疗及护理。

（5）患者了解疾病相关知识。

（6）患者尽快恢复健康，与人沟通、交流，不再感到孤独。

【护理措施】

1. 一般护理

（1）休息与活动　早期中毒症状明显时需卧床休息，随症状减轻后，可适度下床活动，部分轻症患者可在化疗期间继续从事轻工作，但应避免重体力劳动及过度劳累。

（2）饮食护理

1）患者需加强营养，给予高热量、高蛋白、高维生素、易消化的食物，避免辛辣油炸食品。

2）不宜食用过多脂肪，以免增加肝脏负担。

3）多食新鲜蔬果，增加机体抵抗力。

4）多摄入钙含量高的食物或钙剂，有利于结核病灶的钙化。

5）大咯血时应暂禁食，小量咯血时可进食少量温凉流质饮食，逐步过渡到半流质饮食、软食。

6）若有大量盗汗患者，应监测患者摄入量与排出量，必要时给予补液。

7）每周监测、记录体重一次，观察营养状况的改善情况。

（3）消毒隔离

1）痰菌阳性患者在病情允许的情况下，要求戴口罩。

2）不得面对他人咳嗽、打喷嚏等，咳嗽时用手或纸巾遮盖口鼻。

3）不随地吐痰，嘱其将痰液吐在专用加盖痰杯中，并经 2000mg/L 的含氯消毒液浸泡处理后倒入厕所或放于塑料袋中密封，送焚烧处统一处理（痰杯及消毒液每 24 小时更换）。

4）病房每日用循环风消毒机进行空气消毒 60 分钟，

床旁单元每日用消毒液进行擦拭。

5）患者餐具单独使用并隔离放置。

6）定期做好细菌培养，防止交叉感染。

2. 病情观察 观察生命体征及神志变化；观察患者有无咳嗽咳痰及呼吸困难情况，必要时给予吸氧；对咯血患者密切观察其咯血的颜色、量及出血的速度，保持呼吸道通畅，防止咯血窒息的发生。

3. 用药护理

（1）常用抗结核药物不良反应的观察及注意事项，详见表16-4。

表16-4 常用抗结核药物不良反应及注意事项

药名	主要不良反应	注意事项
异烟肼	肝毒性、末梢神经炎、中枢神经系统障碍	定期检测肝功能；有精神障碍、癫痫病史者禁用
链霉素	听力障碍、眩晕、肾功能障碍、过敏反应	用药前必须做过敏试验，有过敏史者禁用；严密观察听力变化及头晕、耳鸣反应；定期检查尿常规及肾功能
利福平	肝毒性、过敏反应、胃肠道反应	空腹服用，服药后2小时再进餐最好；严重肝病及妊娠3个月内孕妇禁用；体液及分泌物会呈橘红色，以尿液最明显；定期监测肝功能；单独使用可迅速发生耐药
吡嗪酰胺	肝毒性、胃肠道反应，高尿酸血症、过敏反应	单独使用可产生耐药性；定期监测肝功能及血尿酸；孕妇及痛风患者禁用
乙胺丁醇	视神经损害、末梢神经炎	定期检查视觉灵敏度和颜色的鉴别力；发生视神经炎时立即停药并治疗；婴幼儿及糖尿病发生眼底病变者禁用

续表

药名	主要不良反应	注意事项
利福喷汀	同利福平，但肝毒性及过敏反应发生率低于利福平	对利福平耐药的患者亦对利福喷汀耐药；其余事项同利福平
丙硫异烟胺	胃肠道反应、肝毒性、糙皮病	可引起烟酰胺代谢紊乱，应适当补充B族维生素；定期检查肝功能；慢性肝病、精神障碍者、孕妇及12岁以下儿童禁用
对氨基水杨酸	胃肠道反应、过敏反应、肝毒性	静脉使用时应避光输注，药液变色后禁用；发生过敏反应后应立即停药并治疗；定期检查肝功能
阿米卡星（丁胺卡那霉素）	同链霉素	与氨基糖苷类有单向交叉耐药，链霉素耐药时再考虑使用本药
卷曲霉素	同链霉素，电解质紊乱	监测电解质情况；观察头晕、耳鸣、听力减退等反应
氟喹诺酮类(左/氧氟沙星)	中枢神经系统损害、过敏反应、光敏反应、胃肠道反应、肝肾毒性、肌腱炎、骨关节损害	用药后避免日光照射；不与含铝、镁、铁、钙剂同服；有精神障碍、喹诺酮类过敏史、癫痫病史者禁用
对氨基水杨酸异烟肼片	同对氨基水杨酸、异烟肼	同对氨基水杨酸、异烟肼
异烟肼、利福平、吡嗪酰胺复合制剂	同异烟肼、利福平、吡嗪酰胺	同异烟肼、利福平、吡嗪酰胺
异烟肼、利福平复合制剂	同异烟肼、利福平	同异烟肼、利福平

注：抗结核药物与多种药物共同使用会相互影响，服用其他药物前需详询医师。

（2）用药后常见不良反应的护理

1）出现消化道反应时，如反应较轻可分次饭后服药，如症状较重时宜咨询医生，必要时减量或停药。

2）出现肝功能损害时（ALT 高于正常值 2 倍），可给予保肝治疗，治疗 1 ～ 2 周如无好转或进一步加重者，应向医生汇报并调整治疗方案。

3）出现外周血白细胞减少时，可口服地榆升白片，严重时可注射重组人粒细胞集落刺激因子等。白细胞低于 3.0×10^9/L 时，应暂停使用引起白细胞降低的药物。

（3）加强患者服药督导，告知患者不可随意停药或减量。

4. 对症护理

（1）咯血护理

1）咯血量的评估：准确评估咯血量有利于医生治疗方案的制定，但需要注意的是咯血量的多少与疾病严重程度不完全一致。

2）休息：小咯血时取患侧卧位安静休息。大量咯血者需绝对卧床休息，取平卧位，头偏向一侧或取患侧卧位，以利于健侧肺通气。

3）饮食：大咯血时应暂禁食，小量咯血时宜进食少量温凉的流质饮食，逐步过渡到半流质饮食、软食；多食富含纤维素的蔬菜水果，保持大便通畅，以防排便时腹压加大而再次诱发咯血。

4）大咯血的抢救及护理，见大咯血章节。

（2）有效排痰护理详见慢性支气管炎章节。

（3）胸痛护理协助患者取患侧卧位，以减少患侧肺的活动。观察疼痛部位、性质，疼痛明显时可给予止痛剂以减轻疼痛。若胸腔积液较多时，需配合医生进行胸腔穿刺或引流，以减轻压迫症状。

5. 心理护理 向患者讲解疾病相关知识，引导患者选择适合自己的娱乐消遣方式以减轻其焦虑情绪；鼓励家属关爱患者，不歧视患者，取得家庭社会支持。

【预防】

三级预防是结核病防治工作中的重要措施，而其中一级预防是预防结核病感染的根本措施。结核病的三级预防见表 16-5。

表 16-5　结核病的三级预防

预防级别	适用阶段	措施	阶段目标
一级预防	发病前期	健康教育及卡介苗接种	预防和减少疾病的发生（可降低发病率）
二级预防	疾病早期	五早预防（早发现、早诊断、早治疗、早报告、早隔离）	防止或减缓疾病发展，降低死亡率的发生
三级预防	临床期或康复期	一切治疗和康复手段	促进康复，减少并发症，防复发及耐药结核病的产生

（1）早期发现并有效治疗肺结核，消除诱发因素，避免并发症的发生。

（2）做好患者呼吸道的管理，促进有效排痰，控制继发感染的发生。

（3）早期发现肺部感染及呼吸衰竭，及早应用抗生素及综合治疗以避免病情的加重。

（4）加强患者营养支持，必要时应用免疫增强剂以提高机体免疫功能，增加抗病能力。

【特别关注】

（1）肺结核的用药护理。

（2）跟踪药物治疗情况并建立患者个人档案。

（3）定期复查。

【前沿进展】

γ- 干扰素释放试验（IGRAs）

近年来，IGRAs 试验由于其独特优势，在国内外已越来越广泛地应用于结核病或结核潜伏感染者的诊断。IGRAs 主要包括 QFT-GIT（QuantiFERON-TB Gold In-Tube test）和 T-Spot（the T-SPOT.*TB* test）两个试剂盒。其原理是若人体感染结核杆菌，当使用结核杆菌特异抗原刺激后，其血液中 T 淋巴细胞就会释放 γ - 干扰素。与 PPD 试验比较，其最大优势是，由于刺激的抗原为结核杆菌所特有，其结果阳性基本可以排除卡介苗接种或非结核分枝杆菌感染，因此 IGRAs 的敏感度与特异性更好，其综合敏感性为 85%，特异性为 84%，对肺外结核的诊断阳性率可达到 90% 以上。因此，IGRAs 阳性意味着曾经感染结核杆菌，至于何时感染，感染后是否会发展成为活动性肺结核，还需要结合每位患者的临床症状加以判别。

【知识拓展】

卡介苗背后的故事

据说卡介苗的故事与一片矮玉米有关，那是秋天的一个下午，卡麦特和介兰在巴黎近郊马波泰农场的一条小路上做实验，试图把结核杆菌接种到两只公羊身上，但每次都失败了。走着走着，他们发现田里的玉米秆儿很矮，穗儿又小，便关心地问旁边的农场主："这些玉米是不是缺乏肥料呢？"农场主说："不是，先生。这玉米引种到这里已经十几代了，可能有些退化了，一代不如一代啦！"

这时卡麦特和介兰从玉米的退化马上联想到：如果把毒性强烈的结核杆菌，一代一代地定向培育下去的话，它的毒性是否也会退化呢？而用这种退化了毒性的结核杆菌，再注射到人体中去，那不就可以既不伤害人体，又能使人体产生免疫力了么。接下来，两位科学家足足花了13年的时间，终于成功培育了第230代被驯服的结核杆菌作为人工疫苗。为了纪念功勋卓著的科学家卡麦特和介兰，人们便把这种疫苗称作“卡介苗”。

（薛 秒 郭月瑜 蒋 丽）

【中医治疗原则及护理】

肺结核属于中医学“肺痨”的范畴。中医认为本病的致病因素主要有外因感染、痨虫侵肺和内伤体虚、气虚不足、阴精耗损，两者互为因果。本病病位在肺，病理性质以阴虚为主。病变过程中，可致五脏亏损，尤以肺肾为重。

1. 中医辨证分型

（1）肺阴亏损证：干咳，或咳少量白黏痰，咳声短促。痰中带血丝或血点，色鲜红，胸闷，低热。皮肤干灼，口咽干燥。午后手足心热，少量盗汗，疲劳无力，纳谷不香，舌边尖红，无苔或少苔，脉细数。

（2）阴虚火旺证：呛咳气急，痰少质黏，时时咯血，血色鲜红，混有泡沫样痰液。五心烦热、骨蒸潮热，颧红，盗汗量多，心烦口渴，性急善怒，胸肋掣痛，男子梦遗、失精，女子月经不调，形体日渐消瘦，舌绛而干，苔黄或剥，脉细数。

（3）气阴耗伤证：咳嗽无力，气短声低，咳痰清稀色白，量较多，或带血丝，或见咯血，血色淡红。午后潮热，伴有怕冷畏风，自汗与盗汗并见。食少神倦，便溏，面色㿠白，舌质光淡，边有齿印，苔薄，脉细弱而数。

（4）阴阳两虚证：咳逆喘息少气，喘促气短，咳痰色白，或夹血丝，血色黯淡，潮热，自汗，盗汗，声嘶或失音，面浮肢肿，心慌。唇紫肢冷，形寒或五更泄泻，口舌生糜，大肉尽脱，男子滑精、阳痿，女子经少、经闭，舌红少津，脉细数或弱。

2. 中医治疗原则 本病中医重在补肺益气、滋阴，火旺者兼以降火，阳虚者应同时兼顾，故本病的治疗当以补虚、育阴培元和抗痨杀虫为原则。同时注意辨别征候顺逆，重主证处理，结合其他兼证，辨其征候所属。通过辨证肺阴亏损证予滋阴杀虫，润肺清热；阴虚火旺证予滋阴降火；气阴耗伤证予益气养阴；阴阳两虚证予滋阴补阳。

3. 中医调护

（1）生活起居护理

1）对本病应防重于治。避免和肺结核病患者长期接触，必须接触应采取适当的防范措施，如戴口罩，身佩安息香，或雄黄擦鼻等。勿过劳，避免内伤体虚。

2）保持病室温度适宜，空气新鲜，避免直接吹风，以免汗出当风复感外邪。

3）既病之后要耐心治疗，注意休息，应禁烟酒，慎房事，怡情志，加强营养，坚持适当锻炼，如日光浴、森林浴、田园疗法、呼吸运动锻炼等。

4）恢复期逐渐增加活动，增强体质，以提高机体免疫力但应避免劳累。

5）活动性肺结核者，尽量避免与外界密切接触，消毒患者痰液及其居室，做好防护。

（2）情志护理

1）予心理调护，建立家庭支持系统，减少患者心理压力。

2）保持情志畅达，避免情绪波动。促进疾病的康复。

3）自我情绪调节，转移注意力，如听音乐、看电影等。

（3）临症施护

1）潮热、盗汗

A. 保持室内整洁、安静，空气流通清新，温湿度适宜。

B. 卧床休息，避免劳累。

C. 观察患者体温的变化，汗出时，及时擦拭并更换衣被。

D. 饮食宜清淡、易消化、富营养。多饮水，多食新鲜瓜果，进食清热生津之品。

E. 予五倍子粉调醋后神阙穴贴敷。

2）咳嗽、咳痰

A. 观察咳嗽的声音、性质、程度、持续时间及痰液的量、颜色、性状、气味等，指导患者有效咳嗽。

B. 保持室内空气新鲜，温湿度适宜，避免接触烟尘、花粉及刺激性气体等。

C. 饮食宜清淡、易消化，避免辛辣、煎炸、油腻及海腥发物。

D. 指导患者正确留取痰标本。

3）咯血

A. 观察咯血的颜色及量。

B. 咯血量少时，嘱卧床休息（患侧卧位），大咯血时严格卧床休息，取平卧位，头偏向一侧，保持患者情绪稳定，保证气道通畅，防窒息。

C. 密切观察生命体征变化，发现异常及时处理。

D. 宜食清热、止血、凉血饮食。

E. 保持病室温度适宜，空气新鲜。

（4）饮食调护

1）宜给予高热量、高蛋白、富含维生素的易消化饮食。以鱼、肉、蛋、牛奶、植物蛋白等优质蛋白为主；多进食新鲜蔬菜和水果，以补充维生素。

2）大咯血时应禁食，咯血停止后可进食鲜藕汁、藕粉、梨汁、西瓜汁等；小量咯血时宜进食少量凉或温的流质饮食。

3）忌烟酒，忌辛辣刺激、油炸及动火伤津燥液之品，如胡椒、辣椒、生姜、洋葱、韭菜等。忌食油腻及鱼虾荤腥等生痰助火之品。

4）潮热者，可食用清炖鳗鱼；盗汗者可食用蛤蜊肉炒韭菜；对干咳少痰、咽干口燥、潮热颧红者，可予梨1～2个、黑豆30 g，将雪梨洗净、加水，放入黑豆以文火炖烂。每日服2次。

5）肺阴亏损者，可食用鲜藕、百合、银耳、等润肺生津之品。

6）阴虚火旺者，可食用银耳、甲鱼、阿胶、百合等滋阴补气之品。

7）气阴耗伤者，可食用山药、桂圆、红枣、莲子等健脾益气之品。

8）阴阳两虚者可食用黄花薏米粥、山药茯苓粥等滋补阴液，助长温养阳气。

（5）中医特色治疗护理技术

1）穴位注射：予中药喘可治注射液，注射双侧足三里，缓解患者长期慢性咳嗽、喘息症状。对咯血患者，可选止红穴、孔最、尺泽、曲泽，注射脑垂体后叶素达到止血的目的。

2）穴位敷贴：可用姜汁、醋调和五倍子粉，贴敷于神阙穴上以缓解盗汗、自汗的症状。

3）针刺疗法：根据辨证选择合适的穴位，阴虚多用针法，阳虚多用灸法。肺俞、风池以疏风散寒，曲池、大椎以疏风清热，足三里、肾俞、脾俞、气海等以补肾纳气。

4）穴位按摩：点按肺俞、结核、心俞、膏肓，用揉拿手三阴法，点按太渊、内关等穴，治疗肺结核肺阴亏损证；点按肺俞、百劳，用揉拿手三阴法，双龙点肾法，点按足三里、三阴交、太虚穴治疗阴虚火旺证。

5）艾灸：取穴两组，百劳、肺俞、膏肓、气海一组，中府、膻中、关元、足三里一组，将专用艾炷安置在多功能艾灸仪的灸头艾腔中，两组穴位交替使用，每次 30min，每周灸 3 次。

（6）中药用药护理

1）向患者强调坚持规律、全程、合理用药的重要性。

2）中药汤剂一般宜温服，寒证宜热服，热证宜温凉服，饭前或饭后 2 小时服用，中西药之间间隔 30min 左右。服药时不要服用浓茶、咖啡、可乐等饮料，服药期间忌食生冷、油腻、辛辣之品。

3）内服中药丸剂，服抗痨丸止咳祛痰，抗痨杀虫；服肺结核丸敛阴补肺。

4）观察药物的疗效及有无不良反应。

（朱　姝　黎贵湘）

参考文献

陈灏珠，林果为. 2009. 实用内科学. 第 13 版. 北京：人民卫生出版社

范伏元. 2013. 呼吸科中西医诊疗套餐. 北京：人民军医出版社

李亮，李琦等. 2013. 结核病治疗学. 北京：人民卫生出版社

陆再英，钟南山 . 2008. 内科学 . 第 7 版 . 北京：人民卫生出版社
綦迎成，孟桂云 . 2013. 结核病感染控制与护理 . 北京：人民军医出版社
唐神结，高文 . 2011. 临床结核病学 . 北京：人民卫生出版社
唐神结 . 2014. 结核病临床诊治进展年度报告 . 北京：人民卫生出版社
吴小玲，邹学敏 . 2014. 让呼吸畅起来 . 北京：科学出版社
王有奎 . 2010. 呼吸病中医诊治与调理 . 第 2 版 . 北京：人民军医出版社
肖东楼，马玙，朱莉贞 . 2009. 抗结核药品不良反应诊疗手册 . 北京：人民卫生出版社
杨斌，鲁玉桂，秦赢，等，2013, 艾灸仪辅助治疗肺结核及对患者免疫功能的影响 . 中国灸，33(4): 299-301
尤黎明 . 2012. 内科护理学 . 第 5 版 . 北京：人民卫生出版社
中华人民共和国卫生部 . 2010. 中华人民共和国卫生部通告（卫通〔2010〕12 号）
中华人民共和国卫生部 . 2002. 中华人民共和国卫生行业标准——结核病分类标准（标准号 WS 196 － 2001)
中华人民共和国卫生部 . 2008. 中华人民共和国卫生行业标准 (WS 288 － 2008)——肺结核诊断标准
中华人民共和国卫生部 . 2012. 肺结核门诊诊疗规范 (2012 年版）
中华医学会 . 2012. 临床诊疗指南·呼吸病学分册 . 北京：人民卫生出版社
张雅丽 . 2010. 常见病症中医护理健康教育 . 北京：中国中医药出版社
张泽庚，张念志 . 2009. 呼吸病中医临床精要 . 合肥：安徽科学技术出版社
张贺秋 . 2013. 现代结核病诊断技术 . 北京：人民卫生出版社
Metcalfe, Csttamanchi A, McCulloch CE. 2013. Test Variability of the QuantiFERON-TB Gold In-Tube Assay in Clinical Practice. Am J Respir Crit Care Med, 187(2): 206-211

第二节　传染性非典型肺炎

【概述】

传染性非典型肺炎又称为严重急性呼吸综合征（severe acute respiratory syndrome，SARS），是由 SARS 冠状病毒（SARS coronavirus， SARS-CoV）引起的急性呼吸道传染病。临床上以发热、头痛、乏力、肌肉酸痛、干咳、胸闷为主要症状，严重者出现快速进展的呼吸系统衰竭，传染性极强、病情进展快速。

患者是主要传染源，特别是急性期患者。本病主要通过近距离飞沫传播，也可通过接触患者的呼吸道分泌物、消化道排泄物、体液和密切接触等传播。人群不具有免疫力，普遍易感。发病者以青壮年居多，儿童和老年较少见。接触传染性非典型肺炎患者的医护人员、病人的家属和到过疫区的人是高危人群。本病主要是冬春季流行。

【病因与发病机制】

SARS 冠状病毒（SARS-CoV）是一种单股正链 RNA 病毒。SARS 冠状病毒 SARS- 属冠状病毒科冠状病毒属，为有包膜病毒，直径多为 60 ～ 120nm，包膜上有放射状排列的花瓣样或纤毛状突起，长约 20nm 或更长，基底窄，形似王冠。

室温 24℃下 SARS 冠状病毒在尿液里至少可存活 10 天，在腹泻患者的痰液和粪便里能存活 5 天以上，在血液中可存活约 15 天，在塑料、玻璃、马赛克、金属、布料、复印纸等多种物体表面均可存活 2 ～ 3 天。病毒对温度敏感，随温度升高抵抗力下降，37℃可存活 4 天，

56℃加热 90 分钟、75℃加热 30 分钟能够灭活病毒。紫外线照射 60 分钟可杀死病毒。病毒对有机溶剂敏感，乙醚 4℃ 条件下作用 24 小时可完全灭活病毒，75% 乙醇作用 5 分钟可使病毒失去活力，含氯的消毒剂作用 5 分钟可以灭活病毒。

发病机制尚不清楚，目前倾向与机体免疫系统受损有关。SARS 病毒在侵入机体后，进行复制，可引起机体的异常免疫反应，由于机体免疫系统受破坏，导致患者的免疫缺陷。同时 SARS 病毒可以直接损伤免疫系统特别是淋巴细胞，所以患病期间患者的淋巴细胞减少，$CD4^+$ 和 $CD8^+$ T 淋巴细胞均明显减少。

SARS 的肺部病理改变明显，双肺明显肿胀，主要表现为弥散性肺泡损伤，有肺水肿及透明膜形成。病程 3 周后有肺泡内机化及肺间质纤维化，造成肺泡纤维闭塞。可见小血管内微血栓和肺出血、散在的小叶性肺炎、肺泡上皮脱落、增生等病变。肺门淋巴结多充血、出血及淋巴组织减少。

一些患者有肺外器官受损，淋巴结和脾脏出血坏死，肝脏、心脏、胃肠道、肾脏等器官血管扩张，少数患者有细胞变性改变。

【诊断要点】

（一）诊断依据

1. 流行病学史

（1）与发病者有密切接触史，或属群体发病者之一，或有明确的传染他人的证据。

（2）发病前 2 周内曾到过或居住于报告有传染性非典型肺炎病人并出现继发感染疫情的区域。

2. 临床表现 潜伏期 1 ～ 6 天，常见为 3 ～ 5 天。

起病急，以发热为首发症状，体温一般＞38℃，偶有畏寒；可伴头痛、关节酸痛、肌肉酸痛、乏力、腹泻；常无上呼吸道卡他症状；发病3～7天后出现下呼吸道症状，可有咳嗽，多为干咳、少痰，偶有血丝痰；可有胸闷，严重者出现呼吸加速，气促，或明显呼吸窘迫。肺部体征不明显，部分患者可闻及少许湿啰音，或有肺实变体征。病情于10～14天达到高峰，发热、乏力等感染中毒症状加重，并出现频繁咳嗽，气促和呼吸困难，略有活动则气喘、心悸，被迫卧床休息。这个时期易发生呼吸道的继发感染。病程进入2～3周后，发热渐退，其他症状与体征减轻乃至消失。肺部炎症改变的吸收和恢复则较为缓慢，体温正常后仍需2周左右才能完全吸收恢复正常。

轻型患者临床症状轻，病程短。重症患者病情重，进展快，易出现呼吸窘迫综合征。儿童患者的病情似较成人轻。有少数患者不以发热为首发症状，尤其是有近期手术史或有基础疾病的患者。

3. 实验室检查

（1）血象：外周血白细胞计数一般正常或降低；常有淋巴细胞计数减少。

（2）血液生化检查：可见丙氨酸转氨酶（ALT）、天冬氨酸转氨酶（AST）、乳酸脱氢酶（IDH）和心肌酶（CK-MB）升高，亦见血尿素氮（BUN）升高。

（3）血清学检查：用间接免疫荧光法（IFA）和酶联免疫吸附法（ELISA）测定血清特异性IgM、IgG。IgM抗体约在发病后10天出现阳性结果，IgG抗体约在发病后21天出现阳性结果，并持续较久，阳性结果说明曾感染过SARS-CoV，双份血清检测（急性期和恢复期）显示抗体效价4倍或以上增高，表示近期有感染，阴性结果说明未感SARS-CoV，或感染后病程小于21天。

（4）分子生物学检测：用 RT-PCR 方法对血液、呼吸道分泌物、粪、尿或组织切片测定 SARS 病毒基因片段，能较迅速得到检验结果，且特异性强。

（5）细胞培养分离病毒：用细胞培养法对血液、呼吸道分泌物、粪、尿或组织培养分离病毒。

4. 胸部 X 线检查 肺部有不同程度的片状、斑片状浸润性阴影或呈网状改变，部分病人进展迅速，呈大片状阴影；常为多叶或双侧改变，阴影吸收消散较慢；肺部阴影与症状体征可不一致。若检查结果阴性而又怀疑本病，1 ～ 2 天后应予复查。

5. 抗菌药物治疗无明显效果

（二）诊断标准

1. 疑似诊断病例 符合上述 1（1）＋ 2 ＋ 3 条，或 1（2）＋ 3 ＋ 4 条，或 2 ＋ 3 ＋ 4 条。

2. 临床诊断病例 符合上述 1（1）＋ 2 ＋ 4 条及以上，或 1（2）＋ 2 ＋ 3 ＋ 4 条，或 1（2）＋ 2 ＋ 4 ＋ 5 条。

3. 医学观察病例 符合上述 1（2）＋ 2 ＋ 3 条。

4. SARS 的重症病例 符合下列标准的其中 1 条可诊断为 SARS 的重症病例：

1）呼吸困难，呼吸频率＞ 30 次 / 分。

2）低氧血症，吸氧 3 ～ 5L/min 条件下，动脉血氧分压（PaO_2）＜ 70 mmHg，或动脉血氧饱和度（SaO_2）＜ 93%，或已可诊断为急性肺损伤（ALI）或急性呼吸窘迫综合征（ARDS）。

3）多叶病变且病变范围超过 1/3 或 X 线胸片 48 小时内病灶进展＞ 50%。

4）休克或多器官功能障碍综合征（MODS）。

5）具有严重基础疾病，或合并其他感染性疾病，或年龄＞ 50 岁。

【治疗】

1. 监测病情变化　多数病人在发病后 14 天内都可能属于进展期，必须密切观察病情变化，监测症状、体温、呼吸频率、SpO_2 或动脉血气分析，血象、胸片（早期复查间隔时间不超过 2 ～ 3 天），心、肝、肾功能等。

2. 一般性和对症治疗　卧床休息，避免劳累、用力。避免剧烈咳嗽，咳嗽剧烈者给予镇咳；咳痰者给予祛痰药。发热超过 38.5℃者，可使用解热镇痛药；儿童忌用阿司匹林，因该药有可能引起 Reye 综合征；高热者给予物理降温。有心、肝、肾等器官功能损害，应该做相应的处理。加强营养支持，注意水电解质平衡。

3. 氧疗　出现气促或 PaO_2 ＜ 70mmHg 或 SpO_2 ＜ 93% 给予持续鼻导管或面罩吸氧。

4. 糖皮质激素的应用　应用指征为：①有严重中毒症状，高热 3 日不退；② 48 小时内肺部阴影进展超过 50%；③有急性肺损伤（ALI）或出现 ARDS。一般成人剂量相当于甲泼尼龙 80 ～ 320mg/d，必要时可适当增加剂量，大剂量应用时间不宜过长。具体剂量及疗程根据病情来调整，待病情缓解或胸片上阴影有所吸收后逐渐减量停用，建议采用半衰期短的激素。注意糖皮质激素的不良反应。儿童慎用糖皮质激素。

5. 预防和治疗继发细菌感染　根据临床情况，可选用喹诺酮类等适用抗生素。

6. 抗病毒药物　早期可试用洛匹那韦及利托那韦等。

7. 增强免疫力　重症患者可试用增强免疫功能的药物。

8. 可选用中药辅助治疗　治疗原则为温病，卫、气、营、血和三焦辨证论治。

9. 重症病例的处理

（1）加强对患者的动态监护。

（2）使用无创正压机械通气（NPPV）。模式通常使用持续气道正压通气（CPAP），压力水平一般为 4～10cmH_2O；吸入氧流量一般为 5～8L/min，维持血氧饱和度＞93%，或压力支持通气＋呼气末正压（PSV+PEEP），PEEP 水平一般为 4～10cmH_2O，吸气压力水平一般为 10～20cmH_2O。NPPV 应持续应用（包括睡眠时间），暂停时间不宜超过 30 分钟，直到病情缓解。

（3）若病人不耐受 NPPV 或氧饱和度改善不满意，应及时进行有创正压机械通气治疗。

（4）出现休克或 MODS，予相应支持治疗。

【主要护理问题】

1. 体温过高　与冠状病毒感染有关。

2. 清理呼吸道无效　与支气管感染、分泌物增多有关。

3. 孤独感　与隔离有关。

4. 知识缺乏　与缺乏疾病的相关知识有关。

5. 焦虑　与不了解疾病、担心预后有关。

6. 营养失调：低于机体需要量　与发热机体消耗增加有关。

7. 潜在并发症　应激性溃疡、血糖增高、血压升高、血钾过低等。

【护理目标】

（1）患者体温得到有效控制，并逐渐恢复正常。

（2）患者的痰液变稀，容易咳出。

（3）患者的社会隔离感减轻。

（4）获得 SARS 相关知识，正确认识疾病，积极配合治疗。

（5）消除其疑虑，使之树立战胜疾病的信心。

（6）营养状况得到改善和维持，机体体质增强，抵抗力增加。

（7）未发生相关并发症，或发生并发症后能及时发现并得到积极的治疗与护理。

【护理措施】

1. 隔离

（1）对临床诊断病例和疑似诊断病例应在指定的医院进行隔离观察和治疗，在标准预防的基础上执行飞沫空气和接触传播途径的隔离预防。同时具备下列 3 个条件时可考虑解除隔离：①体温正常 7 天以上；②呼吸系统症状明显改善；③ X 线胸片显示有明显吸收。

（2）对医学观察病例和密切接触者，在指定地点接受为期 14 天的隔离观察。及时、正确的对病人的分泌物和排泄物进行处理，防止病毒的污染和传播。医务人员与病人密切接触时，要做好个人防护，病房内的空气和各种物体表面应按时给予各种消毒处理，避免出现交叉感染。

2. 休息与活动 安静舒适的环境和充分的休息，使患者精神和体力得到恢复；减少肺脏的呼吸次数，可以减少能量消耗，利于疾病的康复。发热患者应卧床休息。

3. 饮食 SARS 病人因持续高热，严重影响食欲。对高热及呼吸困难者给予高营养流质或半流质饮食；不能进食的病人静脉补充能量及营养物质；轻症或恢复期的病人鼓励进食高蛋白、高维生素、高碳水化合物易消化的饮食。鼓励患者多饮水，维持电解质平衡。

4. 病情观察要点

（1）生命体征的观察：SARS 患者的免疫反应低下，呼吸道症状与体征病变不一致，需要定时测量体温、呼吸、血压、脉搏、意识的变化，尤其严密观察病人体温及呼吸的变化。

（2）血氧饱和度（SpO_2）监测：SpO_2 是一种简单、直观的反映机体氧合状态的指标，SARS 病人应每天监测。

（3）胃肠道监测：腹泻是 SARS 病人的临床表现之一。抗生素和糖皮质激素的应用可使机体抵抗力降低，激发菌群失调加重腹泻甚至可导致应激性溃疡。注意观察排便的次数、量、颜色、性质并做好记录，定期做大便潜血实验。

（4）使用糖皮质激素不良反应的观察，应加强对血糖、血压、心律、肾功能等的监测，同时注意有无口腔溃疡及皮肤感染的发生。

5. 对于气促、呼吸困难的病人护理 应加强血气分析和血氧饱和度（SaO_2）的监测，同时注意呼吸的频率、节律和深度。轻度缺氧可给予鼻导管吸氧或面罩吸氧，如流量 3 ～ 5 L/min 条件下，$SaO_2 < 93\%$，或呼吸次数每分钟＞ 30 次时，应及时通知医生，根据病情选择不同形式的呼吸机辅助呼吸。

6. 用药护理 ①发热病人选择使用解热镇痛药时，注意儿童忌用阿司匹林，因该药有可能引起 Reye 综合征。②在选用糖皮质激素时，注意儿童要慎用糖皮质激素。在大剂量糖皮质激素治疗过程中，应注意糖皮质激素的不良反应，主要包括血糖增高、血压升高、血钾过低、肾功能受损、消化道出血、继发感染等。

7. 出院病人的健康指导 ①要保持充分的休息和睡眠，适当锻炼，以增强机体的抵抗力。②加强营养，饮食营养要均衡。③保持室内空气流通、新鲜；注意个人卫生，保持良好的卫生习惯。④遵医嘱按时服药，监测体温，定期复查血象及胸片，如有不适及时就医。

【预防】

1. 综合性预防 开展本病的科普宣传。流行期间减少大型群众性集会或活动，公共场所、学校和托幼等保持通风换气、空气流通；应保证空调系统的供风安全，保证充足的新风输入，所有排风要直接排到室外，未使用空调时应关闭回风通道；对地面、墙壁、电梯等表面定期消毒；对经常使用或触摸的物品、食饮器具定期消毒，特别是对人体接触较多的柜台、桌椅、门把手、水龙头等；对患者的物品、住所及逗留过的公共场所进行充分的消毒处理。

2. 养成科学文明健康的个人生活习惯 不随地吐痰，避免无遮掩打喷嚏；避免去人多或相对密闭的地方；保持乐观稳定的心态，均衡饮食，多喝汤饮水，注意保暖，避免疲劳。五勤：勤洗手洗脸、洗澡洗晒衣服被褥；勤打扫室内外清洁卫生；勤开窗通风，保持生活、工作环境的空气流通；勤到户外活动，呼吸新鲜空气；勤锻炼身体。

3. 严格隔离病人 医院应设立发热门诊，建立本病的专门通道。收治病人的病区的设置、消毒及人员防护均应按照相关规定执行。

（王 颖 付 莉 曾 琼）

【中医治疗原则及护理】

传染性非典型肺炎，属中医学“温疫”的范畴，是以湿热蕴毒，热毒炽盛，阻遏中上二焦，耗气伤阴，甚则内闭喘脱为特点的病证。

1. 中医辨证分型

（1）早期：多在发病后 1 ～ 5 天，常见证型有湿热遏阻肺卫、表寒里热挟湿型。

1）湿热遏阻肺卫证：发热，微恶寒，身重疼痛，乏力，口渴不思饮，无汗或汗出不畅，或胸脘痞闷，或纳呆，大便溏泄，舌质淡红、苔薄白腻，脉浮略数。

2）表寒里热挟湿证：恶寒，发热明显，甚则寒战壮热，伴有咽痛或咽干，口渴不思饮，干咳少痰，舌质偏红、苔薄黄微腻，脉浮数。

（2）中期：多在发病后 3 ～ 10 天，病机以湿热蕴毒、邪伏膜原、邪阻少阳为特点。

1）湿热蕴毒：发热，午后为甚，胸脘痞闷，汗出不畅，口渴不思饮，口苦或口中黏腻，呛咳或干咳，或伴有咽痛，苔黄腻，脉滑数。

2）邪伏膜原：恶寒发热，或有寒热往来，伴有全身疼痛，呃逆，纳差，口干口苦，或伴有呛咳、气促，苔白浊腻或如积粉，脉弦滑数。

3）邪阻少阳：发热，汗出，胸闷、心烦，呛咳，痰粘不出，口干口苦不思饮，疲乏倦怠，纳呆，呕恶，便溏，苔白微黄或黄腻，脉滑数。

（3）极期（高峰期）：本期多在发病后 7 ～ 14 天，病机以湿热毒盛、耗气伤阴，瘀血内阻为主要特点。

1）热入营分，耗气伤阴：身热夜甚，喘促烦躁，呛咳或咯血，气短乏力，口干，汗出，舌质红绛、苔薄，脉细数。

2）邪盛正虚，内闭外脱：发热不明显，喘促明显，面色发绀，不能言语及活动，脉细浅数、无力，或脉微欲绝，汗出如雨，四肢厥逆。

（4）恢复期：多在发病后 10 ～ 14 天以后，主要证候有气阴两伤，气虚挟湿挟瘀。

1）气阴两伤证：热退，心烦，乏力，气促，口干，汗出，纳差，舌质淡红质嫩、苔薄少津或苔少，脉细或细略数。

2）气虚挟湿挟瘀证：疲乏，气短，动后略气促，纳差，舌质淡略暗、苔薄腻，脉细。

2. 中医治疗原则　该病早期病机特征为热毒袭肺、湿热阻遏，治以辛凉解表、清热解毒、宣肺化湿为主；中期病机特征为疫毒侵肺、表里热炽、湿热蕴毒、邪阻少阳、疫毒炽盛、充斥表里，治以清热化湿、清邪少阳、分消湿热、疏达膜原、利湿化浊为主；极期病机特征为热毒壅盛、邪盛正虚、内闭外脱，治以清营解毒、活血化瘀、清热利湿、补气养阴、温阳固脱、通窍开闭为主；恢复期病机特征为气阴两伤、肺脾两虚、湿热瘀毒未尽，治以益气养阴、化湿通络、清泄余热为主。

3. 中医调护

（1）生活起居护理

1）严格卧床休息，避免过度用力及剧烈咳嗽，密切观察病情的变化，重点观察生命体征及呼吸频率、缺氧、心、肝、肾功能变化。

2）保持病室空气清新，定时通风或紫外线空气消毒，控制探视人次，隔离患者禁止探视，避免异味及烟尘刺激，防止患者被直接吹风。

3）保持呼吸道通畅，必要时予以吸痰。正确留取痰液标本并送检，床旁放置盛装消毒液的有盖痰具，专人及时清理痰液及消毒痰具。

（2）情志护理：在治疗过程中，要重视对患者情志调养，保持情志畅达，少思少忧，调动患者主观能动性，以提高患者免疫力，达到扶正祛邪、协调阴阳的目的；避免不良情绪刺激，防止过劳和剧烈运动，以免加重本病。

（3）临症施护

1）发热

A. 密切观察患者生命体征、意识、尿量、汗出等，以防厥脱。

B. 早期恶寒发热无汗者，不宜冷敷或冰敷，以免遏邪。注意防寒保暖，避免受凉。

C. 中极期热邪已入里者，可用石膏、荆芥煎水擦浴。

D. 极期发热不明显，汗出肢冷者，要适当保暖。

E. 恢复期患者退热后出现汗出、气短等症状时，应及时更换衣被，保持床单位清洁、干爽，注意卧床休息，防止复感外邪。

2）喘促、气短

A. 密切观察患者呼吸频率、节律，发绀，动脉血气分析，血氧饱和度等情况。

B. 患嘱者卧床休息，减少氧耗，加强基础护理，协助生活护理。

C. 合理氧疗，保持呼吸道通畅。

D. 面罩吸氧或无创呼吸机辅助通气治疗无效时及时给予气管插管或气管切开，并做好气管插管或气管切开护理。

3）咳嗽、咳痰

A. 观察咳嗽的性质、时间，痰液的颜色、量和性状，以及体温的变化及有无其他伴随症状，慎防气随血脱。

B. 剧烈干咳或呛咳时，可针刺天突、丰隆、列缺穴等，遵医嘱予镇咳药。

C. 咳嗽、痰液黏稠难咯者指导有效咳嗽及排痰方法，协助翻身、拍背，必要时予雾化吸入或服用川贝枇杷液、桔梗水、蛇胆川贝液等。

D. 咳嗽而喘者，及时予氧疗，半卧位休息。

4）肌肉酸痛、疲乏

A. 评估疼痛部位、性质、程度、持续时间、面色、出汗等情况，并做好详细记录。

B. 卧床休息，加强巡视，满足生活需要。

C. 肩背部、腰部拔火罐，按摩或针刺风池、曲池、足三里、委中等穴位。

D. 乏力、气短明显者，可予太子参茶、黄芪水频饮或西洋参汤顿服。

（4）饮食调护

1）饮食宜清淡可口，富营养，以高热量、高蛋白、高维生素、易消化的饮食为主，避免辛辣、煎炸及刺激性食品。

2）选用淮山、荷叶煲汤、薏米煲粥健脾祛湿，辅以山楂、麦芽水开胃。

3）使用糖皮质激素的患者，注意观察有无食欲改变，避免进食粗糙坚硬食物。

4）胃纳差伴呕恶者，宜少食多餐，可针刺内关、足三里、中脘等穴位，食物中加少许柠檬汁或姜汁。

（5）中医特色治疗护理技术

1）针灸疗法：取神阙、足三里等具有全身强壮作用的穴位。行隔姜灸、雀啄灸、温和灸。取舒适体位，在施灸过程中注意观察，防止患者皮肤损伤。

2）穴位按摩：心悸、失眠者按摩神门穴宁心安神，理气止痛按摩内关穴等，按摩时应有力、柔和、均匀，一般每次 15 ～ 20 分钟。

（6）中药用药护理

1）注意观察用药前后反应及舌苔脉象变化。

2）西药及中成药一般不宜空腹服用。

3）早期汤药宜趁热温服，中期宜温服，极期宜凉服或微温服、饭后1小时频饮，恢复期宜温服，服药后休息片刻。

4）止咳糖浆：不宜用水稀释，喝完5分钟内不宜喝水。

（黄才蓉　陈本会）

参考文献

李兰娟，任红．2013．传染病学．第8版．北京：人民卫生出版社，55-58

王颖，宋锦平．2011年．传染科护理手册．北京：科学出版社，46-53

吴小玲，黎贵湘．2011．呼吸内科护理手册．北京：科学出版社

吴小玲，邹学敏．2014．让呼吸畅起来．北京：科学出版社

杨牧祥，王少贤，于文涛，等．2004．中医药参与诊疗SARS综述．中国全科医学，7(24): 1879-1883

叶进，沈庆法，程磐基，等．2005．传染性非典型肺炎中医治法的研究进展．新中医，37(6): 89-91

张广清，林毓霞，罗海丽，等．2003．中西医结合治疗传染性非典型肺炎的辨证施护．南方护理学报，10(4): 23-25

中国疾病预防控制中心．2005．传染性非典型肺炎病例出院参考标准

中国疾病预防控制中心．2005．传染性非典型肺炎临床诊断标准（试行）

中国疾病预防控制中心．2005．重症非典型肺炎诊断标准

中华中医药学会．2003．传染性非典型肺炎(SARS)中医诊疗指南．中国医药学报，18(10): 579-586

第三节　人感染高致病性禽流感

【概述】

人感染高致病性禽流感是由禽甲型流感病毒某些亚型中的一些毒株如H5N1、H7N7等引起的人类急性呼吸道传染病。临床主要表现为发热、流涕、咳嗽、咽痛、头痛、肌肉酸痛、毒血症、感染性休克、多脏器功能衰竭等。

本病最主要的传染源仍为被禽流感病毒感染的禽类动物，尤其是散养家禽，如鸡、鸭、鹅。禽甲型流感病毒感染人体的途径主要是吸入具有传染性的飞沫或飞沫核，也可通过直接接触或间接接触感染的禽类及其分泌物、排泄物及病毒污染的水而感染。目前缺乏人与人之间传播的确切证据。人群普遍易感，但主要发生在青壮年，大部分病例发生在农村。与不明原因病死禽或感染、疑似感染禽流感家禽密切接触人员是本病的高危人群。

【病因与发病机制】

人禽流感的发病机制与流行性感冒的发病机制基本一致。病毒通过呼吸道感染患者后，引起以肺脏为主的多系统损伤，表现为弥漫性肺损伤外，同时伴有心脏、肝脏、肾脏等器官组织损伤。人禽流感患者肺脏中被感染的靶细胞主要是Ⅱ型肺泡上皮细胞，A（H5Nl）病毒能够在这些细胞中复制，直接导致细胞的死亡。A（H5Nl）病毒发病后引起以呼吸系统为主的多系统损伤，除表现为弥漫性肺损伤外，同时伴有不同程度的心脏、肝脏和肾脏等多器官组织损伤。

【诊断要点】

1. 流行病学史　发病前1周内曾到过禽流感流行地

区，有病、死禽及其分泌物、排泄物接触史，与人禽流感患者有密切接触史。有高危职业史，如从事饲养、贩卖、屠宰、加工、诊治家禽工作的职业人员。

2. 临床表现

（1）H7N7 亚型人禽流感：主要表现出结膜炎和上呼吸道卡他症状。

（2）H9N2 亚型人禽流感：类似普通人流感，通常仅有轻微的上呼吸道感染症状。

（3）H10N7 亚型人禽流感：仅有轻微的上呼吸道感染症状。

（4）H5N1 亚型人禽流感：潜伏期一般为 1 ～ 7 天，通常为 2 ～ 4 天。患者呈急性起病，早期表现类似普通型人流感。主要为发热，体温大多持续在 39℃以上，可伴有流涕、鼻塞、咳嗽、咽痛、头痛、肌肉酸痛和全身不适。部分患者可有恶心、腹痛、腹泻、稀水样便等消化道症状。重症患者病情发展迅速，几乎所有患者都有临床表现明显的肺炎，可出现急性肺损伤、急性呼吸窘迫综合征（acute respiratory distress svndrome，ARDS）、肺出血、胸腔积液、全血细胞减少、多脏器功能衰竭、休克及瑞氏（Reye）综合征等多种并发症。可继发细菌感染，发生败血症。重症患者可有肺部实变体征等。

3. 实验室检查

（1）血常规检查：外周血象检查白细胞总数一般正常或降低。重症患者多有白细胞总数及淋巴细胞减少，并有血小板降低。

（2）病原学检查

1）病毒分离：从患者鼻咽分泌物、口腔含漱液、气管吸出物或呼吸道上皮细胞中分离禽病毒。

2）血清学检查：采集患者发病初期和恢复期血清进

行红细胞凝集抑制试验恢复期血清抗体滴度比急性期血清高 4 倍或以上，可作为回顾性诊断的参考指标。

3）病毒抗原及核酸检测：取患者鼻咽分泌物、口腔含漱液、气管吸出物或呼吸道上皮细胞等呼吸道标本检测到人禽流感病毒特异性的核酸或特异的 H 亚型抗原。

（3）影像学检查：病初病变形态可为斑片状、大片状、多片的、融合的单侧或双侧肺实变，肺实质渗出阴影浅淡，呈絮状、磨玻璃样密度，重症患者病变进展迅速，病变内可见“空气支气管征”，病变多表现为两肺弥漫性分布，没有明显的以段或叶划分的特征，相当部分病例演变为“白肺”样改变，可合并胸腔积液。

4. 诊断标准

（1）医学观察病例：有流行病学接触史，1 周内出现流感样临床表现者。对于被诊断为医学观察病例者，医疗机构应当及时报告当地疾病预防控制机构，并对其进行 7 天医学观察。

（2）疑似病例 : 具备流行病学史中任何一项，且无其他明确诊断的肺炎病例。

（3）临床诊断病例有两种情形：①诊断为人禽流感疑似病例，但无法进一步取得临床检验标本或实验室检查证据，而与其有共同接触史的人被诊断为确诊病例，并且没有其他疾病确定诊断依据者。②具备流行病学史中任何一项，伴有临床表现，实验室病原检测患者恢复期血清红细胞凝集抑制试验或微量中和试验（microneutralization，MN）A（H5Nl）抗体阳性。

（4）确诊病例：有流行病学接触史和临床表现，从患者呼吸道分泌物标本或相关组织标本中分离出特定病毒，或采用其他方法，禽流感病毒亚型特异抗原或核酸检查阳性，或发病初期和恢复期双份血清禽流感病毒亚型毒株抗体滴度升高 4 倍或以上者。

另外，在流行病学史不详的情况下，根据临床表现、辅助检查和实验室检查结果，特别是从患者呼吸道分泌物或相关组织标本中分离出特定病毒，或采用其他方法，禽流感病毒亚型特异抗原或核酸检查阳性，或发病初期和恢复期双份血清禽流感病毒亚型毒株抗体滴度升高 4 倍或以上者，也可以确定诊断。

5. 重症人禽流感的诊断标准：由于人禽流感患者有相当比例发展为重症肺炎，在短期内出现 ARDS，如何及时甄别干预重症人禽流感患者，对控制病情至关重要。但鉴于目前病例数有限，故根据现有 A（H5Nl）病例的临床表现，参考 2003 年重症 SARS 的诊断标准，具备以下三项中的任何一项，即可诊断为重症人禽流感。

（1）呼吸困难：成人休息状态下呼吸频率每分钟 30 次，且伴有下列情况之一：①胸片显示多叶病变或在正位胸片上病灶总面积占双肺总面积的 1/3 以上；②病情进展，24 ～ 48 小时内病灶面积增大超过 50%，且在正位胸片上占双肺总面积的 1/4 以上。

（2）出现明显低氧血症，氧合指数低于 300mmHg（lmmHg =0.133kPa）。

（3）出现休克或多器官功能障碍综合征（MODS）。

【治疗】

1. 对症治疗 同“流行性感冒”。

2. 抗病毒治疗 同“流行性感冒”。

3. 重症患者治疗 处理要点：①营养支持；②防治其他并发症，如短期内给予肾上腺皮质激素改善毒血症状及呼吸窘迫；③防治继发细菌感染；④加强血氧监测和呼吸支持。

【主要护理问题】

（1）体温过高。

（2）营养失调：低于机体需要量。

（3）潜在并发症：急性呼吸窘迫综合征、肺出血、多脏器功能衰竭、休克、瑞氏综合征等。

【护理目标】

（1）患者体温得到有效控制，并逐渐恢复正常。

（2）患者营养状况改善。

（3）患者未发生相关并发症，或发生并发症后能及时发现并得到合理的治疗与护理。

【护理措施】

1. 隔离　采用飞沫和接触隔离预防，隔离至体温正常后 2 天或病后 7 天；但 H7N9 亚型患者应隔离至临床症状基本消失，呼吸道标本人感染 H7N9 禽流感病毒核酸检测连续 2 次阴性。病房应进行空气消毒，开窗通风换气，每次通风时间在 30 分钟以上。

2. 休息与活动　重症患者应绝对卧床休息。

3. 饮食护理　同“流行性感冒患者护理”。

4. 病情观察要点　同“流行性感冒患者的护理”。但人禽流感患者出现呼吸困难、明显低氧血症和出现休克或MODS，可能为重症人禽流感，应及时报告医生并做好抢救准备。

5. 氧疗和呼吸支持　对重症人禽流感患者出现呼吸衰竭时应及时给予呼吸支持治疗，包括经鼻管或面罩吸氧、无创和有创正压通气治疗。实际上对病毒性肺炎患者出现呼吸衰竭时，维持和保证恰当有效的氧合是治疗最重要的环节。

（1）鼻导管和面罩：对于鼻导管或面罩吸氧患者，

若在吸氧流量≥ 5 L/min（或吸氧浓度≥ 40%）的条件下，SpO_2 < 93%，或呼吸频率仍≥ 30 次 / 分钟以上，呼吸负荷较高，应及时考虑给予无创正压通气（NIPPV）治疗。

（2）无创通气：在使用无创通气的过程中，要求隔离治疗区的通风条件良好，可采取具有单一吸氧和呼气的改良面罩，并在呼气口附加高效微粒捕获滤器（high efficiency particulate arrestance filter，HEPAF），防止呼出气对环境的污染造成院内感染，同时严格个人保护。

（3）有创通气：对于意识障碍，依从性差或正确应用 NIPPV 治疗 2 小时仍未达到预期效果的患者，建议及时实施有创通气治疗。在应用有创呼吸机辅助治疗时，应使用封闭式吸痰系统吸取气道内分泌物，并在呼吸机出气口附加高效微粒捕获滤器，尽可能避免在护理操作和给病人机械通气过程中发生交叉感染。

6. 用药护理 同“流行性感冒患者护理”。

【预防】

（1）不自行宰杀家禽，避免直接接触活禽类、鸟类或其粪便，尤其是病（死）禽，若不慎接触，须尽快用肥皂清洗双手；不吃生的或半熟的禽肉、蛋类等食品，一定要烧熟煮透；不购买未经检疫的禽肉制品。

（2）注意饮食卫生，做到生熟分开，避免交叉污染，在加工处理生禽肉、蛋类后要彻底洗手；注意不要自行处理病（死）禽，应及时报告卫生、农业、林业等部门；注意避免接触流感样症状（发热、咳嗽、流涕等）或肺炎等呼吸道疾病的患者，一旦出现发热、咳嗽等急性呼吸道感染症状，应尽快就诊。

（王 颖 许 艳 曾 琼）

【中医治疗原则及护理】

人感染高致病性禽流感（简称甲流），属于中医的“瘟疫”范畴，初起多为疫毒袭于卫表，肺失宣降，继而迅速入里化热致肺热壅盛，主要特点是表里通病、表寒里热。

1. 中医辨证分型

（1）风热犯卫：发病初期，发热或未发热，咽红，轻咳少痰，无汗。舌质红，苔薄或薄腻，脉浮数。

（2）热毒袭肺：高热，咳嗽，痰黏咳痰不爽，口渴喜饮，咽痛，目赤。舌质红，苔黄或腻，脉滑数。

（3）热毒壅肺：高热，咳嗽咳痰、痰黄，喘促气短；或心悸，烦躁扰安，口唇紫暗。舌质红，苔黄腻或灰腻，脉滑数。

（4）气营两燔：高热，口渴，烦躁，甚者神昏谵语，咳嗽或咯血，胸闷憋气、气短。舌质红绛，苔黄，脉细数。

2. 中医治疗原则　人感染高致病性禽流感早期以毒犯肺卫、卫气同病为特点；中期以邪热壅肺、逆转心包致内闭外脱为特点；后期以气阴两伤、正虚邪恋，易挟湿挟瘀为特点。根据中医“扶正气、避毒气”的治疗原则，早期强调清热解毒，宣肺透邪；中期治疗强调祛湿和胃，解毒化瘀，扶正固脱为主；恢复期强调扶正透邪，并重视化湿、化瘀。

3. 中医调护

（1）生活起居护理

1）保持室内空气流通，温湿度适宜，定时通风或紫外线空气消毒，控制探视人次，隔离患者禁止探视，避免异味及烟尘刺激，防止患者被直接吹风。

2）加强基础护理，做好口腔护理及皮肤护理，保持床单位清洁、整齐，协助生活护理。

3）保证足量的饮水，以充分湿化气道。

（2）情志护理　在治疗过程中，要重视对患者情志调养，保持情志畅达，少思少忧，调动患者主观能动性，以提高患者免疫力，达到扶正祛邪、协调阴阳的目的；避免不良情绪刺激，防止过劳和剧烈运动，以免加重本病。

（3）临症施护

1）发热

A. 密切观察患者生命体征、意识、尿量、汗出等，以防厥脱。

B. 早期恶寒发热无汗者，不宜冷敷或冰敷，以免遏邪。注意防寒保暖，避免受凉。

C. 汗出退热后，及时更换衣裤，保持衣被干净、舒适，避免直接吹风，防止复感外邪。

D. 嘱患者多饮水，可用茅根、芦根煎水代茶，伴腹泻或出汗明显者可饮淡盐水。

E. 耳尖、十宣点刺放血，针刺大椎、曲池、风池、合谷、少商等穴位，或用柴胡注射曲池、大椎穴。

2）咳嗽、咽痛

A. 咳嗽、喷嚏时用纸巾或手帕遮住口鼻，避免直接面对他人，用后纸巾或手帕丢入医疗垃圾袋。注意勤洗手，外出时戴口罩。

B. 饮食清淡、避免辛辣煎炸食品，戒烟酒。

C. 款冬花、紫菀、胖大海煎水代茶，罗汉果、北杏仁炖猪肺。

D. 针刺天突、中府、列缺、肺俞、合谷等穴位。咽痛者可少商点刺放血。

3）全身酸痛、疲乏

A. 评估疼痛部位、性质、程度、持续时间、面色、出汗等情况，并做好详细记录。

B. 疼痛严重者卧床休息，减少活动，加强巡视，满足生活需要。

C. 握拳敲打局部以疏通筋骨。肩背部、腰部拔火罐，按摩或针刺风池、曲池、足三里、委中等穴位。

D. 保持心情舒畅，避免七情刺激。

（4）饮食调护

1）饮食宜清淡可口，富营养，易消化为主，避免辛辣、煎炸及肥厚甘腻食品。

2）选用淮山、荷叶煲汤、薏米煲粥健脾祛湿，辅以山楂、麦芽水开胃。

3）胃纳差伴呕恶者，宜少食多餐，可针刺内关、足三里、中脘等穴位，食物中加少许柠檬汁或姜汁。

4）中期宜进食富营养，易消化食物如牛奶、肉汤、鱼汤等。便秘者可食香蕉、枇杷、萝卜。

5）恢复期加强饮食调理，食黄芪淮山粥，西洋参田七炖瘦肉，沙参麦冬粥。

（5）中医特色治疗护理技术

1）艾灸疗法：行隔姜灸、雀啄灸、温和灸。取舒适体位，在施灸过程中注意观察，防止患者皮肤损伤。畏寒明显者艾灸神阙、关元穴。

2）耳穴埋豆：选穴胃、肝、脾、贲门、食道、交感、神门。采用王不留行籽贴压耳穴，按压前后要蕴耳，不能过度用力，以不损伤皮肤，有酸、麻、胀、痛、灼热感为宜，年老体弱者按压宜轻，一般患者宜中度刺激。

3）穴位敷贴疗法：中药研粉并使用姜汁、醋等调糊，取适量贴敷于肚脐（神阙穴）。

（6）中药用药护理

1）注意观察用药前后反应及舌苔脉象变化。

2）中成药一般不宜空腹服用，中西药之间间隔30分钟左右。

3）中药汤剂一般宜温服，寒证可热服，热证宜偏凉服，饭前或饭后2小时温服。

4）止咳糖浆不宜用水稀释，喝完5分钟内不宜喝水。

（黄才蓉　程桂兰）

参考文献

贾微，林辰，温海成，等．2014．传统医药在防治甲型H1N1流感中的应用．中国民族民间医药，(20): 30-31
李兰娟，任红．2013．传染病学．第8版．北京：人民卫生出版社，58-60
苏立红．2010．中西医结合预警护理干预在甲型H1N1流感患者中的临床应用．当代医学，16(20): 125-126
王颖，宋锦平．2011．传染科护理手册．北京：科学出版社，476-479
吴小玲，黎贵湘．2011．呼吸内科护理手册．北京：科学出版社
吴小玲，邹学敏．2014．让呼吸畅起来．北京：科学出版社
翟志光，李江．2014．甲型H1N1流感的中医治则治法探讨．中国中医基础医学杂志，20(9): 1205-1206
中华人民共和国卫生部．2008．人禽流感诊治方案
中华人民共和国卫生部．2008 人感染高致病性禽流感诊断标准(WS284-2008)
中华人民共和国卫生部．2009．甲型H1N1流感诊疗方案．第3版．中华临床感染病杂志，2(5): 257-259
中华人民共和国卫生部．2014．人感染H7N9禽流感诊疗方案

第二篇 呼吸专科护理技术

第十七章 给 氧 术

给氧术（give oxygen operation）是通过鼻塞、鼻导管或面罩将氧气送入人体肺内的一种方法。

【目的】

（1）纠正各种原因造成的机体缺氧状态。

（2）改善动脉血氧分压。

（3）促进组织的新陈代谢，维持机体的生命活动。

【准备】

1. 患者准备 了解吸氧的目的、方法及注意事项，取得患者配合。

2. 操作者准备 着装整洁，按七步洗手法洗手，佩戴口罩帽子。

3. 用物准备 氧气流量表，氧气管或氧气面罩，湿化瓶，湿化液、棉签，弯盘，手电筒，指脉氧饱和度监测仪，记录卡。

4. 环境准备 整洁、安静、安全（周围无火源）。

【操作程序】

（1）备齐用物携至床旁，核对患者姓名、床号及氧疗方式，解释并取得配合。

（2）必要时消毒患者手指，消毒液待干后监测指脉氧饱和度。

（3）协助患者取舒适体位且便于护士操作。

（4）检查、清洁鼻腔，湿润鼻黏膜。行手消毒。

（5）检查并连接氧气流量表，除尘后连接湿化瓶。

（6）连接氧气管并检查氧气管是否通畅，根据病情调节氧流量。

（7）再次核对患者及医嘱信息，无误后将氧气管的鼻塞轻轻插入鼻腔，妥善固定；或佩戴氧气面罩，系带松紧适宜。

（8）观察用氧效果、缺氧症状等有无改善。必要时再次消毒患者手指，消毒液待干后监测指脉氧饱和度。

（9）行健康宣教，指导患者和家属用氧安全：禁烟、火以及私带取暖器等设备。

（10）行手消毒，记录用氧起始时间、氧流量等。

（11）整理床单元及用物。

（12）停止吸氧时，先取下鼻导管或氧气面罩，关闭流量开关，取下流量表，避免操作不当导致患者呼吸道黏膜及肺组织的损伤。

（13）用物按规范处置。

【注意事项】

（1）湿化液不宜过多，为湿化瓶的 1/2 ～ 2/3。

（2）保持吸氧管通畅，避免脱落、打折、扭曲、堵塞等。

（3）避免瞬间氧压过高进入呼吸道引起呼吸道黏膜及肺组织损伤。

（4）强调勿自行摘除供氧装置及随意调节吸氧流量、禁烟火。

（5）根据患者病情，指导患者采取有效的呼吸技巧。

（吴小玲　万群芳　蒋　丽）

第十八章　更换胸腔闭式引流瓶

胸腔闭式引流术（care of closed pleural drainage）是胸心外科术后、脓胸、外伤性血气胸、外伤性气胸、自发性气胸的常用治疗方法，在胸膜腔安置引流管，引流出积血和（或）积气，以维持胸膜腔的负压、促进肺复张。护理需要密切观察引流液的性质和量，并保证引流管的通畅，预防其反流，定期更换胸腔闭式引流瓶，防止逆行感染。

【目的】

（1）保持引流通畅，维持胸腔内压力。

（2）防止逆行感染。

（3）观察胸腔引流液的性质、量。

【准备】

1. 患者准备　了解胸腔闭式引流护理的目的、方法及注意事项，取适宜体位，必要时适当遮蔽。

2. 操作者准备　穿戴整洁，手卫生、戴口罩。

3. 用物准备　治疗车、水封瓶（根据病情选择单腔或双腔或三腔水封引流瓶）及引流管（如需持续负压吸引：另备负压吸引表和负压连接管）、无菌生理盐水、开瓶器、环钳 2 把、治疗巾、消毒液、纱布、弯盘、标签、手套、医嘱单。

4. 环境准备　清洁、安静、光线适宜有利于操作，减少人员走动。

【操作程序】

（1）备齐用物携至床旁，核对医嘱及患者信息。

（2）解释操作目的、注意事项，取得患者的合作。

（3）选择合适体位，适当遮蔽。

（4）观察引流伤口处及临近部位有无皮下气肿、伤口渗血、渗液及引流瓶内水柱波动情况。

（5）手消毒后打开水封引流瓶包装。

1）单腔 / 双腔水封引流瓶：倒入无菌生理盐水（用小漏斗）使其引流管没入液面下 2cm，将标签上缘贴在水位线上缘处作为标记，注明更换日期和时间。

2）三腔水封引流瓶：在水封腔内倒入生理盐水（用小漏斗），液平面在“0”刻度线上 1 ～ 2cm；积液腔需纵向粘贴胶布，便于记录一定时间段内引流液的量；需持续负压吸引者：负压吸引腔内注入生理盐水 8 ～ 12cm。张贴标示，注明更换日期和时间。

（6）正确连接引流管与引流瓶，放于治疗车上层，注意保护引流管开口端。

（7）铺治疗巾于患者引流管下，双环钳交叉夹闭引流管，弯盘置于治疗巾上，戴手套。

（8）分离引流管接头后用弯盘垫高患者端接头，再用手套反折包裹取下的引流管接头并将其提高，便于管内引流液流入瓶中，把污染的引流管和引流瓶置于治疗车下层。

（9）分别消毒患者端的引流管口及外侧壁 5cm 范围 2 次，注意消毒液需待干。

（10）用无菌纱布保护引流管端口，连接引流管及无菌水封引流瓶。

（11）固定水封引流瓶，松开环钳，观察引流瓶水柱波动情况。

（如需持续负压吸引：连接负压吸引表、引流管和三腔水封引流瓶的连接头，调节负压吸引 0.02 ～ 0.04 MPa。）

（12）协助患者取舒适卧位，整理床单元及用物。

（13）行健康宣教，向患者介绍呼吸技巧，防止脱管和意外脱管的紧急处理方法。

（14）手消毒后核对患者及医嘱信息、签字，记录引流液的性质和量。

（15）规范处置用物。

【注意事项】

（1）若患者血压平稳，应取半卧位以利引流。

（2）水封瓶应低于胸部引流处以下 60 ～ 80cm，保持引流系统密闭，固定稳妥。

（3）保持引流管长度适宜，患者活动时防止引流管受压、打折、扭曲、脱出。更换引流瓶时，应用止血钳夹闭引流管防止空气进入。

（4）水封瓶的更换时间每周 1 ～ 2 次，但应根据引流量的情况及时更换，操作时严格无菌操作。

（5）在进行持续或间断负压吸引治疗过程中，三腔水封引流瓶的负压开关均不可关闭。

（6）拔除引流管后 24 小时内密切观察患者有无呼吸困难、气胸、皮下气肿以及局部有无渗血、渗液，如有变化，及时报告医生处理。

（万群芳　蒋　丽　王　锋）

第十九章　动脉血标本采集

动脉血标本采集（arterial blood specimen collection）是采集动脉血进行血气分析的一种方法。

【目的】

（1）判断患者酸碱平衡。

（2）监测患者氧分压及二氧化碳分压，判断呼吸衰竭程度。

（3）为诊断和治疗呼吸衰竭提供可靠依据。

【准备】

（1）护士准备：着装整洁，按七步洗手法洗手，戴口罩帽子。

（2）患者准备：了解动脉血采集的目的、方法及注意事项，取得患者和家属配合。

（3）用物：治疗车、消毒液、棉签、治疗巾、动脉血气专用采血针、无菌手套、医嘱执行单。

（4）环境准备：整洁、安静、安全，光线充足，便于操作。

【操作程序】

（1）备齐用物携至床旁，核对患者信息并解释，取得患者合作。

（2）检查动脉血气采血针外包装、无菌物品的有效期。

（3）选择穿刺部位（常选桡动脉或股动脉）。

（4）协助患者取适宜体位便于操作，铺治疗巾于穿刺部位下。

（5）手消毒，取出动脉采血针，将活塞退至 1.6ml 处，并妥善放置动脉采集器。

（6）消毒穿刺处皮肤（直径＞ 5cm）两次，充分待干，再次核对患者及医嘱信息。

（7）戴无菌手套，一手食指及中指扪及动脉搏动最强处并固定，另一手持动脉血气采血针以垂直或沿动脉走向呈 45° ～ 60° 进针。

（8）待血液充盈注射器后迅速拔针，用无菌干棉签按压穿刺点。

（9）将采血针头迅速插入橡皮塞封闭针孔，以免混合空气影响检验结果，尽快送检。

（10）协助患者取舒适体位，整理用物及床单元。

（11）手消毒，核对患者及医嘱信息并记录、签字。

（12）规范处置用物。

【注意事项】

（1）洗澡或运动后应休息 30 分钟再行动脉血采集。

（2）吸氧者如病情允许应停止吸氧 30 分钟后再采血，否则必须标注吸氧的流量和浓度。

（3）穿刺点按压 5 ～ 10 分钟（有凝血功能障碍者应适当延长），直至穿刺点不再出血，避免出现皮下血肿。

（4）标本应立即（或半小时内）送检，若不能及时送检可将标本暂存在 0 ～ 4℃冰箱内，最长不超过 2 小时。

（吴小玲　万群芳　陈　婷）

第二十章　雾化吸入疗法

雾化吸入疗法（aerosol inhalation）是利用雾化装置将药物溶液或混悬液分散成微小的雾滴或微粒，使其悬浮于气体中并进入呼吸道及肺内的一种治疗方法。

【目的】

（1）湿化呼吸道、利于祛痰。

（2）减轻或解除支气管痉挛。

（3）控制呼吸道炎症。

（4）全身治疗的作用，如：雾化吸入伊洛前列素治疗原发性肺动脉高压；雾化吸入胰岛素降低血糖等。

【准备】

（1）护士准备：着装整洁，按七步洗手法洗手，戴口罩帽子。

（2）患者准备：了解雾化吸入的目的、方法及注意事项，取得患者的配合。

（3）用物：治疗车、雾化器、雾化管（首次治疗者）、药物、漱口液（视病员情况）、弯盘、医嘱执行单。

（4）环境准备：整洁、安静、安全。

【操作程序】

（1）备齐用物携至床旁，核对患者信息、医嘱及药物，解释并取得配合。

（2）根据病情协助患者取半卧位或坐位，必要时协助排痰。

（3）协助患者清洁口腔，避免食物残渣被吸入气道内。

（4）手消毒，连接雾化器电源，将雾化管与雾化器连接。

（5）再次核对相关信息，无误后将药物加入药杯中。

（6）指导患者呼吸技巧，开机，经口含管/面罩、行无创/有创呼吸机辅助通气者连接呼吸机管路、停机的人工气道者经气管切开或气管插管处行雾化吸入治疗。

（7）雾化过程中密切观察病情变化。

（8）雾化结束，关闭雾化器开关，断开连接。

（9）协助患者漱口、拍背及排痰，必要时洗脸。

（10）协助患者取舒适卧位，整理床单元及用物。

（11）行健康教育，向患者及家属讲解雾化后排痰方法。

（12）手消毒，核对患者及医嘱信息并记录、签字。

（13）规范处置用物。

【注意事项】

（1）患者须采取半卧位或坐位，使膈肌下降，增加胸腔容积，利于肺通气及雾化药物沉积，提高疗效。

（2）雾化前后均须漱口，必要时行口腔护理。

（3）雾化前不涂擦油脂面霜，避免亲脂性药物在面部残留。

（4）指导患者采取正确的呼吸技巧：平静呼吸间歇深呼吸，经口含管雾化者用口吸气、鼻呼气。

（5）雾化时间应小于15～20分钟，避免长时间雾化引起的气道痉挛、低氧血症等不适。如有不适，应立即停止雾化并协助医生进行处理。

（6）雾化糖皮质激素者，应评估有无口腔真菌感染。

（7）有特殊感染者雾化过程中，操作者应距离患者至少90cm，避免交叉感染。

（吴小玲　万群芳　李艳丽）

第二十一章　震动排痰法

震动排痰法（vibration expectoration drainage）是通过将体表机械振动能量传导至肺部，使坠积在气管、支气管和肺泡表面的痰液或黏液栓子松动及刺激咳嗽的产生，从而促使痰液或痰栓排出的一种方法。

【目的】

借助震动，使痰液松动利于排除。

【准备】

（1）护士准备：着装整洁，按七步洗手法洗手，戴口罩帽子。

（2）患者准备：了解震动排痰的方法及注意事项，取得患者配合。

（3）用物准备：震动排痰机、一次性治疗巾套。

（4）环境准备：整洁、安静、安全。

【操作程序】

（1）备齐用物携至床旁，核对患者及医嘱信息，解释，取得患者配合。

（2）了解患者的病情、体征等，判断治疗的频率及重点治疗部位。

（3）根据叩击部位选择叩击头并套一次性治疗巾，连接叩击头放于主机支架上备用。

（4）连接电源。

（5）协助患者采取舒适的体位，侧卧位或坐位，暴露治疗部位。

（6）设置治疗时间及治疗频率。

（7）治疗时平稳握住叩击头，由外向内、自下而上叩击，每个部位叩击 30 秒左右，移向下一部位，重点部位可适当延长时间，根据患者耐受程度调整震动频率。

（8）治疗结束，协助患者咳嗽排痰。

（9）协助患者取舒适体位，整理用物及床单元。

（10）行健康教育，向患者及家属讲解排痰方法与技巧。

（11）手消毒，核对患者及医嘱信息，并记录。

（12）规范处置用物。

【注意事项】

（1）震动排痰治疗应在餐前 1 ～ 2 小时或餐后 2 小时进行治疗。

（2）震动频率成人一般 15 ～ 30CPS，治疗时间一般 10 ～ 20 分钟。

（3）治疗过程中密切观察患者病情，若有不适应停止治疗。

（4）叩击头外套一人一用，避免交叉感染。

（万群芳　吴小玲　敖冬梅）

第二十二章 吸 痰 术

吸痰术（sputum suctioning）是指将吸痰管连通负压装置，经口、鼻腔或人工气道插入呼吸道，吸引分泌物，以保持呼吸道通畅的一种方法。

【目的】

（1）保持呼吸道通畅。

（2）减轻呼吸道感染。

【准备】

（1）患者准备：了解吸痰的目的、方法及注意事项（紧急情况下简洁，必要时可省略），取得患者或家属的配合。

（2）操作者准备：着装整洁，按七步洗手法洗手，佩戴口罩帽子。

（3）用物准备：瓶装生理盐水 2 瓶（标注开瓶时间及吸痰前、后用途），吸痰管，听诊器，弯盘，负压吸引装置，负压吸引瓶内盛有效氯消毒液 1000 ～ 2000mg/L，薄膜手套，医疗垃圾袋，必要时备指脉氧饱和度检测仪。如患者使用封闭式吸痰管应备相应吸痰管和人工鼻。

（4）环境准备：整洁、安静、安全，光线适宜便于操作。

【操作程序】

（1）备齐用物携至床旁（危重患者应提前准备），核对，解释，取得配合。

（2）体位适宜，便于开放气道及操作。

（3）评估患者痰鸣及氧饱和度情况，必要时给予高浓度吸氧 1 ～ 2 分钟，以避免吸痰时低氧血症的发生。

（4）连接负压吸引装置。手消毒，戴清洁薄膜手套。

（5）打开吸痰管接头将其与负压吸引管连接，调节吸引压力。佩戴吸痰管包装内的无菌手套，取出吸痰管。

（6）将吸痰管前端插入“吸痰前用的生理盐水”瓶中湿润并检查负压管路是否通畅。

（7）吸痰时遵循先气道后口腔的原则，吸痰管插至患者有咳嗽反射或适宜深度停顿片刻，再缓慢提升吸痰管以吸尽气道内分泌物。

（8）吸引完毕用“吸痰后用生理盐水”冲净负压吸引管内痰液。

（9）将薄膜手套反折包裹吸痰管并置入医疗垃圾袋中，关闭负压表并固定负压装置。如患者使用封闭式吸痰管：①先将吸痰管头端退至冲洗口，连接冲洗液，连接负压吸引管，按负压开关湿润吸痰管，关闭负压键和冲洗液；②将吸痰管插入适宜深度停顿片刻，再缓慢提升吸痰管以吸尽气道内分泌物；③再次将吸痰管头端退至冲洗口，开冲洗液和负压，冲洗吸痰管，断开冲洗液和负压连接管并妥善固定。

（10）评估患者痰鸣及氧饱和度情况，必要时吸痰后再给予高浓度氧气吸入 1 ～ 2 分钟，避免发生低氧血症。

（11）行健康宣教，强调保持呼吸道通畅及防止交叉感染的重要性。

（12）协助患者取舒适体位，整理床单元及用物处置。

（13）手消毒。记录患者的病情、痰液的颜色、性质及量。

【注意事项】

（1）动作轻柔，吸痰负压 0.02 ~ 0.04MPa，避免造成呼吸道黏膜损伤。

（2）每次吸痰时间不得超过 15 秒，连续吸痰不超过 2 次。

（3）禁止带负压插入吸痰管，防止瞬间负压过大损伤气道黏膜。

（4）吸痰管不可反复在气道内提插。

（5）注意无菌技术操作，每根吸痰管仅能使用一次。

（吴小玲　万群芳　阳绪容）

第二十三章　无创呼吸机操作流程

【目的】

（1）改善通气和肺的氧合功能。

（2）降低呼吸肌做功，缓解呼吸肌疲劳。

（3）减少气管插管或气管切开的相关并发症，降低病死率。

【准备】

（1）护士准备：穿戴整洁，手卫生、戴口罩和帽子。

（2）患者准备：了解无创通气治疗的目的及注意事项，减轻紧张焦虑心理，取得配合（紧急情况下尽量简洁）。

（3）用物准备：①检查呼吸机性能是否完好，备用。②治疗车、鼻罩或面罩1个、呼吸机管道1套，呼吸过滤器1个、呼吸机湿化罐1个、无菌蒸馏水1瓶、输液器1个、医嘱执行单、氧饱和度仪及消毒液。

（4）环境准备：清洁、安静、舒适、光线充足便于操作。

【操作程序】

（1）备齐用物至床旁，核对患者及医嘱信息。

（2）向患者解释安置无创呼吸机的目的、呼吸技巧及注意事项，消除患者紧张、焦虑情绪，取得其配合。

（3）监测患者指脉氧饱和度。

（4）协助患者取舒适体位（病情允许应抬高床头30°以上），必要时协助排痰，保持呼吸道通畅。

（5）连接呼吸机及湿化器电源。

（6）安置湿化罐（有条件者使用一次性自动注水湿化罐），连接湿化液（无菌蒸馏水或灭菌注射用水）及输液器后向呼吸机湿化罐内注入适量湿化液。

（7）连接呼吸机管道、鼻 / 面罩及呼吸过滤器。

（8）启动呼吸机并调节温度。

（9）根据病情调整呼吸机各工作参数，然后关机。

（10）再次核对患者及医嘱信息。

（11）取下吸氧管，连接呼吸机氧源管。

（12）安置并妥善固定鼻 / 面罩、连接管路；开机，调整参数（有待机模式和 Standby 模式的呼吸机除外）。

（13）行健康宣教，包括呼吸技巧、饮水及咳嗽的配合。

（14）复测氧饱和度，观察病情，适时调整参数，锁定屏幕锁。

（15）整理床单元及用物，协助患者取舒适卧位，冬天注意保暖。

（16）手消毒后再次查对并做好记录。

（17）规范处置用物。

【注意事项】

（1）操作前，在病情允许的情况下，护士应耐心介绍无创通气治疗的方式及注意事项，有利于提高患者带机依从性。

（2）根据患者的面部情况，选择合适的鼻罩 / 面罩，以减少漏气，增加患者的舒适度。

（3）集水杯应处于最低位。

（4）避免在呼吸机送气过程中给患者安置鼻 / 面罩。

（5）头带固定松紧度适宜（以平放 1 ～ 2 指为宜），

受压部应使用减压贴。

（6）初次带机且病情允许的患者应逐渐上调通气压力（飞利浦 V60 呼吸机可使用压力延迟上升功能），以提高患者舒适性及依从性。

（7）充分湿化，避免湿化不足导致的痰液黏稠而加重病情。

（8）使用输液器进行封闭式湿化时，应保证管路密闭良好，避免漏气。

（9）病情允许的患者应在进餐及餐后 30 分钟内暂停无创通气，避免发生误吸。

（10）病情危重不能脱机及误吸风险性高的患者需进行鼻饲营养液。

（11）湿化罐、一次性呼吸机管道、呼吸过滤器每周更换一次，若污染或堵塞时应及时更换。

（万群芳　蒋　丽　杜超英）

第二十四章　气管插管患者的口腔护理

【目的】

（1）保持口腔清洁，防止感染。

（2）观察口腔黏膜、舌苔、牙龈等情况。

（3）保持呼吸道通畅。

【准备】

（1）护士准备：着装整洁，按七步洗手法洗手，戴口罩帽子。

（2）患者准备：取得清醒患者的配合。

（3）用物准备：①一次性口腔护理包，内放：治疗碗 2 个（分别放置生理盐水棉球 16 个及生理盐水漱口液或益口漱口液），镊子 2 把、压舌板 1 个、液体石蜡棉球包 1 个、小纱布 1 张。②弯盘 1 个、治疗巾 1 张、生理盐水 1 瓶、20 ～ 50ml 空针 1 付、吸痰管数根，70 ～ 80cm 系带 1 根、绢丝胶布 2 条、牙垫 1 个、手电筒 1 只、手套、医嘱执行单。

（4）环境准备：整洁、安全，光线适宜便于操作。

【操作程序】

（1）备齐用物携至床旁，核对患者及医嘱信息，向神志清楚患者解释操作目的及注意事项，取得患者的信任与配合。

（2）评估患者气管插管的深度、卡弗气囊的压力及固定稳妥情况等，必要时予以吸痰。

（3）根据病情协助患者取合适体位（半卧位，头偏一侧或侧卧）。手消毒。

（4）操作者两名：一名站在患者右侧，将治疗巾铺于患者颈下胸前，将弯盘置于患者右侧颌下；另一名操作者站在患者左侧，左手固定好气管插管，观察插管刻度，右手协助另一操作者取下患者原有绢丝胶布及系带、牙垫。

（5）右侧操作者打开口腔护理盘，用生理盐水棉球湿润患者口唇、口角，用手电筒照射、观察口腔情况（必要时需用开口器和压舌板协助）。口腔分泌物多者先吸净口腔分泌物，并用5ml空针向卡弗气囊内注入空气1～2ml。

（6）右侧操作者用20ml或50ml空针从盛有生理盐水的治疗碗中抽取生理盐水递给左侧操作者，左侧操作者向患者口腔注入生理盐水，同时右侧操作者立即吸净患者口腔内生理盐水。

（7）右侧操作者拧干棉球，用压舌板撑开左侧颊部，从内向门齿纵向擦洗左外侧面，更换棉球用同样方法擦洗右外侧面。

（8）纵向擦洗左上内侧面、左上咬合面、左下内侧面、左下咬合面以及颊部。

（9）用同样方法擦洗右侧。

（10）擦洗硬腭部、舌面及舌下，用小纱布拭去口角的水渍。

（11）在原有牙垫的对侧安置新牙垫，再次观察口腔，若有溃疡，遵医嘱涂药。

（12）检查气管插管插入深度，确保与操作前一致，用系带缠绕固定牙垫及气管插管，并绕过后颈在下颌角上方系一活结，再用绢丝胶布呈蝶形固定好牙垫及气管插管，卡弗气囊放气 1 ~ 2ml。

（13）口唇干裂者，可涂液体石蜡保护。

（14）撤去治疗巾，帮助患者取舒适卧位，整理床单元。

（15）清点棉球数量，收拾用物。

（16）手消毒后，再次核对患者及医嘱信息并记录、签字。

（17）规范处置用物。

【注意事项】

（1）操作前要充分评估，对躁动、不配合患者遵医嘱予镇静后再操作。

（2）操作前后保持气管插管刻度一致，勿擅自调整气管插管深度。

（3）操作时动作轻柔，勿损伤口腔黏膜及牙龈。

（4）棉球湿度适宜，避免液体误入气道导致不适。

（5）神志清楚患者，应主动关心，取得患者合作，密切观察生命体征变化。

（6）导管固定要稳妥，松紧以一指为宜，并保持气管插管的导管中立位。

（7）操作前后清点棉球数量，避免棉球遗留患者口腔。

（8）操作前后卡弗气囊充气与放气的量要一致，并注意监测卡弗气囊压力。

（万群芳 吴小玲 阳绪容）

第二十五章　气管切开护理

【目的】

（1）保持切口清洁、干燥，防止感染。

（2）清除痰液，保持呼吸道通畅。

【准备】

（1）护士准备：着装整洁，按七步洗手法洗手，戴口罩帽子。

（2）患者准备：取得清醒患者的配合。意识障碍者取平卧，肩颈部垫软枕以畅通呼吸道便于操作。

（3）用物准备：换药碗（内盛生理盐水及75%酒精棉签或棉球）、开口纱、氧气管、无菌手套及薄膜手套各一双、听诊器、弯盘、纱布、必要时备氧气管和氧饱和度仪。金属人工气道者应另备相同规格型号的无菌内导管1个。一次性人工气道者可备：人工鼻、封闭式吸痰管、生理盐水500ml、输液器、吸痰冲洗液标识卡。

（4）环境准备：整洁、安全，光线适宜便于操作。

【操作程序】

（1）备齐用物携至床旁，核对患者及医嘱信息，向神志清楚患者解释操作目的及注意事项，取得患者的配合。

（2）评估患者人工气道是否通畅以及固定稳妥情况，必要时予以吸痰。

（3）根据病情尽可能放低床头，垫软枕于肩颈部，充分暴露气管切开伤口部位。手消毒。

（4）用生理盐水棉签/棉球清洁导管开口及托盘处。

清洁顺序为上面、对侧、近侧、下面。

（5）戴薄膜手套，先取出内导管，再取下开口纱并丢弃；一次性导管直接取下开口纱并丢弃。观察切口状况。手消毒。

（6）用生理盐水棉签 / 棉球再次清洁导管开口及托盘。清洁顺序为上面、对侧、近侧、下面。

（7）用生理盐水棉签 / 棉球半弧形依次清洁气切伤口，清洁顺序为上面、对侧、近侧、下面。

（8）用 75% 酒精棉签 / 棉球消毒伤口周围皮肤及系带和系带下皮肤 1 ～ 2 次，消毒顺序为上面、对侧、近侧、下面。

（9）戴无菌手套，放置开口纱。

（10）脱手套，胶布粘固定开口纱，注明更换日期及时间。

（11）再次评估患者有无痰液，必要时给予吸痰。安置金属导管者：放置灭菌内导管。安置一次性导管者：必要时更换封闭式吸痰管和人工鼻。

（12）再次评估系带松紧度，必要时更换系带。

（13）协助患者取舒适体位，整理用物及床单元。

（14）行健康宣教，向患者及家属讲解翻身、拍背的方法及技巧。

（15）手消毒。再次核对患者及医嘱信息并记录、签字。

（16）规范处置用物。

【注意事项】

（1）气管切开术后患者不能发音，神志清楚者可采用书面交谈或动作表示，预防患者因急躁而自行将导管拔出。

（2）切口暴露范围为以切口为中心不少于 15cm，

注意避免受凉。

（3）棉签 / 棉球为一次性单向使用，干湿度适宜，避免过干刺激气管切开口及皮肤，过湿则可引起患者呛咳。

（4）操作应轻柔，并严密观察患者病情变化。

（5）固定气管导管的系带松紧度必须适宜，以一横指能插入为宜。必要时可使用橡胶带穿过系带或压疮敷料保护系带下的皮肤，避免压疮发生。系带过松可导致导管脱落甚至导管反转危及生命。

（万群芳　蒋　丽　杜超英）

第三篇　机械通气治疗与护理

第二十六章　无创正压通气的应用与护理

【概述】

无创正压通气（non-invasive positive pressure ventilation，NIPPV）是指通过鼻罩、口鼻罩、全面罩、鼻塞与呼吸机管道连接而进行的辅助机械通气，可保留患者的语言、吞咽及咳嗽等功能。由于其无需建立人工气道（气管插管或气管切开），故损伤小、并发症少，对于改善肺通气及氧合功能，减轻呼吸肌负担，降低病死率的效果受到循证医学的论证，近年来在临床上被广泛应用。

NIPPV 常用的通气模式包括：持续气道正压通气（continuous positive airway pressure，CPAP）、双水平气道正压通气（bi-level positive airway pressure，BiPAP）、压力控制模式（PCV）、平均容积保证压力支持模式（AVAPS）。目前临床以 BiPAP 最为常用，它包括两种工作方式：①自主呼吸通气模式（S 模式，Spontaneous Triggered），即 PSV +PEEP。②后备时间控制通气模式（T 模式，Timed Safety Frequency），即 PCV+PEEP。

【适应证】

（1）无创通气应用于慢性阻塞性肺疾病急性加重期、慢性阻塞性肺疾病稳定期、心源性肺水肿、免疫功能受损合并呼吸衰竭、NPPV 辅助撤机得到循证医学的 A 级证据。

（2）睡眠呼吸暂停低通气综合征。

（3）手术后呼吸衰竭。

（4）支气管哮喘急性严重发作。

（5）重症肺炎。

（6）急性肺损伤（ALI）/ 急性呼吸窘迫综合征（ARDS）。

（7）胸廓畸形或神经肌肉病变。

（8）胸部创伤。

（9）拒绝气管插管的呼吸衰竭。

（10）辅助支气管纤维镜检查、气管插管等。

【禁忌证】

从一定意义上讲，NIPPV 没有绝对的禁忌证，但下列疾病因使用后效果不理想或不良反应发生率高、风险大，临床不建议使用。

（1）上呼吸道梗阻。

（2）严重意识障碍或不合作者。

（3）呼吸道分泌物多且不易排出。

（4）严重腹胀或腹内压高。

（5）颜面部或上呼吸道、上消化道损伤及术后。

（6）未经引流的气胸或者纵隔气肿。

（7）易误吸者（吞咽反射异常、严重消化道出血、大咯血）。

【主要护理问题】

（1）气体交换功能受损：与呼吸面积减少、通气/血流比例失调等有关。

（2）清理呼吸道低效：与咳痰无力、分泌物过多或黏稠有关。

（3）恐惧、焦虑：与病情危重、缺氧和使用呼吸机不适应有关。

（4）潜在并发症：鼻面部压疮、胃肠胀气、口鼻咽喉部干燥、耳胀耳鸣、窒息等。

【护理目标】

（1）纠正低氧血症，改善氧合，缓解呼吸困难。

（2）保持呼吸道通畅。

（3）患者焦虑/恐惧程度减轻，配合治疗及护理。

（4）未发生相关并发症。

【护理措施】

1. 医护人员准备　掌握无创通气成功实施的基本要点：把握无创通气的应用指征、合理选择呼吸机和介质、掌握带机操作要点、根据病情设置模式和参数、取得患者和家属的配合等。

2. 心理护理　鼻面罩的使用容易使患者出现焦虑、恐惧、甚至幽闭恐惧症等心理障碍，因此应根据患者的病情等合理选择连接介质，能闭口呼吸的患者首选鼻罩。治疗前向患者解释安置呼吸机的目的、注意事项、治疗过程中可能出现的不适感及对策、紧急情况的处理方法，消除其顾虑，取得合作。对过度紧张的患者，指导呼吸放松的方法，也可用心理暗示法。

3. 模式和参数设置

（1）常见工作模式选择

1）CPAP 模式：适合于睡眠呼吸暂停低通气综合征。

2）S/T 模式：适合于各种原因导致的呼吸衰竭和神经肌肉病变的患者等。

3）PCV 模式：适合于肺的顺应性较差，在 S/T 模式下不能有效保证潮气量的患者。

4）新型的 AVAPS 模式：是一种在 S、S/T、PCV 和 T 模式下使用的通气支持功能，其特点是通过自动调整压力支持来保证平均潮气量，满足患者通气治疗的需要。该模式适合于肥胖低通气患者、慢性阻塞性肺疾病、限制性肺病患者。

（2）BiPAP 呼吸机参数设置：包括吸气压、呼气压、吸气压力上升时间、压力延迟上升时间、吸氧浓度及后备控制通气频率等。参数调节原则：除急救患者外，压力均从较低水平开始，吸气压与呼气压之差最好不要低于 6 ～ 8cmH_2O，待患者耐受后再逐渐上调直到达到满意的通气和氧合水平，或调至患者可耐受的最高水平。常用参数见表 26-1。

4. 无创呼吸机操作要点 先单独戴好鼻罩 / 面罩（注意调节头戴松紧度以一横指能插入为宜），再开机连接管路。

若先开机，开机后呼吸机空吹，在此状态下给患者带机，由于短时间内呼吸机计算的呼吸基线偏移太大会造成人机严重不同步，患者不适或无法忍受。

5. 病情监测 密切观察患者的意识、生命体征、指脉氧饱和度、血气分析及不良反应等。

6. 监测无创通气状况 人机协调性、潮气量、漏气量、吸气峰值等。

1）潮气量的评估：根据理想体重指数的目标潮气量 8 ～ 10ml/kg。有研究报道小潮气量策略更能提高患者舒适度，不影响疗效，小潮气量策略的目标潮气量为 5 ～ 7ml/kg。

2）漏气量的评估

A. 有意漏气：15 ～ 30L/min，适宜。

B. 无意漏气：≤ 10L/min，鼻面罩过紧；≥ 45 L/min（+PEV）适合；＞ 60 L/min，漏气量过大。

7. BiPAP 呼吸机临床使用过程中常见问题的原因及解决方法　见表 26-2。

表 26-1　无创呼吸机常用参数（参考值）

参数	常用值	备注
吸气压（intermittent positive airway pressure，IPAP）	10 ～ 20cmH$_2$O	初始 6 ～ 8cmH$_2$O 不超过 25cmH$_2$O 肺大疱≤ 16 cmH$_2$O
呼气压（expiratory positive airway pressure，EPAP）	4 ～ 6cmH$_2$O	从 4cmH$_2$O 开始，逐渐上调，通常不超过 7 cmH$_2$O ARDS:8 ～ 12cmH$_2$O
后备呼吸频率	12 ～ 14 次 / 分	在 T 模式时启用，应根据患者病情、自主呼吸频率调节 （1）自主呼吸过快：18 ～ 20 次 / 分 （2）自主呼吸过慢：低于安静状态下 2 ～ 3 次 / 分
吸气时间（Ins time）	0.8 ～ 1.2 秒	在 T 模式时根据后备呼吸频率调整
吸氧浓度（fractional inspired oxygen，FiO$_2$）	据血气分析和 SpO$_2$ 调整	（1）保证压力值在病员能耐受下的最大压力情况下，维持 SpO$_2$ ＞ 90% 的最小氧浓度 （2）氧流量 5L/min 以上，氧气管连接于鼻 / 面罩 （3）注意供氧浓度的质控

续表

参数	常用值	备注
吸气压力上升时间（Ins rise time）	呼吸频率与时间：20次/分：0.2～0.4秒；25～30次/分：0.1～0.2秒；＞35次/分：0.1秒	原则上呼吸越快，吸气压力上升时间越短，具体时间应结合患者主诉进行调节
湿化温度湿度	32～36℃ 相对湿度100%	根据患者主观感受、痰液黏稠度、呼吸机管道水雾情况调节
压力延迟上升时间	5～45分钟	对于危重抢救者应关闭

表 26-2　BiPAP 呼吸机临床使用过程中常见问题的原因及解决方法

常见问题	可能的原因	解决办法
漏气	（1）鼻面罩型号不适合 （2）固定带过松 （3）管道接头脱落、集液瓶未拧紧	（1）更换鼻面罩 （2）调整固定带，可放进1～2横指为宜 （3）检查各连接
鼻面部压疮	（1）鼻面罩固定带过紧 （2）长时间受压	（1）调整固定带，可放进1～2横指为宜 （2）使用硅胶或气垫面罩、鼻塞介质 （3）鼻面部受压部位贴水胶体或泡沫敷贴以预防或治疗压疮
口鼻咽干燥	（1）湿化不良 （2）漏气量大	（1）保证无创呼吸机管道的密闭性，避免过多漏气，导致湿化不良 （2）根据病情增加饮水量 （3）增加湿化、雾化 （4）增加环境湿度 （5）避免或减少张口呼吸

续表

常见问题	可能的原因	解决办法
胃肠胀气	（1）气道压力高（＞ $25cmH_2O$ 时有可能超过食管贲门的压力） （2）张口呼吸，反复咽气 （3）肠道蠕动能力减弱	（1）适当降低吸气压 （2）使用鼻罩，闭口呼吸，必要时行胃肠减压、肛管排气 （3）茴香外敷下腹部 （4）使用胃肠道动力药
人机对抗	（1）患者过度紧张 （2）模式或参数设置不合理 （3）漏气过大 （4）机器故障	（1）有效的心理护理 （2）正确设置模式和参数 （3）合理漏气 （4）维修呼吸机
呼吸困难不改善或加重	（1）过度紧张恐惧 （2）参数设置不合适，如：EPAP 过高，影响血流动力学、支持压力不足、氧浓度过低 （3）连接错误 （4）可能存在未发现的禁忌证	（1）指导呼吸技巧，过度焦虑的患者，少量使用镇静剂 （2）正确设置模式和参数 （3）检查所有连接 （4）排除禁忌证，如未经引流的气胸
潮气量过小	（1）自主呼吸努力不够，IPAP 与 EPAP 的压差（PS）不够 （2）管道漏气 （3）患者肺顺应性太差 （4）过滤器阻塞、潮湿	（1）增加 PS 值：>6 ～ 8 cmH_2O （2）密闭管道，因管道使用时间过长导致的漏气需要更换管道 （3）调整模式 PCV （4）更换过滤器
CO_2 潴留改善不理想	（1）压力支持过低，潮气量过小 （2）EPAP 过小 （3）漏气量不够 （4）分泌物过多 （5）氧浓度过高 （6）呼吸抑制	（1）加大 PS （2）适当提高 EPAP 并保持足够的 PS （3）适当增大漏气量：打开鼻罩的所有开口或适当松动鼻罩 （4）IPAP ≤ $15cmH_2O$ 时，使用 PEV 排气阀 （5）适时吸痰 （6）合理调节给氧浓度 （7）必要时加用呼吸兴奋剂

8. 无创呼吸机常见报警原因及处理 见表 26-3。

表 26-3 无创呼吸机常见报警原因及处理

报警信号	常见原因	处理方法
压力管脱落（Proxline Disc）	压力管脱落或漏气	检查压力管
低氧流量报警（O_2 Flow）	氧气供应压力不足	检查氧气供应
呼吸机故障报警（Vent Inop）	电源或系统故障	（1）立即将呼吸机与患者脱开，以其他方式保证通气 （2）检查电源或请求维修呼吸机
高压报警（HiP）	（1）报警设定不适宜 （2）患者在吸气时咳嗽 （3）压力管堵塞或折叠	（1）合理调节报警参数 （2）观察咳嗽、咳痰情况
低压报警（Low P）	（1）连接脱落或大量漏气 （2）报警设置不正确	（1）检查呼吸机管路的密闭性 （2）合理调节报警参数
低每分通气量（Lo Minwent）	（1）连接脱落或大量漏气 （2）报警设置不正确	（1）检查呼吸管道保证密闭 （2）合理调节报警参数

9. 基础护理 根据患者需求予以口腔护理，保留胃管、保留尿管等的护理，协助翻身拍背，指导咳嗽咳痰，做好压疮的预防和护理。

10. 营养支持 给予高热量、高蛋白、丰富维生素、易消化的饮食。长时间带机患者在病情允许时安排 15 ～ 30 分钟暂停时间以进餐，停机期间改为鼻导管给氧并密切观察患者呼吸型态及 SPO_2 的变化。对于完全不能脱机且胃肠功能良好的患者，可安置鼻饲管管喂营养液；若为胃肠功能障碍者可给予全胃肠外营养（TPN）。

11. 无创通气的记录要点　包括：通气模式、通气压力（包括设置及监测参数）、FiO_2、潮气量、吸气峰压、患者的意识、指脉氧饱和度、血气分析、呼吸困难及发绀情况有无改善及人机协调情况等。

【特别关注】

（1）合理选择无创通气的连接介质。
（2）合适的模式及参数设置。
（3）无创通气治疗过程中的病情监测及护理。

【前沿进展】

无创通气新模式——平均容积保证压力支持模式

平均容积保证压力支持模式（AVAPS）：是近年来新的通气模式，根据患者身高、体重，设定一个目标潮气量，再设定一个较高的 IPAP 和一个较低的 IPAP；EPAP 则根据病情适当设置，当机器开始工作时，IPAP 的压力范围开始调整，以最小压力达到目标潮气量，从而保证了患者的舒适性和有效性。

【知识拓展】

家用无创呼吸机的选择

随着人们生活水平的提高，人们对自身健康的关注度及生活质量的改善日益重视，因此家用呼吸机得到越来越广泛的应用。患者该如何选择适宜的家用呼吸机呢？可以参考以下几方面的意见：①听取专业医师的建议，根据病情选择合适的呼吸机类型；②根据家庭经济能力，选择个人能承受的、价格适宜的呼吸机；③不论选择何种品牌的呼吸机，都应考虑其售后服务是否便捷；④综合考虑呼吸机的“价”与“值”，选择值得信赖的品牌；⑤试戴机器，确定适合自身的最佳配适，同时尽量选择静音效果好的品牌，以免影响休息；⑥结合自身的面部特点和鼻梁高低，选择密闭性、舒适性好的面罩；⑦有条件者可选择匹配一个自动调整温度的加温湿化器，以降低带机过程中的干燥等不适。

（吴小玲　王　锋　敖冬梅）

参考文献

葛艳，朱世祥，杨志芸，等 . 2013. 长期家庭氧疗及家庭无创呼吸机械通气的 COPD 并呼吸衰竭缓解期的疗效观察 . 临床肺科杂志，18(6): 1121-1122

江忠芳，杜先智 . 2013. 双水平无创正压通气治疗 COPD Ⅱ型呼吸衰竭的临床疗效分析 . 临床肺科杂志，18(5): 838-840

刘皓 . 2013. 无创机械 COPD 合并Ⅱ型呼吸衰竭 60 例分析 . 临床肺科杂志，18(4): 734-735

宋志芳 . 2012. 呼吸机治疗手册 . 北京：科技出版社

吴小玲，黎贵湘 . 2011. 呼吸内科护理手册 . 北京：科技出版社

第二十七章　人工气道的管理

【概述】

人工气道（artificial airway）是为了保证呼吸道通畅或进行机械通气在生理性气道与空气或其他氧源之间建立的有效连接。根据人工气道通畅性的可靠程度将其分为确定性和非确定性两类。非确定性人工气道包括口咽与鼻咽通气管、喉罩、食管－气管联合通气管；确定性人工气道包括气管（内）插管、气管切开。人工气道的成功建立及有效管理可直接影响患者的生命安全。因此，本章将对临床最为常见的气管插管和气管切开进行介绍。

【术前准备】

1. 心理疏导　向神志清醒的患者及家属讲解建立人工气道的重要性与必要性、配合要点及注意事项，鼓励和安慰患者，以减轻其焦虑与恐惧感，签署知情同意书。

2. 环境准备　取下床头挡板，床头距病室墙壁约60cm，便于操作。

3. 患者准备　取出活动性义齿，患者取去枕平卧位，肩下垫枕，头后仰，使口、咽、喉呈一条直线，在下肢建立静脉通道，安置心电监护。

4. 用物准备　气管插管或气管切开管道、气管切开包、负压吸引装置、抢救车、光源、呼吸机、氧源、牙垫等。

5. 注意事项　①根据患者身高、体重选择粗细适宜的气管插管或气管切开管道，成人导管直径：男性7.5 ～ 8.5mm，女性6.5 ～ 7.5mm；②置管前检查气囊有无漏气与破损；③连接呼吸机管道及模拟肺，开机检查呼吸机功能，设置参数。

【术中配合】

1. 病情观察 严密观察患者的意识状态、皮肤及黏膜的发绀情况、血压、呼吸、血氧饱和度、心电图节律及速率的变化。

2. 保持气道通畅 气管插管或切开前，应吸尽气道内分泌物，置管过程中应密切关注操作进度，密切配合，保证气道通畅及操作视野的充分暴露。

3. 维持氧合高流量吸氧 尽可能保持 $SpO_2 > 85\%$。如插管超过 30 秒未成功，需暂停插管，并给予呼吸球囊辅助通气。

4. 协助判断气管插管位置及深度 常用听诊法：用呼吸球囊加压送气，听诊胃部是否有气过水声（如有气过水声，说明误插入食管），如无气过水声，再听诊双肺有无呼吸音及呼吸音是否对称，确认无误后予妥善固定并连接呼吸机。

5. 妥善固定 气管插管的固定方法包括：胶布固定法、绳索固定法、弹力胶布固定法、支架固定法，其中以弹力胶布固定法最为常见，临床上也有学者认为支架固定法更为安全与方便。气管切开导管的固定是将两根棉质系带分别系于套管两侧，绕过颈后并在颈部一侧打一死结，松紧以能放进一横指为宜。

6. 观察并记录气管插管插入深度 经口插管，导管保留的深度是导管尖端距门齿的距离。其中男性 22 ～ 23 cm，女性 21 ～ 22 cm，导管尖端距隆突 2 ～ 3cm，太深容易造成单侧肺通气。

【术后护理】

1. 建立有效沟通　与神志清楚的患者及家属一起制订非语言交流的方法，如：书写、手势、约定的方式，建立有效沟通以减轻焦虑与恐惧。

2. 病室环境管理　详见有创机械通气应用与护理章节。

3. 加强基础护理与营养支持　详见有创机械通气应用与护理章节。

4. 保持气道通畅

（1）协助患者翻身拍背、雾化吸入、胸部叩击或使用震动排痰仪等措施促进痰液的排出。

（2）吸痰

1）吸痰管的选择：吸痰管的粗细以不超过导管内直径的 1/2，种类有开放式吸痰管与封闭式吸痰管，开放式吸痰管选择可调节负压的为宜。

2）吸痰压力：负压一般在 0.02 ～ 0.04 MPa（15 ～ 300 mmHg ），根据病情及痰液的量、黏稠程度选择适宜的压力，一般情况下以连续两次能将痰液吸尽的最小压力最为合适。

3）吸痰的注意事项

A. 掌握吸痰时机：吸痰具有潜在损害，不能作为常规操作，应鼓励神志清楚的患者自行咳痰。吸痰的临床依据：大气道有痰鸣、人工气道内有可见分泌物、机械通气患者气道压力上升、患者出现呼吸不畅、SpO_2 下降，脉搏、血压等改变。另外，在患者改变体位、雾化后要注意吸痰。

B. 吸痰动作宜轻柔，每次吸痰不超过 15 秒，连续吸引不宜超过两次。

C. 严格无菌技术操作：口腔、鼻腔、气管内的吸痰管严格分开，一用一换。吸痰应由浅至深，禁止将吸痰管一插到底，以免将气管外部的痰带到气管深部。推荐浅部吸引，即吸痰管不超过气管导管末端 1cm。

D. 注意及时清除口腔分泌物，减少口咽部细菌从气管套管周围流入下呼吸道。

E. 吸痰前后应吸纯氧 2 ～ 3 min。

F. 吸痰过程中遇到插管或退管不畅时，不应暴力抽插，应松开负压后重新进行。

（3）妥善固定导管：每班检查管道固定情况，避免扭曲、堵塞、滑脱、移位。

（4）气道湿化：常见湿化方法有加温湿化器湿化、雾化吸入、湿热交换器、空气湿化等。

1）加温湿化器湿化：行机械通气治疗的患者常使用此法，温度 32 ～ 36℃，相对湿度 100%。

2）雾化吸入法：可根据病情遵医嘱加用 1.25% 的碳酸氢钠液，使痰痂软化，痰液变稀薄，还可抑制真菌生长。此外，无菌蒸馏水和 0.45％的盐水湿化效果优于生理盐水。

3）湿热交换器（heat and moisture exchanger，HME）又称“人工鼻”，其原理是将呼出气中的热、水气收集和利用以温热、湿化吸入的气体，应用人工鼻可使气道内温度基本保持在 29 ～ 32 ℃、绝对湿度保持 29 ～ 32mg/ L 的较高范围，补偿了机体内热和水的丧失，同时对细菌有一定的过滤作用。

A. 人工鼻连接在导管口或封闭式吸痰管侧口，适用于安置人工气道后未行机械通气的患者。不适用于呼吸道有大量分泌物或咯血的患者、咳嗽反射强烈的患者；因其气道阻力可增加，对于小儿或严重肺功能不全等不能耐受通路阻力增加者禁用；脱机前患者不推荐用。

B. 一般每 24 小时更换，若内芯被痰液污染堵塞，应及时更换。人工鼻不能重复使用，因一旦经过清洁、消毒处理后，其内芯（氧化锂）海绵将失去温化、湿化和滤过作用，故使用后按一次性物品处理原则进行处理。痰液堵塞人工鼻可引起气道内压上升、肺顺应性降低、呼吸节律、频率、血氧饱和度、心率异常变化，出现缺氧及窒息表现。

4）空气湿化：冬季及中央空调环境湿度低，可使用空气加湿器，使空气湿度控制在 50% ～ 60%，有利于提高气道湿化的效果。湿化液应选择无菌蒸馏水或灭菌注射用水，湿化器放置于离人工气道开口 40 ～ 60cm 处，产生的气雾不能正对患者的面部，以免引起不适，气雾量可根据患者的舒适度及痰液黏稠程度进行调节。

5）气道滴注湿化：在保证患者出入量平衡的前提下，上述方法常联合使用，可起到有效的温湿化效果。气道内滴注湿化容易加重患者呼吸道感染及误吸的风险，因此临床上已逐渐淘汰。

（5）人工气道湿化效果的判断标准

湿化满意：分泌物稀薄，吸引顺利，导管内无痰痂；患者安静，呼吸道通畅。

湿化不足：分泌物黏稠（有痰痂或黏液块咳出），吸引困难，发绀加重；听诊气道内干鸣音。

湿化过度：分泌物过分稀薄，咳嗽频繁，需要不断吸引；听诊气管内痰鸣音多，患者烦躁不安，发绀加重。

5. 气囊的管理

（1）气囊种类：分为高容低压、低容高压、等压气囊 3 种，以高容低压气囊最常用。

（2）气囊压力：应保持在 25 ～ 30cmH_2O，以起到密闭气道，保证良好通气及预防套管周围带有病原菌的滞留物漏入下呼吸道的效果，气囊压力大于 30cmH_2O 会压迫气道黏膜引起缺血坏死。

（3）气囊压力测量：推荐采用测压表或气囊压力检测、调节空针进行测量；无条件者可采取指触法：充气后触之如鼻尖硬度。

（4）气囊充气方法

1）注射器充气：最简便、最常用，但此法仅凭个人经验和指尖触感来判断气囊充气程度，测压准确率低。

2）最小漏气技术（MLT）：是指吸气时有少量气体漏出。方法：听诊器置于气管处，向气囊内注气直到听不到漏气声为止，然后抽出气体，每次 0.1ml，直到吸气时听到少量漏气为止。优点：不易发生气道黏膜损伤，缺点：易发生误吸。

3）最小闭合技术 （MOV）：是指吸气时刚好无气体漏出。方法：将听诊器置于气管处，向气囊内注气直到听不到漏气声为止，然后抽气，每次抽出 0.5ml 气体，至可闻及少量漏气声，再注气，每次 0.1ml，直到吸气时听不到漏气声为止。优点：不易发生误吸。缺点：易发生气道黏膜损伤。

（5）气囊放气：因使用高压低容气囊容易使受压处气道黏膜缺血坏死，所以应每 4 小时气囊放气一次，每次放气时间约 5 min。经大量文献证实，放气可导致囊上积液下移，从而增加呼吸机相关性肺炎的发生率；同时，短时放气达不到改善受压黏膜血供的作用。因此，临床上已基本淘汰高压低容气囊导管，推荐使用无需常规放气的高容低压气囊，但需监测气囊压力。现已有学者研发了双囊单腔气管导管，在动物实验中取得满意效果，有待进一步的临床应用研究。

（6）清除气囊上方滞留物（囊上积液）的方法

1）使用带囊上吸引装置的气管插管导管或气管切开

导管进行间断或持续的囊上吸引。

2）气流冲击法：需两人配合，于患者吸气末时，将呼吸球囊与人工气道连接，轻挤呼吸器，使肺部充分扩张，然后在气囊放气的同时迅速挤压呼吸球囊，使气体从导管与气管内壁之间的腔隙由下向上冲出，将积潴于气囊上的滞留物吹至咽部，立即充满气囊防止滞留物逆流，并迅速用吸痰管将滞留物吸出。操作前、后均应吸纯氧 2 ～ 3 min 。

【并发症的预防与处理】

1. 气管插管常见并发症　后鼻道出血、牙齿脱落、口唇及鼻黏膜溃疡、导管过深误入一侧主支气管、鼻窦炎和鼻中隔坏死、误吸、喉部损伤及出血等。

2. 气管切开并发症　出血、气胸、空气栓塞、皮下气肿和纵隔气肿、切口感染、气道梗阻、吞咽困难、气管软化或塌陷、气管－食管瘘。

3. 并发症的预防与处理

（1）对气管插管或切开患者，每日行口腔护理至少 2 次，观察口唇、齿龈、口腔及鼻腔黏膜有无破损、溃疡，有无脱落、松动的牙齿，发现问题及时处理。气管插管患者的口腔护理可采用双人口腔冲洗加擦拭法，操作过程中应采用最小闭合容量技术，将气囊完全充气，避免口腔细菌下移。每 24 小时更换牙垫及牙垫放置位置，并妥善固定。

（2）密切观察气管切开患者伤口有无出血与感染，若切口感染，可用碘伏擦拭，必要时可局部使用银离子敷料抗感染。伤口敷料推荐使用“德湿肤”，应保持敷料的清洁与干燥，更换时间不超过 5 天，可有效减少伤口的暴露时间从而减少感染概率，但对于已有伤口红肿或使用后出现红肿者应更换为开口纱。

（3）班班交接气管插管导管的外露长度并做好记录，及时发现有无移位。每次口腔护理结束后，需再次核对导管插入的深度。

（4）翻身时尽量保持头、颈在同一轴线，动作轻柔，充分运用力学原则，以免发生气道黏膜损伤等。有文献报道，使用自锁式气管插管固定器、去除牙垫3M加压固定带或自制气管导管－牙垫固定胶布、F形气管导管固定胶带等措施可降低气管导管移位、脱出的发生率。

（5）防止非计划拔管与导管脱出

1）对烦躁患者适当约束，经常检查管道固定及气囊充盈情况，翻身宜缓慢，动作幅度不宜过大，防止导管滑出。

2）气管插管导管脱出的处理：气管插管脱出距离≤6cm时，可吸净气道分泌物，放空气囊后将导管回纳，确定导管位置后妥善固定；气管插管脱出距离＞6cm时，放空气囊拔出气管导管，改为鼻导管、面罩吸氧或无创呼吸机通气，密切观察患者生命体征、血气分析等，视情况再行插管或继续当前治疗。

3）气管切开导管脱管的处理：气切导管意外脱出时应立即通知医生。置管时间＞7天，窦道已形成者可更换导管后直接经窦道口插入，并确认导管位置，妥善固定，密切监测患者呼吸状况及生命体征；置管时间＜7天，窦道未形成者，给予患者氧气吸入，必要时可高浓度氧气吸入，立即通知麻醉科医师，准备插管和气切用物。

（6）气管软化及塌陷：多与长期的气囊压迫导致气管内黏膜血液循环障碍，进而造成气管软骨缺血、坏死、吸收，气管软化而引起。因此，长期行机械通气的患者，应使用高容低压气囊型气管导管，并严密监测气囊压力。

（7）预防呼吸道梗阻：导管内壁痰块堵塞、气管套管旋转、气管瘢痕形成、气管软化塌陷、气道大出血等可能导致呼吸道梗阻，应根据具体原因进行相应处理。

【人工气道的撤离】

（1）拔管指征：外科手术患者在意识及自主呼吸恢复、四肢有力、呼吸道通畅、肺部听诊无异常的情况下即可拔管。对于重症肺炎或慢性病合并呼吸衰竭安置人工气道的患者，应待患者痰量减少、痰液稀薄、患者能自行将痰液咳出，同时吸氧浓度 $< 40\%$ 时，$PaO_2 > 8.0kPa$（60mmHg），$SpO_2 \geqslant 88\%$，才能考虑拔管。气管插管患者原则上应尽快拔管，以避免并发症及患者不适。

（2）拔管方法：拔管前需首先吸尽口、鼻、咽喉及气管内、气囊上的分泌物，然后给气囊放气，再给予适时吸痰，吸痰后予高浓度氧气吸入，待氧饱和度维持在90%以上拔出气管导管。气管插管拔出后应及时给予鼻导管吸氧，气切导管拔出后给予蝶形胶布保护伤口。以往，气管切开患者拔管前常需要试堵管 24 ～ 48 小时，无异常才给予拔管。近年来，有学者提出，拔管前试堵管造成了人为的气道狭窄，因此推荐在充分评估患者情况下给予直接拔管效果更优。

（3）拔管后的观察要点：拔管后应鼓励患者自行将痰液咳出，以保持气道通畅，必要时给予吸痰，同时密切观察生命体征，尤其是血氧饱和度，必要时可给予面罩加压吸氧或无创呼吸机辅助通气。

（4）拔管相关注意事项

1）当患者脱机后，不应马上拔管，观察患者仍能维持良好通气和氧合状态后，才可谨慎拔管。

2）拔管前应吸净气管内及咽喉部的分泌物，一旦气管导管拔出，将患者头部转向一侧，并及时清除口腔分泌物。

3）拔管前需准备好相应急救用品、鼻导管及面罩等吸氧装置，拔管后立即给予氧气吸入，注意观察有无呼吸窘迫症状和上呼吸道堵塞发生，有无气管内出血，随时做好重新插管或气管切开的准备。

【特别关注】

（1）气管插管患者需警惕导管移位、口唇及口腔溃疡、牙齿的脱落。

（2）气管切开患者警惕导管脱出、气管堵塞。

（3）口腔护理的重要性。

（4）呼吸机相关性肺炎的预防。

（5）改变体位的注意事项与方法。

（万群芳　蒋　丽　李艳丽）

参考文献

王辰，席修明 . 2012. 危重症医学 . 北京：人民卫生出版社

曾敏 . 2010. 人工鼻在危重病患者机械通气中的应用 . 护理研究，24(1): 222-223

张波，高和 . 2006. 实用机械通气治疗手册 . 第 2 版 . 北京：人民军医出版社

中华医学会重症医学分会 . 2007. 慢性阻塞性肺疾病急性加重患者的机械通气指南 (2007). 中华急诊医学杂志，16(4): 350-357

第二十八章　有创机械通气的应用与护理

【概述】

有创机械通气是指通过建立人工气道（经鼻或口气管插管、气管切开）进行的机械通气方式。常用的通气模式包括如下。

1. 辅助通气（assisted ventilation，AV）　是在患者吸气用力时提供通气辅助，适用于呼吸中枢驱动正常的患者。

2. 控制通气（controlled ventilation，CV）　是指呼吸机完全代替患者的自主呼吸，适用于严重呼吸抑制或呼吸暂停的患者。

3. 辅助－控制通气（assist-control ventilation，A/C）是将辅助和控制通气的特点相结合，是临床最常用的通气模式之一。

4. 间歇指令通气（intermittent mandatory ventilation，IMV）　是指呼吸机以预设的频率向患者输送预置的潮气量，在两次机械呼吸周期之间允许患者自主呼吸。

5. 同步间歇指令通气（synchronized intermittent mandatory ventilation，SIMV）　是在间歇指令通气基础上的改进，保证机械呼吸与患者自主呼吸同步，同时又不影响患者的自主呼吸。

6. 分钟指令通气（minute mandatory ventilation，MMV）是呼吸机在自动监测患者分钟通气量的基础上，对于患者自主呼吸低于预设分钟通气量的部分实时给予补足，而当患者自主呼吸的通气量等于或大于预设的分钟通气量时，呼吸机不提供呼吸辅助。

7. 压力支持通气（pressure support ventilation，PSV）是指在自主呼吸时，患者开始吸气触发呼吸机后，呼吸机即提供预设的气道正压，以帮助患者克服吸气阻力和扩张肺脏。

8. 适应性支持通气（adaptive support ventilation，ASV）是一种由 MMV 模式发展而来的全自动智能通气模式，应用于不同呼吸功能状态下的患者。

9. 比例辅助通气（proportional assist ventilation，PAV）是按照患者吸气瞬间呼吸努力的大小，按照设定的辅助比例提供同步的压力辅助，仅适用于呼吸中枢功能完整且神经传导正常的患者。

【适应证】

1. 阻塞性通气功能障碍　如 AECOPD、哮喘急性发作等。

2. 限制性通气功能障碍　如神经肌肉病变、间质性肺疾病、胸廓畸形等。

3. 肺实质病变　如 ARDS、重症肺炎、严重的心源性肺水肿。

4. 心肺复苏　任何原因引起的心跳、呼吸骤停进行心肺复苏时。

5. 需强化气道管理　如需要保持呼吸道通畅、防止窒息、使用某些呼吸抑制药物等。

6. 预防性使用　如胸心外科手术短期保留机械通气以帮助患者减轻因手术创伤而加重的呼吸负担，减轻心肺和体力上的负担，促进术后康复。

【禁忌证】

机械通气治疗无绝对禁忌证。正压机械通气的相对禁忌证如下：

（1）气胸及纵隔气肿未行引流者。

（2）肺大疱和肺囊肿。

（3）低血容量性休克未补充血容量者。

（4）严重肺出血。

（5）气管－食管瘘。

【主要护理问题】

1. 气体交换受损　与通气不足、呼吸面积减少等有关。

2. 清理呼吸道无效　与呼吸方式改变、分泌物过多有关。

3. 语言沟通障碍　与建立人工气道有关。

4. 自理缺陷　与缺氧、使用呼吸机有关。

5. 营养失调：低于机体需要量　与消耗增加，摄入减少有关。

6. 潜在并发症　气压伤、出血、呼吸机相关性肺炎、氧中毒、人工气道堵塞或移位等。

【护理目标】

（1）保持呼吸道通畅，保证通气，纠正缺氧，改善氧合。

（2）建立有效的沟通，患者焦虑、恐惧情绪缓解。

（3）满足患者生活需求。

（4）患者营养状况得到改善或维持。

（5）未发生相关并发症，或并发症能得到及时治疗与处理。

【带机前准备】

（1）建立人工气道的术前准备（见“人工气道的管

理”章节）。

（2）物品准备：呼吸机、湿化装置、模拟肺、呼吸管路等，正确连接各管路，调整湿化器温度，合理设置参数，以确保呼吸机性能完好备用。

（3）患者准备：运用简单易懂的语言向神志清楚的患者解释机械通气的重要性及配合技巧，教会其采用非语言的方式与医护人员沟通。做好家属的沟通和解释工作，缓解家属的焦虑情绪。

【带机后护理】

1. 病室环境 保持病室温度22～24℃，湿度50%～60%。每日空气消毒2次，每次大于30分钟的通风不少于2次，消毒液擦拭地面、仪器设备，定期做空气监测。室内禁止摆放鲜花、植物，严格探视陪伴制度，有呼吸道疾患者禁止进入。

2. 建立有效沟通 应用简单易懂的语言向神志清楚的患者解释气管插管、气管切开和机械通气的重要性，并指导配合的方法。人工气道的建立，患者无法以语言进行沟通，可采取常用需求“一指明”，书写、手势、约定信号等方式，让患者能有效表达意愿，避免焦虑、恐惧等不良情绪。

3. 有创机械通气参数的设置和调节

（1）潮气量（tidal volume，V_T）或气道压力（average in airway pressure，Paw）：使目标潮气量维持在6～8ml/kg，临床应用时应根据血气和呼吸力学等监测指标不断调整，或维持平台压≤30cmH$_2$O和（或）气道峰压一般不超过35～40cmH$_2$O。

（2）通气频率（f）：根据疾病类型以及自主呼吸能力设置，以保证一定通气量。正常呼吸力学的患者：

10 ～ 14 次 / 分；限制性肺疾病患者：15 ～ 25 次 / 分；阻塞性肺疾病患者 12 ～ 18 次 / 分。

（3）吸气流速（flow）：只有定容型通气模式才需要和可以设置吸气流速，临床设置时应考虑流量波形以及患者呼吸状态。一般成人为 40 ～ 100L/min。

（4）呼气末正压（positive end-expiratory pressure，PEEP）：一般在 5 ～ 10cmH_2O，若 PEEP ≥ 15 ～ 20 cmH_2O，可导致回心血量减少，心排除量下降。

（5）给氧浓度（FiO_2）：选择范围为 21% ～ 100%，原则上调节至血氧饱和度维持在 90% 以上的最低氧浓度，当 FiO_2 大于 50% 时，应警惕氧中毒。

（6）吸 / 呼时间比（I/E）：通常设置吸气时间为 0.8 ～ 1.2 秒或吸呼比为 1∶1.5 ～ 2；对于 ARDS 的患者可增大 I/E，甚至采取反比通气。

（7）触发灵敏度：由于患者呼气末气道压通常为零，故触发灵敏度常设为 –0.5 ～ –2cmH_2O，流速触发常为 1 ～ 3L/min。

（8）湿化罐的温化温度：机械通气临床应用指南（2006 年）中提出不论何种湿化，要求进入气道内的气体温度达到 37℃，相对湿度 100%；也有研究报道加温湿化的温度在 32 ～ 36℃。总之，应根据患者的实际情况调节适宜的温度。

4. 呼吸机管路的管理 遵循无菌操作原则连接呼吸机管道和湿化器。持续带机患者的管道和湿化器每周更换 1 次，湿化器送消毒供应中心低温灭菌。保持冷凝水积水杯在管路最低位并及时倾倒积水杯中的冷凝水，避免管路中的冷凝水倒流入呼吸道。

5. 保持呼吸道通畅 内容详见“人工气道的管理”章节。

6. 有创机械通气的观察与监测

（1）病情观察

1）意识状态、生命体征、SpO_2、血气分析及发绀等，长期带机患者注意营养状况。

2）呼吸系统情况，有无自主呼吸，呼吸的频率和节律，两侧呼吸音是否对称，警惕气胸或纵隔气肿。观察呼吸道分泌物的性质和量。

3）人工气道及机械通气相关并发症的观察，详见“有创机械通气常见并发症的预防与处理”部分。

（2）呼吸机运转状况

1）密切观察呼吸机各参数是否符合病情所需，尤其应注意通气模式、气道峰压、平台压、PEEP、气道阻力及 FiO_2 等。

2）观察湿化罐的温度与湿化液的量，及时排除管路中的冷凝水。

（3）特殊监测

1）呼气末的二氧化碳分压（$P_{ET}CO_2$）和呼气末的二氧化碳浓度（$F_{ET}CO_2$）：持续监测 $P_{ET}CO_2$ 可减少监测动脉血 $PaCO_2$ 的频率，减轻患者因反复抽取动脉血的痛苦。

2）呼吸力学监测：主要监测气道阻力（Raw）和肺顺应性（C）。

3）呼吸指数监测：监测肺换气功能的主要指标，呼吸指数（PaO_2/FiO_2）的正常值为 350 ～ 500mmHg。

4）床旁肺功能测定：肺容量、肺的通气及换气功能、肺的力学。

7. 加强基础护理 做好口腔护理和皮肤护理，预防 VAP 和压疮的发生。

8. 营养支持 给予高蛋白、高热量，高维生素的食物，行肠外营养时注意无菌技术操作与中心静脉置管的护理，给予肠内营养时特别注意使患者体位≥30°，以预防营养液反流误吸。

9. 呼吸机常见报警原因及处理　一旦发生报警，需迅速确定并消除报警原因，切忌在不明原因的情况下仅简单消除或重置报警，如不能在短时间内查明并消除故障时，应先使用简易呼吸器维持患者呼吸，必要时更换呼吸机。

（1）高压报警

常见原因：呼吸道分泌物过多、异物堵塞或气囊脱落堵塞、管路内积水太多、通气回路受压、打折、气道痉挛、人机对抗。

处理方法：吸引分泌物，去除异物，及时倾倒管路积水，检查调整管路避免折叠、扭曲；根据个体差异适当调整报警上限；人机对抗的患者必要时遵医嘱使用药物对症处理。

（2）低压报警

常见原因：呼吸回路漏气、接头衔接不紧、导管气囊破裂或充气不足。

处理方法：检查并连接管路；导管气囊适量充气或更换气管导管。

（3）气源报警

常见原因：压缩空气和氧气压力不对称（压缩泵不工作或氧气压力下降）。

处理方法：检查压缩机工作情况及供氧压力，必要时调整供氧压力。

（4）低分钟通气量报警

常见原因：呼吸回路漏气、患者呼吸频率过低。

处理方法：检查管道、湿化系统、气囊等防止漏气，对症处理患者的情况。

【常见并发症的预防与处理】

1. 气管插管并发症　参见“人工气道的管理”章节。

2. 气管切开并发症　参见“人工气道的管理”章节。

3. 机械通气相关的并发症

（1）肺气压伤 / 容积伤：包括肺间质气肿、皮下气肿、纵隔气肿和气胸等，发现异常及时汇报医生。处理：少量皮下气肿可不作处理，发生严重纵隔气肿，应扩大皮肤切口，剪开缝线使气体溢出。出现气胸时尽早引流处理，尤其是张力性气胸。

（2）低血压：对症处理，必要时调整呼吸机参数。

（3）氧中毒：根据患者病情及血气分析情况，合理调节给氧浓度，避免长时间高浓度给氧。

（4）人机对抗：常见于通气模式和参数设置的不当，在排除呼吸机的因素后，必要时使用镇静药物。

（5）呼吸机相关性肺炎（ventilator associated pneumonia，VAP）：发生 VAP 的主要两个途径为细菌定植及误吸。

1）VAP 发生的主要原因见表 28-1。

表 28-1　VAP 发生的主要原因

内源性感染	外源性感染
囊上积液下移	接触传播：手污染
胃肠道反流与误吸	侵入性操作：吸痰、检查、插管
机体抵抗力下降	吸入感染：环境污染
气管导管表面细菌生物被膜（Biofilm，BF）碎片进入下呼吸道	呼吸机回路污染

2）预防 VAP 的集束化方案（ventilator care bundles，VCB）：多种预防措施可降低 VAP 的发生率，临床推荐

遵循循证护理制定集束化干预措施。

A. 环境管理：严格执行手卫生和无菌技术操作，病室内定时消毒、通风。

B. 呼吸机各管路按规范管理，定期进行呼吸机的消毒。

C. 减少反流与误吸：选择经鼻肠管进行营养支持可降低 VAP 的发生，鼻饲管的远端应超过幽门。鼻饲时少量多餐，鼻饲时和鼻饲后 30 分钟保持抬高床头 ≥ 30° ～ 45°，可减少胃内容物反流导致的误吸。鼻饲前检查胃潴留量，视情况进行处理。

D. 避免口腔及气囊上方细菌的位移：遵医嘱使用选择性消化道 / 口咽部去污染（SDD）策略。口腔护理时可选择使用生理盐水、氯己定或聚维酮碘冲洗，用牙刷刷洗牙齿和舌面等。维持气囊压力在 25 ～ 30cmH_2O，避免因气囊压力不足导致气囊上方的分泌物及细菌滑入下呼吸道。使用带囊上吸引装置的三腔导管持续或间断声门下吸引可以较好的解决囊腔潴留分泌物的问题。

E. 采用密闭式吸痰装置，除非破损或污染，该装置无须每日更换。

F. 每日唤醒和评估能否脱机拔管。

【撤机的护理】

1. 帮助患者树立信心　长期接受呼吸机治疗的患者容易对呼吸机产生依赖心理，因此撤机前要向患者和家属解释撤机的重要性和必要性，消除其顾虑。

2. 密切观察病情变化　撤机的临床指征包括：①患者氧合良好，$PaO_2 \geq 60mmHg$ 且 $FiO_2 \leq 40\%$；② PCO_2 在相对正常范围内；③可以满足断开呼吸机后的呼吸功耗；④神志清楚，反应良好。

3. 按步骤有序撤机

（1）遵医嘱间断使用呼吸机或调节呼吸机模式，常使用辅助通气模式并逐步降低呼吸机条件以锻炼患者的呼吸肌，帮助患者恢复呼吸功能，特别注意循序渐进，不可操之过急。

（2）NPPV 辅助撤机：无创正压通气以“肺部感染控制窗”的出现为标志，是序贯无创治疗的切入点，其对慢性阻塞性肺疾病有创机械通气疗效明确，使撤机成功率增加。

（3）撤机：完全撤离呼吸机需按以下 4 个步骤进行：撤离呼吸机—气囊放气—拔管（气管切开除外）—吸氧。

4. 呼吸机的终末消毒与保养 呼吸机使用后按要求进行拆卸，彻底清洁和消毒，尤其是接触患者的呼出气体部分，如管道、加温湿化器和呼吸阀。测压管内液体一定排干，以 75% 乙醇小心擦拭传感器，有条件者可用环氧乙烷消毒或使用一次性呼吸机管道。然后再按原结构重新安装调试备用。

【特别关注】

预防 VAP 的发生。

【前沿进展】

液 态 通 气

液态通气的研究目的是希望人类能够在水下通过一种液态媒介进行呼吸。1966 年液态通气第一次成功的用于实验狗，用的液体是生理盐水，1991 年 Fuhrman 首次描述了部分液态通气，1996 年首次报道了部分液态通气运用于婴儿，2001 年完成了最新的成人部分液态通气。目前液态通气分类：①全液态通气，即每次呼吸都有液体进出肺，仅用于动物研究，尚未运用于临床；②部分液态通气；③全氟化碳：可用于人类。单一小剂量全氟化碳有助于肺复张，但尚不能成为治疗 ARDS 的常规手段。液态通气仍然处于试验研究阶段。

【知识拓展】

俯卧位通气

适应于 ARDS 出现：$PaO_2 < 70mmHg$，$FiO_2 > 60\%$，$PEEP \geq 15cmH_2O$，肺复张失败时。操作时至少需要 4 人参与：1 位 RT 管理气道，1 位 RN 管理静脉导管，2 名其他人员负责翻身，每天俯卧通气 20 小时。常见并发症：脱管、静脉导管脱落、心律失常、血流动力学不稳定。停止条件：$PaO_2 > 60mmHg$，$FiO_2 < 40\%$，$PEEP \leq 8cmH_2O$。

（王秀华　刘　燕　吴小玲）

参 考 文 献

宋志芳 . 2012. 呼吸机治疗手册 . 北京 : 北京科学技术出版社
张波 , 高和 . 2006. 实用机械通气治疗手册 . 第 2 版 . 北京 : 人民军医出版社
中华医学会重症医学分会 . 2007. 慢性阻塞性肺疾病急性加重患者机械通气指南 . 中华急诊医学杂志 , 16 (4): 350 ～ 357
中华医学会重症医学分会 . 2007. 机械通气临床应用指南 (2006 年). 中国危重病急救医学 , 19 : 67
中华医学会重症医学分会 . 2013. 呼吸机相关性肺炎诊断、预防和治疗指南 (2013). 中华内科杂志 , 52(6): 524-543

第四篇　常见诊疗技术与护理

第二十九章　肺功能检查

肺功能检查是运用呼吸生理知识和现代检查技术探索人体呼吸系统功能状态的检查，是临床上胸、肺疾病诊断、严重度评估、治疗和预后评估的重要检查内容，广泛应用于呼吸内科、外科、麻醉科等领域。

肺功能检查从最初的肺容量检查逐渐发展至呼吸流量、肺内气体交换、气道反应性、呼吸力学（动力与阻力）、呼吸节律调节等检查，本章主要介绍临床常用的检查包括肺量计检查、肺弥散功能检查、支气管激发试验、支气管舒张试验。

第一节　肺量计检查

肺量计检查主要包括慢肺活量、用力肺活量和最大自主通气量。

1. 慢肺活量检查（肺容量检查）　慢肺活量检查也称肺容量检查，是受试者在放松状态下，尽最大努力吸气和完全呼气来测定的检查。

（1）适应证：慢肺活量检查几乎适用于任何呼吸系统疾病，常用于基础肺功能检查如体检筛查、临床疑诊有限制性病变如肺纤维化、阻塞性病变如慢性阻塞性肺疾病等的检查。

（2）禁忌证：配合欠佳者（如神志不清、年幼、不能理解配合等）不适宜肺容量检查。

（3）肺容量测定指标

1）潮气容积（tidal volume，V_T）：平静呼吸时每次吸入或呼出的气体容积。

2）补吸气容积（inspiratory reserve volume，IRV）：平静吸气后用力吸气所能吸入的最大气体容积。

3）补呼气容积（expiratory reserve volume，ERV）：平静呼气后用力呼气所能继续呼出的最大气体容积。

4）残气容积（residual Volume，RV）：深呼气后肺内剩余的气体容积，其与肺总量的比值是判断肺内气体潴留的主要指标。

以上4种称为基础容积，彼此互不重叠。由2个或2个以上的基础容积可组合成4个容量，也称混合容积，它是部分基础容积的叠加。

5）深吸气量（inspiratory capacity，IC）：平静呼气后能吸入的最大气量，由 V_T+IRV 组成，判断吸气代偿的能力。

6）功能残气量（functional residual capacity，FRC）：平静呼气末肺内所含的气量，由 ERV+RV 组成。

7）肺活量（vital capacity，VC）：最大吸气末所能呼出的最大气量，由 IC+ERV 组成，是判断肺扩张能力的主要指标。

8）肺总量（total lung capacity，TLC）：最大深吸气后肺内所含有的总气量，由 VC+RV 组成。

（4）肺容量测定要求

1）操作者指导受试者平静呼吸，平静呼气末基线平稳无漂移。

2）呼气至 RV 位或吸气至 TLC 位时均应出现平台。

3）重复检查，最少获得 2 次可接受的测试，VC 最佳值与次佳值之间的误差应＜ 0.15L。两次测定之间，受试者需要休息 1 分钟以上。

2. 用力肺活量　用力肺活量（forced vital capacity，FVC）是指最大吸气至 TLC 位后，做最大努力、最快速度地呼气，直至 RV 位所呼出的气量。用力呼气时单位时间（秒）内所呼出的气量又称为时间肺活量。

（1）适应证：未明原因呼吸困难、未明病因咳嗽、支气管哮喘、慢性阻塞性肺疾病、药物或其他治疗方法的效果评价、肺功能损害的性质和严重程度评价、胸腹部手术者及其他手术项目术前评估、鉴别气道阻塞的类型、职业性劳动力鉴定、体格检查等。

（2）禁忌证

1）绝对禁忌证：近 3 个月内患心肌梗死、休克者，近 4 周内严重心功能不全、不稳定心绞痛、大咯血或癫痫大发作者，未控制的高血压患者（收缩压＞ 200mmHg，舒张压＞ 100mmHg），主动脉瘤患者，严重甲状腺功能亢进者等。

2）相对禁忌证：心率＞ 120 次 / 分，气胸、巨大肺大疱且不准备手术治疗者、孕妇、鼓膜穿孔者（需先堵塞患侧耳道后测定）、近期呼吸道感染（＜ 4 周）等。

（3）FVC 和时间肺活量测定指标

1）FVC：指完全吸气至 TLC 位后以最大的努力、最快的速度做呼气，直至 RV 位的全部肺容量。

2）第 1 秒用力呼气容积（FEV_1）：指最大吸气至 TLC 位后 1 秒内的快速用力呼气量，是肺通气功能的最主要指标之一。

3）一秒率（FEV_1/FVC）：是 FEV_1 与 FVC 的比值，是判断气流阻塞的主要指标。

4）最大呼气中期流量（MMEF）：是指用力呼出气量为 25% ～ 75% 肺活量间的平均呼气流量，是判断小气道气流受限的主要指标。

5）呼气峰流量（PEF）：指用力呼气时的最高流量，是反映气道通畅性及呼吸肌肉力量的一个重要指标。

6）用力呼出 X% 肺活量时的瞬间呼气流量（$FEF_{x\%}$）：根据呼出肺活量的百分率不同，可衍生出 $FEF_{25\%}$、$FEF_{50\%}$、$FEF_{75\%}$，分别表示用力呼出 25%、50%、75% 肺活量时的瞬间呼气流量。

（4）FVC 和时间肺活量测定要求

1）受试者呼气起始无犹豫，有爆发力，流量－容积曲线显示 PEF 尖峰出现。

2）操作者应鼓励受试者呼气至最大限度，呼气时间≥ 3 秒（10 岁以下儿童）或≥ 6 秒（10 岁以上受试者），或容积－时间曲线显示呼气平台出现（容积变化＜ 0.025L）持续 1 秒以上。

3）呼气过程中无咳嗽、无漏气，声门未关闭，牙齿或舌头未堵塞咬口器，呼气期间未再吸气。

4）至少测定 3 次，在 3 次可接受的测试中，FVC 和 FEV_1 的最佳值与次佳值之间的差异应≤ 0.150L。如果 FVC ≤ 1.0L，则差异应≤ 0.100L。

3. 最大自主通气量检查　最大自主通气量（maximal voluntary ventilation，MVV）是指在 1min 内以尽可能快的速度和尽可能深的幅度重复最大自主努力呼吸所得到的通气量，即潮气量与呼吸频率的乘积。通常是测定 12 秒或 15 秒的最大通气量，分别乘以 5 或 4 求得 1 分钟最大通气量。

（1）MVV 检查的程序：平静呼吸 4 ～ 5 次，待呼气容量基线平稳后，以最大呼吸幅度、最快呼吸速度持续重复呼吸 12 秒或 15 秒。休息 5 ～ 10 分钟后重复第二次检查。

（2）MVV 的测试曲线和质量控制：MVV 的 *V-T* 曲线可直观地反映呼吸的速度和深度。正常人呼吸频率为 60 ～ 120 次 / 分，所测得的 MVV 值差异小。一般测定的呼吸频率宜在 60 次 / 分以上，理想频率为 90 ～ 110 次 / 分，每次呼吸的容量约为 50% ～ 60% 肺活量。至少进行 2 次可接受的测试，误差应＜ 8%。

第二节　肺弥散功能检查

肺的弥散功能是指某种肺泡气通过肺泡－毛细血管膜从肺泡向毛细血管扩散到达血液内，并与红细胞中的血红蛋白结合的能力。目前多利用一氧化碳进行肺弥散功能的测定，包括一口气呼吸法、内呼吸法、恒定状态法及重复呼吸法等，其中一口气呼吸法在临床上最为常用。

1. 适应证

（1）辅助诊断、定量评价和随访累及肺间质的疾病，如间质性肺疾病、肺气肿、肺水肿、肺部肿瘤等引起肺泡－毛细血管膜间弥散障碍或通气－血流比例失衡的疾病。

（2）鉴别肺气肿是否合并弥散功能障碍。

（3）呼吸困难或活动后气促查因、不明原因低血氧、怀疑有肺损伤或毁损肺的患者。

（4）胸部外科手术或有呼吸系统相关疾病的手术患者术前风险评估及术后变化监测。

（5）评价系统性疾病的肺部受累，如结缔组织病等。

（6）评估心肺疾病康复治疗的效果。

（7）运动、高原、航天及潜水等医学研究。

（8）公共卫生流行病学调查，健康体检等。

（9）职业性肺疾病劳动力鉴定。

2. 禁忌证（一口气法）

（1）配合欠佳，不能按质控标准完成测试的患者。

（2）肺容量过小，通常 VC ＜ 1L 或呼出无效腔气量未能完全排空。

（3）屏气时间过短（＜ 7 秒），某些患者呼吸困难较重，呼吸短促不能长时间屏气者。

3. 弥散功能测定指标

（1）肺一氧化碳弥散量（D_LCO、T_LCO）：是指 CO 在单位时间（1min）及单位压力差（1mmHg 或 0.133kPa）条件下从肺泡转移至肺泡毛细血管内并与血红蛋白结合的量（ml 或 mmol），是反映弥散功能的主要指标。

（2）D_LCO 与肺泡容量比值（D_LCO/V_A、T_LCO/V_A）：由于弥散量受肺泡容量影响，肺泡容量减少可致 D_LCO 减少，故临床上常以 D_LCO/V_A 比值做矫正，以排除肺容量对弥散量的影响。

4. 弥散功能测定要求

（1）操作者向受试者详细介绍测试动作，示范并指导依次练习呼气、深吸气、屏气、呼气等动作，包括呼吸动作的幅度和速度。

（2）受试者夹鼻夹，口含咬嘴后平静呼吸 4 ～ 5 个周期，待潮气末基线显示平稳后，指导其呼气至 RV 位，接着令受试者快速均匀吸气至 TLC 位，屏气 10 秒，最后均匀中速呼气至完全。

（3）整个测试过程中必须保证无漏气，特别注意口角和呼气阀。

（4）吸气容量不少于 85%VC；吸气时间不少于 2.5

秒（健康人）或不超过 4.0 秒（气道阻塞者）；对某些确实不能屏气 10 秒者，可依据病情需要缩短屏气时间但不低于 7 秒；呼气时间应控制在 2.0 ～ 4.0 秒内。

（5）至少测定 2 次，重复测试间隔时间应≥ 4 分钟，且最佳 2 次 D_LCO 间的变异系数＜ 10%。

第三节　支气管激发试验

支气管激发试验是通过物理、化学、生物等人工刺激，诱发气道平滑肌收缩，并借助肺功能指标的改变来判断支气管是否缩窄及其程度的方法，是测定气道高反应性最常用、最准确的临床检查。

支气管激发试验方法很多。按刺激因素的来源可分为化学激发试验、生物激发试验、物理激发试验等；按刺激的方法可分为吸入型激发试验和非吸入型激发试验；按激发试验的机制是否直接引起气道平滑肌的收缩，可分为直接激发试验和间接激发试验。直接激发剂吸入的激发试验在临床应用最为普遍。

1. 适应证

（1）临床疑诊为哮喘的患者。

（2）慢性咳嗽、反复发作性胸闷及呼吸困难者。

（3）对哮喘治疗效果的评估。

（4）其他需要了解气道反应性的疾病，如过敏性鼻炎等。

2. 禁忌证

（1）绝对禁忌证

1）近 3 个月内曾有因哮喘发作需机械通气治疗者。

2）对吸入的诱发剂有明确的超敏反应。

3）基础肺通气功能损害严重（如 FEV_1% 预计值＜ 60% 或 FEV_1 ＜ 1L）。

4）有不能解释的荨麻疹或血管神经性水肿。

（2）相对禁忌证

1）基础肺功能中度以上损害（如 FEV_1% 预计值＜70%），但如严格观察并做好充足的准备，则 FEV_1% 预计值＞60% 者仍可考虑。

2）肺通气功能检查已诱发气道痉挛发生，在未吸入激发剂的状态下 FEV_1 已下降≥20%。

3）基础肺功能检查配合不佳，不符合质量控制要求。

4）近期呼吸道感染（＜4周）。

5）哮喘发作或急性加重期。

6）妊娠、哺乳期妇女。

7）正在使用胆碱酶抑制剂（治疗重症肌无力）的患者不宜行乙酰胆碱激发试验，正在使用抗组胺药物的患者不宜行组胺激发试验。

3. 试验流程

（1）测定基础肺功能。

（2）吸入生理盐水再测定肺功能作为对照。

（3）从低浓度（剂量）开始，按不同方法吸入激发试剂，吸入后再测定肺功能，直至 FEV_1 较对照值下降≥20%，或出现明显的不适及临床症状，或吸入最高浓度（剂量）为止。

（4）吸入支气管舒张剂。

4. 评价指标 常用的肺功能评价指标有 FEV_1、PEF、MMEF、$FEE_{50\%}$、比气道传导率（sGaw）等。其中以 FEV_1 最为常用。

5. 判断标准

（1）定性判断

1）支气管激发试验阳性：在检测过程中，FEV_1、PEF 较基础值下降≥20%，或 sGaw 下降≥35% 可判断为支气管激发试验阳性，即气道反应性增高。

2）支气管激发试验阴性：如果吸入最大剂量或最高浓度激发剂后，以上指标仍未达到上述标准，则为气道反应性正常，支气管激发试验阴性。

（2）定量判断：累积激发剂量（PD）或激发浓度（PC）常可用于定量判断气道反应性。

6. 注意事项　尽管检查中危急重症的发生率很低，但是仍应引起医护人员的重视，做好安全防范措施，具体如下：

（1）检查前需详细了解患者的病史，掌握检查的禁忌证，签署知情同意书。

（2）肺功能室应配备相关的监护设备、急救物品和吸氧装置。

（3）在激发试验过程中，操作者除观察患者的肺功能指标的改变外，还应对受试者的反应，如有无出现咳嗽、喘息、呼吸困难等进行严密观察，对可能发生的危险制订应急预案。

（4）激发剂应从低浓度（剂量）开始，逐渐增加；当 FEV_1 较对照值下降≥ 20% 即应及时终止激发试验；激发后应及时给予短效支气管舒张剂吸入，以便快速扩张已收缩的支气管。

第四节　支气管舒张试验

气道受到外界因素的刺激可引起痉挛收缩反应；与之相反，痉挛收缩的气道可自然或经支气管舒张剂药物治疗后舒缓。通过给予支气管舒张药物的治疗，观察阻塞气道舒缓反应的方法，称为支气管舒张试验。

常用药物有肾上腺素能 β_2 受体激动剂、抗胆碱能受体拮抗剂、茶碱等；给药方式包括吸入型给药和非吸入型给药，但以吸入型支气管舒张试验为常用。

1. 适应证

（1）有合并气道痉挛的疾病，如支气管哮喘、慢性阻塞性肺疾病等，但肺通气功能检查已证实，无气道阻塞者一般无需进行本试验。

（2）有气道阻塞征象，需排除非可逆性气道阻塞的疾病，如上气道阻塞。

2. 禁忌证

（1）对已知支气管舒张剂过敏者禁用该舒张剂。

（2）有严重心功能不全者慎用 β_2 肾上腺素受体激动剂；有青光眼、前列腺肥大致排尿困难者慎用 M 受体拮抗剂。

3. 试验流程 受试者先测定基础肺功能，然后吸支气管舒张剂。如吸入的是短效 β_2 肾上腺素受体激动剂如硫酸沙丁胺醇，应在吸入药物 15 ～ 30 分钟内重复肺功能检查；如吸入的是短效抗胆碱能受体拮抗剂如异丙托溴铵，则在吸入 30 ～ 60 分钟内重复检查。

4. 评定指标

（1）变化率可用下式计算：

$$\text{肺功能指标变化率（\%）}=\frac{\text{（用药后肺功能值}-\text{用药前肺功能值）}}{\text{用药前肺功能值}}\times 100\%$$

（2）绝对值改变：

绝对值改变＝用药后肺功能值 – 用药前肺功能值

5. 舒张试验判断标准

（1）阳性：FEV_1 和（或）用力肺活量（FVC）用药后较用药前增加≥ 12%，绝对值增加≥ 0.2L。

（2）阴性：达不到上述标准。

6. 结果的临床意义

（1）支气管舒张试验阳性：提示患者的气流受限是

因气道平滑肌痉挛所致，经用舒张药物治疗可以缓解，且对所用药物敏感。

（2）支气管舒张试验阴性：支气管舒张试验阴性，可能有以下原因。

1）轻度气道缩窄者。

2）狭窄的气道内有较多的分泌物堵塞气道。

3）药物吸入方法不当。

4）使用药物剂量不足。

5）缩窄的气道对该种支气管扩张剂不敏感。

6）在做支气管舒张试验前数小时已经使用了扩张剂。

7）狭窄的气道无可舒张性，做此结论应排除上述6点因素。

7. 注意事项　为保证支气管舒张试验的准确性，需要注意以下几个方面。

（1）试验用的雾化管和雾化机机器都必须有严格的规定和标准。雾化的颗粒直径以1～5μm最为理想。

（2）观察受试者吸入舒张剂是否恰当和充分，若吸气深度不足、时间过短、与呼吸配合方式不正确，都会影响试验效果。

（3）不同的舒张药物有其不同的起效和达峰时间，因此，应根据不同药物的特性制订不同的监测时间。例如，以短效β_2肾上腺素受体激动剂如硫酸沙丁胺醇进行舒张试验，应在给药后15～30分钟进行检测。

（4）做舒张试验4小时内应停用β_2受体激动剂吸入，12小时内停用普通剂型的茶碱或β_2受体激动剂口服，24小时内停用长效或缓释剂型的舒张药物。

（蒋　丽　李艳丽　陈　婷）

参考文献

吴小玲，金洪. 2014. 畅呼吸临床实用指南. 成都：四川科学技术出版社

郑劲平，高怡. 2009. 肺功能检查实用指南. 北京：人民卫生出版社

中华医学会呼吸病学分会肺功能专业组. 2014. 肺功能检查指南. 中华结核和呼吸杂志，37: 6-9

第三十章　纤维支气管镜检查

第一节　纤维支气管镜检查术

【概述】

纤维支气管镜（简称纤支镜）检查是利用由几万根透光度很高的玻璃或丙烯树脂拉成很细的纤维所组成的导光束，经口腔、鼻腔、气管导管或气管切开插入段、亚段支气管和部分亚亚段支气管，进行检查、诊断、治疗的一种内镜仪器。它具有管腔小、柔软可弯曲，导光能力强，视野清晰，亮度大等优点。可以在直视下行活检或刷检，钳取异物，吸引或清除痰液，并可做支气管肺泡灌洗、行细胞学或液体成分的分析，还可切除气管腔内的良性肿瘤及安置支架缓解气管狭窄等。现已广泛应用于呼吸系统疾病的诊断和治疗中。

无痛纤维支气管镜检查是在检查过程中应用一定量的镇静镇痛药物或吸入麻醉药物使患者有一短暂睡眠过程，检查完毕，患者能迅速清醒，对整个检查过程无记忆、无痛苦的感觉，避免了常规检查时患者的不适，使检查更顺利。

【纤支镜的适应证】

（1）胸部 X 线或 CT 检查发现肺部肿块，需明确性质。

（2）不明原因的咳嗽。

（3）寻找痰中查到可疑癌细胞的起源。

（4）痰结核杆菌阳性，但肺内未见明显病变。

（5）不明原因的咯血。

（6）原因不明的喉返神经或膈神经麻痹。

（7）确定肺部感染疾病的致病菌及一些少见肺部炎症的原因。

（8）协助明确肺癌术前分期，切除范围。

（9）摘取气管、支气管内异物。

（10）气管、支气管狭窄患者可施行扩张术或放置气管内支架。

（11）注射药物治疗肺部肿瘤，气管、肺泡灌洗治疗弥漫性肺部疾病。

（12）替代胸腔镜，对胸膜腔疾病进行诊断和治疗。

（13）抽吸气管、支气管内分泌物、脓液或血液，治疗肺不张、止血、引流脓液，局部注药治疗肺脓肿等。

（14）配合激光、微波、氩气刀、高频电刀等装置切除支气管内肿瘤或肉芽组织。

（15）危重病人抢救时引导气管插管。

【纤支镜禁忌证】

（1）严重的心肺功能不全者，如严重的高血压或心律失常、呼吸衰竭等。

（2）严重的肝肾功能不全，全身情况极度衰竭者。

（3）主动脉瘤有破裂危险者。

（4）出凝血机制严重障碍者。

（5）颈椎畸形，纤支镜不能插入者。

（6）对麻醉剂过敏，又不能用其他药物代替者。

（7）两周内有支气管哮喘急性发作或大咯血的患者是相对禁忌证。

【术前准备】

（1）心理疏导：对患者和家属给予安慰及鼓励，向其介绍纤支镜检查的目的、方法及安全性，消除其顾虑，减轻心理压力，积极配合治疗。

（2）术前签署手术知情同意书。无痛纤支镜检查患者术前需由麻醉师行麻醉评估并签署麻醉同意书。

（3）完善术前检查，如：胸部 X 线或 CT 检查、心电图、血常规及凝血功能等检查。

（4）通知患者家属检查当天陪同前往。

（5）术前禁食禁饮 4 ～ 6 小时；行无痛纤支镜检查者禁食禁饮 6 ～ 8 小时，检查当日安置留置针。

（6）物资准备：负压吸引器、复苏抢救设备和药物。

（7）术前测量患者生命体征，如有发热、血压升高、心动过速等应休息，待生命体征平稳后再行检查。

（8）检查前患者应排空膀胱，取下眼镜、活动性义齿等。

（9）遵医嘱常用 2% 利多卡因 7 ～ 8ml 雾化吸入，对咽、喉、气管和支气管进行局部麻醉。必要时肌内注射阿托品 0.5mg。

【术中配合】

（1）患者取仰卧位，不能平卧者也可选坐位或半坐位。

（2）协助医生经鼻 / 口 / 气管插管 / 气管切开处插入纤支镜，告知患者纤支镜进入声门时可能出现恶心、咳嗽、憋气等正常反应，应放松精神、张口呼吸，不能抬头或摇头。

（3）保持呼吸道通畅，及时清除口腔分泌物，必要时给予氧气吸入。

（4）根据需要协助负压吸引、活检、灌洗、治疗等，必要时遵医嘱经导管注入 1 ∶ 1000 肾上腺素 2ml 或巴曲酶等。

（5）严密观察病情变化，注意神志、呼吸频率，患者有无发绀、出汗及呼吸、心脏停搏等意外情况，有异常需立即报告医生，停止操作并及时抢救。

【术后护理】

（1）病情观察：密切观察患者生命体征及有无咯血、呼吸困难等，如为痰中带血，嘱患者安静休息，勿紧张，如咯鲜血应及时通知医生，遵医嘱用药，防止窒息发生。如发生气胸，应及时处理，有关护理措施详见本书“自发性气胸”章节。

（2）告知患者尽量少说话，以减轻声音嘶哑、咽喉部及胸部疼痛不适。

（3）必要时行氧疗，使血氧饱和度维持在正常范围。

（4）促进排痰，保持呼吸道通畅。

（5）行无痛纤支镜的患者需在内镜复苏室观察，待患者清醒、生命体征平稳后方可护送回病房。

（6）术后禁食禁饮 2 ～ 3 小时，3 小时后，嘱患者试吞温水，无呛咳方可进食，以低温清淡软食为宜。

（7）行无痛纤支镜检查的患者，麻醉清醒后方可进食。

（8）检查后 24 小时内不得驾驶机动车、进行机械操作或从事高空作业，以防意外。最好不要做需要精算和逻辑分析的工作。

【特别关注】

术后 2 小时内有无咯血和呼吸困难。

【前沿进展】

电磁导航支气管镜

电磁导航支气管镜（electromagnetic navigation

bronchoscopy，ENB）是一种以电磁导航技术为基础，结合计算机虚拟支气管镜与高分辨率螺旋CT的特点，经支气管镜诊断的新技术，其优点在于既可准确到达常规支气管镜无法到达的肺外周病灶或进行纵隔淋巴结定位，又可获取病变组织进行病理检查。该项技术体现了一体化的微创技术及医学可视化的优点，是介入肺病学发展历史上的巨大飞跃。主要应用在周围型肺部疾病、纵隔、肺门淋巴结的诊断及呼吸介入治疗的定位等。

（宋志芳　蒋　丽　万群芳）

第二节　超声支气管镜检查术

【概述】

超声支气管镜（EBUS）是一种在支气管镜前端安装超声探头的设备，结合专用的吸引活检针，可在实时超声引导下行经支气管针吸活检（TBNA），搭载的电子凸阵扫描彩色能量多普勒，可同时帮助确认血管的位置，防止误穿血管。超声支气管镜引导下的经支气管针吸活检（EBUS-TBNA）是2002年开始研发的新技术，2007年即已被国际肺癌指南推荐为肺癌分期的重要工具。

EBUS-TBNA的主要适应证为肺癌患者淋巴结分期、肿瘤的诊断、不明原因的肺门和（或）纵隔淋巴结肿大以及纵隔肿瘤的诊断。有研究表明EBUS与CT相比，EBUS能够有效地鉴别气管壁的受累情况与肿瘤的压迫，它的特异性、敏感性、准确率都高于CT检查。EBUS-TBNA还能对纵隔和肺门肿大坏死的淋巴结进行引流，从而减轻发热等毒血症状和对气道的压迫，缓解呼吸困难症状。

【适应症】

（1）气管、支气管黏膜下病灶。

（2）气管、支气管狭窄。

（3）表面黏膜正常而疑有管壁或管外浸润性病变者。

（4）周围支气管小结节病灶。

（5）纵隔内病变，包括肿大淋巴结等的鉴别。

（6）纵隔、气管、支气管病变需穿刺定位者。

（7）气管、支气管病变治疗后诊断与疗效评估。

【禁忌证】

（1）不适合于常规支气管镜检查者均为EBUS术的禁忌证。

（2）严重的气管狭窄在行腔内超声时可能引起窒息，应该极为慎重。

【护理】

同纤维支气管镜检查术。

（宋志芳　蒋　丽　万群芳）

参考文献

吴小玲，邹学敏. 2014. 让呼吸畅起来. 北京：科学出版社
钟南山，刘又宁. 2012. 呼吸病学. 第2版. 北京：人民卫生出版社

第三十一章　胸腔穿刺术

【概述】

胸腔穿刺术是从胸膜腔内抽取积液或积气的操作。

【适应证】

（1）胸腔积液性质不明者抽取积液，以协助病因诊断。

（2）抽出胸腔积液或积气，减轻压迫症状。

（3）脓胸抽脓灌洗治疗或胸腔内注入药物治疗。

【禁忌证】

（1）穿刺处有炎症、肿瘤、外伤。

（2）有严重出血倾向。

（3）大咯血。

（4）严重肺结核。

（5）肺气肿等。

【术前准备】

（1）心理护理：解释穿刺的目的和注意事项，减轻患者的焦虑情绪。

（2）指导患者操作过程中保持穿刺体位，不随意活动，避免咳嗽、打喷嚏、深呼吸及转动身体，以免穿刺针损伤肺组织，必要时给予镇咳药。

（3）确认患者或家属签署手术知情同意书。

（4）用物准备：胸腔穿刺包（一次性三通抽注器）、无菌手套、试管、2% 利多卡因、无菌敷料、胶布、5ml 空针、消毒液、棉签等。

【术中配合】

（1）协助患者取合适体位：患者反坐在靠背椅上，双手平放于椅背，前额伏于手臂上。不能取坐位的积液患者，可采取健侧卧位，床头抬高30°；积气患者可取半卧位。

（2）协助医生确定穿刺部位，进行消毒和穿刺。

（3）术中严密观察并询问患者有无异常感觉，若患者突然出现面色苍白、出冷汗、头晕、心悸、脉细、四肢发凉等表现，考虑“胸膜反应”，应立即停止抽液或抽气，使患者平卧、吸氧，密切观察病情，注意监测血压，防止休克，必要时遵医嘱皮下注射0.1%肾上腺素0.5ml。

（4）抽液/气时不能过快、过多，原则上每次抽吸不应超过1000ml，以防止胸腔内压骤然下降，发生复张性肺水肿或循环障碍等意外。

【术后护理】

（1）嘱患者半卧位或平卧位休息，监测生命体征，观察有无胸痛、呼吸困难等，注意气胸、血胸、脓胸等并发症。

（2）观察穿刺处情况，有无红、肿、热、痛，有无渗血渗液等情况发生。

（3）注入药物者，应指导患者变换体位，使药物在胸腔内混匀，并观察药物反应。

（4）记录穿刺的时间、抽液或抽气量、液体的颜色、性质及患者术中的情况，及时送检标本。

（5）如无并发症，术后1小时可恢复活动，24小时后方可洗澡，避免穿刺部位感染。

（6）鼓励患者深呼吸，促进肺膨胀。

【并发症的处理及护理】

（1）出血 / 血胸：少量出血、咯血可自行止血，不需要处理；较大量出血，需行止血治疗及抽出胸腔内积血，备好抢救用品及相关护理。

（2）气胸：术中嘱患者保持穿刺体位，术中术后密切观察病情变化，出现气胸症状时，立即予以高流量吸氧，取舒适体位。拍摄胸片，根据肺压缩程度采取不同的治疗方法，做好胸腔穿刺排气 / 胸腔闭式引流治疗的护理。

（3）胸膜反应：术中严密观察患者情况，如患者出现头昏、面色苍白、出汗、心悸、胸部压迫感或剧痛、昏厥等，应立即停止操作，使患者平卧、吸氧，密切观察病情，监测血压，防止休克，必要时遵医嘱皮下注射 0.1% 肾上腺素 0.5ml。

（4）肺复张性肺水肿：复张性肺水肿主要表现为剧烈咳嗽、咳大量泡沫痰或泡沫血痰，气促，双肺满布湿啰音，血氧饱和度下降等，应立即停止操作，给予经 20% ～ 30% 乙醇湿化后的氧气吸入，以降低肺泡泡沫表面张力。酌情应用糖皮质激素及利尿剂，控制液体入量，严密监测生命体征及酸碱平衡，严重时需行气管插管及机械通气。

【特别关注】

（1）术中密切观察患者病情，注意有无“胸膜反应”。

（2）警惕“复张性肺水肿”的发生，发生后及时给予有效的处理。

（敖冬梅　万群芳　王　锋）

参 考 文 献

成守珍 . 2012. 呼吸内科临床护理思维与实践 . 北京 : 人民卫生出版社
万晓燕 , 舒细珍 , 董丽兰 . 2015. 内科护理 . 武汉 : 湖北科学技术出版社
吴小玲 , 邹学敏 . 2014. 让呼吸畅起来 . 北京 : 科学出版社
叶任高 , 陆再英 . 2004. 内科学 . 第 6 版 . 北京 : 人民卫生出版社
尤黎明 , 吴瑛 . 2012. 内科护理学 . 第 5 版 . 北京 : 人民卫生出版社
俞森洋 , 孙宝君 . 2010. 呼吸内科临床诊治精要 . 北京 : 中国协和医科大学出版社

第三十二章　胸腔闭式引流术

【概述】

胸腔闭式引流术是运用重力和虹吸原理，利用呼吸时的压力差使胸腔内积液或积气通过水封瓶排出。

【适应证】

（1）自发性气胸、大量胸腔积液经反复胸腔穿刺抽吸疗效不佳者。

（2）支气管胸膜瘘，食管吻合口瘘，食管破裂者。

（3）胸腔积血较多，难以通过胸腔穿刺抽吸解除者。

（4）脓胸积液量较多且黏稠者；早期脓胸，胸膜及纵隔尚未固定者。

（5）开放性胸外伤、开胸术后或者胸腔镜术后常规引流者。

【禁忌证】

非胸腔内积气、积液（如肺大疱、肺囊肿等）。

【术前准备】

（1）心理护理

1）向患者和家属说明胸腔闭式引流的目的、方法及要求，强调该方法的有效性和安全性，以及患者在手术过程中应如何配合等。

2）简要说明术中、术后可能出现的并发症及处理措施，使患者既有心理准备，又能消除顾虑，树立信心。

（2）术前完善相关检查：血常规、出凝血时间、血气分析、X 线胸片。

（3）指导患者进行有效的咳嗽技巧和呼吸功能锻炼，以利于术后肺功能的恢复和肺部分泌物的排除。

（4）用物准备：无菌手套、无菌口罩及帽子、2%利多卡因、5ml空针、肋间引流包、水封引流瓶、无菌敷料、胶布、消毒液、棉签、生理盐水500ml等。

【术中配合】

（1）体位：根据病情采取坐位、半卧位（健侧卧位）上肢抬高（抱头或置于胸前），以使肋间隙充分扩展。

（2）穿刺部位：术前借助X线或超声检查依据病变部位和引流物性质确定穿刺部位。

（3）穿刺时嘱患者勿咳嗽和深呼吸等，机械通气者应降低呼气末正压。

（4）穿刺过程中注意监测生命体征。

【术后护理】

1. 病情观察 密切观察生命体征、指脉氧饱和度、胸痛、胸闷、气紧等。引流管水柱波动情况，是否有气体逸出，引流液的颜色、性质、量。伤口周围是否有皮下气肿或渗血、渗液。

2. 妥善固定，有效引流

（1）引流管妥善固定于床旁，确保牢固；搬动患者时用两把血管钳双重夹闭引流管，防止漏气或反流；活动时妥善固定和保护引流管。

（2）保持引流通畅，引流管勿折叠、扭曲、受压。

（3）引流瓶液平面低于引流管胸腔出口平面至少60cm。

（4）胸腔引流管末端置于液面下2～3cm，以确保密闭。

（5）根据病情必要时由胸腔端向引流瓶端单向挤捏管道，使之保持通畅。

（6）液气胸患者，如引流瓶中泡沫产生较多，可在引流瓶中加入适量乙醇（乙醇含量约 30%），以减少泡沫的产生，达到有效引流。

3. 呼吸功能锻炼

（1）循序渐进地进行呼吸功能锻炼，如深呼吸、咳嗽练习、吹气球等，促进肺的复张。

（2）避免增加胸内压力的活动，如用力咳嗽、憋气和提举重物等。

4. 拔管　如引流管无气体逸出，患者无胸闷、气紧等不适，遵医嘱夹管观察 24 ～ 48 小时；如患者仍无气紧、呼吸困难、胸片提示肺复张方可拔管。

5. 疼痛管理

（1）环境与卧位：保持病房安静，保证患者有充足的休息时间，协助患者采取舒适体位，半卧位时可在胸腔引流管下垫一毛巾，以减轻不适。

（2）活动：体位改变或活动时用手固定胸腔引流管，避免其移动刺激胸膜引起疼痛。

（3）放松疗法：教会患者自我放松技巧如缓慢呼吸、全身肌肉放松、听音乐、看书等，以分散注意力。

（4）用药护理：必要时遵医嘱使用止痛药物，观察药物的作用和副作用。

6. 排便护理　保持大便通畅，防止用力排便引起的胸痛及气胸复发。

【并发症的处理及护理】

1. 引流管脱落

（1）在患者翻身、下床活动或转运时避免管道牵拉、脱落。

（2）若引流管自胸壁伤口脱出，立即用手顺皮肤纹理方向捏紧引流口周围皮肤（注意不要直接接触伤口）；如引流管从接口处分离，应立即反折胸腔段引流管；并及时通知医生进行处理。

2. 胸腔内活动性出血

（1）密切观察生命体征变化，若血压下降，脉搏增快，血红细胞进行性下降、尿少等则是胸腔活动性出血导致休克的表现。

（2）定时检查伤口敷料及引流管周围的渗血情况；观察胸腔引流的量、颜色等，一旦引流液连续 3 小时，大于 200ml/h，且呈鲜红色，伴血凝块，提示有活动性出血的可能。

（3）当判定患者有胸腔活动性出血，应立即通知医生；置患者半卧位，保持引流通畅，确保胸腔内的积血能及时排出；氧气吸入；建立静脉通道，快速补液纠正低血容量休克，遵医嘱使用止血药物；急诊合血，准备急诊手术。

3. 管道堵塞

（1）密切观察水柱波动情况，有无液体、气体引流出。

（2）密切观察患者的呼吸状态、指脉氧饱和度等；有堵塞情况，及时通知医生。

（3）必要时由胸腔端向引流瓶端单向挤捏管道，使之保持通畅。

4. 感染

（1）转运或患者活动时，胸腔引流瓶应低于引流口平面，防止液体倒流入胸腔，导致逆行感染。

（2）更换胸腔闭式引流瓶时严格执行无菌技术操作原则。

（3）气胸或液胸患者每周更换引流瓶 1 ～ 2 次，脓胸患者每 1 ～ 2 天更换引流瓶 1 次。

（4）伤口敷料污染或浸湿应及时更换。

【特别关注】

引流管脱落的紧急处理。

（敖冬梅　万群芳　陈　婷）

参 考 文 献

陈灏珠，林果为. 2009. 实用内科学. 第 13 版. 北京：人民卫生出版社

成守珍. 2012. 呼吸内科临床护理思维与实践. 北京：人民卫生出版社

温韬雪. 2013. 危重症临床护理指南. 北京：人民卫生出版社

吴小玲，梁利群，薛秒，等. 2008. 不同浓度酒精对液气胸患者引流液泡沫的影响研究. 护士进修杂志，23(7): 585-587

俞森洋，孙宝君. 2010. 呼吸内科临床诊治精要. 北京：中国协和医科大学出版社

张琼芳，周华，李玲. 2013. 自发性气胸应用可调压胸腔闭式引流瓶治疗临床经验. 华西医学，28(7): 1014-1016

朱以芳，谷仲平，张涛，等. 2006. 复张性肺水肿的相关临床护理对策. 护士进修杂志，21(2): 175-176

第三十三章　经皮穿刺胸膜活检术

【概述】

胸膜活检术(pleural biopsy)是通过取得胸膜组织行病理检查。胸膜活检的方法包括经胸壁皮肤针刺胸膜活检、经胸腔镜胸膜活检及剖胸胸膜活检等。经胸壁皮肤针刺胸膜活检创伤性小、安全可靠，是最为常用的一种胸膜活检方法，对于原因不明的渗出性胸腔积液、怀疑结核或肿瘤所致的胸膜增厚疾病是一种微创、低风险的诊断方法。

【适应证】

各种原因不明的胸膜病变合并胸腔积液患者。

【禁忌证】

（1）出凝血机制障碍。

（2）脓胸或胸部皮肤有化脓性感染者。

（3）可疑血管病变者。

（4）严重心律失常、新近发生心肌梗死者。

（5）不合作或精神病患者。

（6）肺动脉高压、心肺功能不全者为胸膜穿刺活检的相对禁忌证。

【术前准备】

（1）心理护理

1）向患者和家属说明穿刺的目的、方法及要求，强调该方法的有效性和安全性，以及患者在手术过程中应如何配合等。

2）简要说明术中、术后可能出现的并发症及处理措施等，使患者既有心理准备，又能消除顾虑，树立信心。

（2）术前完善相关检查：胸部X线/CT、彩超定位、心电图、血常规、凝血常规检查。呼吸功能不全者应做动脉血气分析。

（3）指导患者操作过程中保持穿刺体位，不随意活动，避免咳嗽、打喷嚏、深呼吸及转动身体，避免穿刺针损伤肺组织，必要时给予镇咳药。

（4）确认患者签署侵入性检查知情同意书。

（5）用物准备胸腔穿刺包（一次性三通抽注器）、无菌手套、无菌口罩及帽子、胸膜活检针、试管、2%利多卡因、无菌敷料、胶布、5ml空针、消毒液、棉签等。

【术中配合】

（1）取坐位，患者反坐在靠背椅上，双手平放于椅背，前额伏于手臂上。

（2）不宜久坐者，取仰卧高坡位，背侧稍向前转，露出胸部后外侧。

（3）协助医生确定穿刺部位，进行消毒和穿刺、留取标本。

（4）术中严密观察和询问患者有无异常感觉，若患者突然出现面色苍白、出冷汗、头晕、心悸、脉细、四肢发凉等表现，考虑“胸膜反应”，应立即停止操作，使患者平卧、吸氧，密切观察病情，监测血压，防止休克，必要时遵医嘱皮下注射0.1%肾上腺素0.5ml。

【术后护理】

（1）嘱患者半卧位或平卧位休息，监测生命体征，观察有无胸痛、呼吸困难等，注意出血、血胸、气胸等并发症。

（2）观察穿刺处有无红、肿、热、痛及渗血、渗液等情况发生。

（3）胸腔积液量大、胸腔压力高的患者，活检后注意加压包扎或延长压迫时间，以免胸腔积液外漏。

【并发症的处理及护理】

1. 出血 术中伤及肋间血管可引起出血，形成胸壁血肿或血胸；刺伤肺组织可出现咯血。术中术后应严密监测生命体征、观察穿刺处周围皮肤情况，少量出血、咯血可自行止血，不需要处理；较大量出血，需行止血治疗及抽出胸腔内积血，备好抢救药品，做好胸腔穿刺抽血及咯血相关护理。

2. 气胸 发生率为 1.1%～6.4%，术中嘱患者保持穿刺体位，术中术后密切观察，出现气胸症状，立即予以高流量吸氧，取舒适体位，拍摄胸片，根据肺压缩程度采取不同的治疗方法，做好胸腔穿刺排气 / 胸腔闭式引流治疗的护理。

【特别关注】

术中密切观察患者病情，注意有无“胸膜反应”。

（敖冬梅　万群芳　阳绪容）

参考文献

成守珍 . 2012. 呼吸内科临床护理思维与实践 . 北京：人民卫生出版社

林江涛 . 2014. 呼吸内科学科进展报告 . 北京：人民卫生出版社

万晓燕 . 2015. 内科护理 . 武汉：湖北科学技术出版社

俞森洋，孙宝君 . 2010. 呼吸内科临床诊治精要 . 北京：中国协和医科大学出版社

赵建平 . 2013. 呼吸疾病诊疗指南 . 第 3 版 . 北京：科学出版社

钟南山，刘又宁 . 2012. 呼吸病学 . 第 2 版 . 北京：人民卫生出版社

第三十四章　经皮肺穿刺活检术

【概述】

经皮肺穿刺活检术（transthoracic core needle biopsy，TNB）是穿刺针通过胸壁、胸膜腔脏层胸膜刺入肺组织。主要是对肺部孤立性和多发性病变、胸腔积液、胸膜肥厚性病变伴肺内肿块等疾病进行肺实质的活组织检查，抽吸空洞或支气管腔内的液体进一步检查，明确诊断；其次通过肺穿刺对某些疾病进行治疗，如对一些引流不畅空洞中的脓液进行抽吸，必要时注入药物达到治疗的目的。

【适应证】

（1）肺内孤立性结节病灶的定性诊断，尤其病变位于肺周围区如周围性肺癌。

（2）肺内多发性结节的鉴别诊断。

（3）已确诊为肺恶性肿瘤，需明确组织学分型为放疗、化疗或手术治疗提供依据。

（4）肺部良性病变的诊断，如弥漫性肺间质性病变、肺部浸润性病变等的鉴别诊断。

（5）肺内肿瘤不能手术治疗者进行介入治疗。

【禁忌证】

（1）患者不能配合、剧烈咳嗽或躁动不安者。

（2）有出血倾向或凝血机制障碍者。

（3）严重心肺功能不全者如严重肺气肿、心肌梗死、心功能不全等。

（4）肺内病变可能为血管病变，如肺动脉瘤或动静脉畸形。

【术前准备】

（1）心理护理

1）向患者和家属说明经皮肺穿刺术的目的、方法及要求，强调该方法的有效性和安全性，以及患者在手术过程中应如何配合等。

2）简要说明术中、术后可能出现的并发症及处理措施等，使患者既有心理准备，又能消除顾虑，树立信心。

（2）屏气训练：为了减少呼吸运动导致穿刺针划伤胸膜引起气胸，应指导患者进行屏气训练。方法：患者平静呼吸数次后屏气 5s，反复训练，使患者较长一段时间达到自我调节呼吸频率和深度，保证手术顺利进行。

（3）协助患者完善胸部增强 CT、心电图、血常规、凝血常规等检查。

（4）确认患者或家属签署侵入性检查知情同意书。

（5）术前安置留置针。

（6）咳嗽较剧烈的患者服用镇咳药止咳，症状好转后再行穿刺。

（7）用物准备：胸腔穿刺包或腰穿包、无菌手套、无菌注射器、穿刺针、装有甲醛的标本盒、玻片、急救药物、吸氧装置等。

【术中配合】

（1）患者取仰卧位或者俯卧位，尽量避免斜位或侧卧位。

（2）协助医生确定穿刺部位，进行消毒和穿刺、留取标本。

（3）进针和拔针时嘱患者屏气，以防划破胸膜引起气胸。

（4）拔针后再嘱患者轻轻咳嗽。

（5）术中严密观察患者情况，监测生命体征，做好抢救准备。

【术后护理】

（1）病情观察密切观察患者有无咯血、气胸、皮下气肿或皮下血肿等并发症。

（2）体位术后取患侧卧位 1 小时，卧床休息 24 小时。

（3）监测生命体征，必要时进行氧气吸入，使患者指脉氧饱和度维持在正常范围。

（4）促进排痰，保持呼吸道通畅。

【并发症的处理及护理】

1. 咯血　术后少许患者可出现血痰，适当休息可自行止血，不需特殊处理。若出血量增多，应遵医嘱应用止血药，嘱患者卧床休息，密切观察生命体征及咯血的颜色、性质、量，备好抢救药品。

2. 气胸 / 血气胸　术中术后密切观察，出现气胸症状，立即予以高流量吸氧，取舒适体位，拍摄床旁胸片，根据肺压缩程度采取不同的治疗方法，做好胸腔穿刺排气 / 肋间闭式引流的相关护理。

3. 感染　术中严格消毒及无菌操作，术后观察穿刺处有无渗血、渗液，保持敷料清洁干燥。如感染症状加重时遵医嘱使用抗生素治疗。

4. 其他　包括空气栓塞、肿瘤针道转移、死亡等极为罕见但危险的并发症，术后加强观察，一旦发生立即通知医生进行处理。

【特别关注】

术后有无咯血和呼吸困难。

（朱　晶　冯　梅）

参 考 文 献

成守珍 . 2012. 呼吸内科临床护理思维与实践 . 北京 : 人民卫生出版社

刘玉馥 , 张庆玲 . 2012. 临床护理应用指南 . 北京 : 人民军医出版社

杨书华 . 2014. 经皮肺穿介入治疗难治性肺结核 . 北京 : 科学出版社

钟南山 , 刘又宁 . 2012. 呼吸病学 . 第 2 版 . 北京 : 人民卫生出版社

朱毅 . 2013. 最新呼吸疾病诊疗指南荟萃 . 南京 : 东南大学出版社

第三十五章　内科胸腔镜检查术

【概述】

内科胸腔镜检查术是一项微创的侵入性技术操作，能在直视下观察胸膜腔内的病变，并能对病变部位进行直接的活检，具有诊断阳性率高、创伤小、并发症少、费用较低等优点。

【适应证】

（1）胸腔积液及胸膜占位病变的诊断。

（2）肺癌或胸膜间皮瘤的分期。

（3）胸腔积液患者的胸膜固定术。

（4）弥漫性肺疾病的活检。

（5）自发性气胸的诊断与治疗。

（6）其他：如膈肌、纵隔及心包活检等。

【禁忌证】

（1）广泛的胸膜粘连。

（2）剧烈咳嗽或极度虚弱不能耐受检查者。

（3）心功能不全及严重的心律失常、器质性心脏病患者。

（4）呼吸困难不能平卧者。

（5）严重肺动脉高压患者。

（6）不能纠正的出血性疾病。

【术前准备】

（1）心理护理：告知患者及家属内科胸腔镜检查的目的、方法、术前术后注意事项及预后，增加患者及家属对检查的认知，消除不安、焦虑心理，以便更好地配合胸腔镜检查。术前签署手术知情同意书。

（2）完善相关检查：协助患者完成胸部X线片或CT、血常规、凝血常规、心电图、胸部B超等检查。

（3）术晨禁食禁饮。

（4）人工气胸的建立：术前1天或数小时协助医生为患者建立人工气胸。密切监测生命体征，观察有无空气栓塞的发生。空气栓塞为人工气胸建立过程中最为严重的并发症，常因为人工气胸注气时穿刺定位不准确，将空气误注入血管或包裹性积液注气时胸腔内压力过高，气体进入血管内所导致。发生空气栓塞时，患者会出现突发的症状及体征，以神经系统及心血管系统症状为主，表现为局部运动障碍，视觉、触觉改变，剧烈头痛，惊厥，严重心率失常，呼吸骤停，血压下降，脉搏消失等。一旦怀疑空气栓塞，应立即停止注气，协助医生给予抢救治疗。

（5）术前半小时肌注阿托品0.5mg、地西泮（安定）5mg，必要时肌注盐酸盐哌替啶（杜冷丁）50mg。

【术中配合】

（1）协助患者取健侧舒适卧位，充分暴露手术部位；腰部垫一软枕，以使进针部位肋间隙增宽，便于定位及操作。

（2）嘱患者平静呼吸，避免咳嗽、深呼吸、转动身体，以免发生意外。

（3）术中予以吸氧并密切观察患者的生命体征、神志等，适当与患者交流，了解有无不适，分散注意力，减轻疼痛。

（4）操作中并发症的观察及护理

1）迷走神经反射：套管针进入胸膜腔时刺激迷走神经所致，在充分的麻醉下极少发生。主要表现为心率减慢、血压下降、出冷汗等，一般症状较轻。

2）疼痛：操作开始时置入胸腔镜及操作中活检时，患者可产生一过性疼痛。术前遵医嘱给予止痛药物，术中局部注射或喷入局麻药物可缓解疼痛。

3）复张性肺水肿：手术中胸腔积液引流速度过快，可能导致被积液压迫的肺迅速复张出现复张性肺水肿，主要表现为咳嗽、咳粉红色泡沫痰、呼吸困难等。

4）低氧血症：镇静、镇痛药物的使用会使患者出现低氧血症，特别是患者本身存在呼吸功能不全及低氧时，术中需加强氧合监测，持续吸氧，保持呼吸道通畅。

5）其他：支气管痉挛、出血及血胸、麻醉药物过敏等。

【术后护理】

（1）卧床休息，减少活动量。

（2）保持穿刺部位皮肤清洁干燥，1～2天暂不淋浴，可擦浴，预防感冒。

（3）鼓励患者有效咳嗽及深呼吸训练，有利于积液的排出，促进肺复张。

（4）胸腔闭式引流的护理：详见本书“自发性气胸”章节。

（5）术后并发症的观察及护理

1）发热：部分患者术后出现反应性发热或吸收热，体温一般在38℃左右，嘱患者多饮水，2～3天后可自行下降。如果发热持续不退，伤口有脓性分泌物出现，胸腔闭式引流液颜色混浊，甚至出现脓性引流液，应考虑伤口或胸膜腔内感染的可能，需遵医嘱使用抗生素等治疗。

2）出血：内科胸腔镜活检后出血多数因为富含血管

的粘连带撕裂或其他原因造成的血管损伤导致，多数能自行止血，不需要特殊处理。术后注意观察伤口敷料有无渗血、渗液，胸腔闭式引流情况，如果患者持续出血需遵医嘱使用止血药物。

3）疼痛：伤口疼痛、胸腔闭式引流管触碰胸壁、胸腔内出血等均可引起胸痛。协助患者采取舒适体位，咳嗽时用手按住伤口，翻身时及活动时固定引流管。若疼痛明显可遵医嘱适当使用镇痛药物。

4）皮下及纵隔气肿：可能与引流不畅、引流管口缝合过松、患者皮下组织疏松、胸膜腔内压力增加等有关。观察患者伤口周围有无捻发音或捻发感，嘱患者勿剧烈咳嗽、用力大便、屏气等，一般不需特别处理，几天后可自行吸收。

【特别关注】

胸腔闭式引流是否通畅，引流液的颜色、性状。

（朱　晶　冯　梅）

参考文献

陈正贤 . 2008. 内科胸腔镜 . 北京 : 人民卫生出版社
王自秀 , 邓家莲 , 韦宇宁 . 2012. 不明原因肺部疾病经内科胸腔镜行胸膜活检的护理体会 . 微创医学 , 7(2): 198-199
张杰 . 2012. 介入性呼吸内镜技术 . 北京 : 人民卫生出版社
John F, Beamis Jr, Praveen N, etal. 著 . 徐作军 , 徐凯峰 , 王孟昭译 . 2008. 肺脏介入医学 . 北京 : 科学出版社

第三十六章　气道狭窄置入气管支架术

【概述】

气道的各种良恶性病变如气道内肿瘤、气管支气管内膜结核、气道外伤后肉芽肿或瘢痕狭窄、巨大甲状腺肿、气管软化、纵隔或食管肿瘤压迫气道等引起的气道狭窄，明显影响患者的生活质量，使患者出现气促、缺氧症状。在许多情况下因气道狭窄严重、同时痰多而稠厚或咯血，可突发引起气道近乎完全阻塞而致患者窒息，严重威胁患者生命。

1965 年，Montgomery 医生首先用 T 型硅酮胶管治疗声门下狭窄，并将该技术广泛应用于临床。气道支架置入技术的诞生使临床上器质性气道狭窄的治疗方法发生了革命性变化。目前，气道支架可用于各种原因造成的气道狭窄，包括：气道自身疾病导致的狭窄、气道外压性的狭窄、气道软骨破坏使气道失去支持形成的狭窄和肺移植术后的狭窄等。

【气道狭窄的分类】

根据病变性质将气道狭窄分为良性狭窄和恶性狭窄两种类型；根据狭窄的解剖结构将气道狭窄分为管内型、管壁型、外压型及软化型 4 种类型。不同性质和解剖结构的气道狭窄病变，其处理方法不同，临床上应给予特别关注，避免出现严重并发症而影响患者的预后。

【适应证】

1. 恶性疾病所致的气道狭窄

（1）恶性肿瘤本身及所累及的淋巴结造成气道外压性狭窄，且不适用于手术治疗者，是支架治疗最佳的适应证。

（2）原发或继发的恶性肿瘤浸润气道形成环气道狭窄且不适用于手术治疗者。

（3）气管支气管腔内生长的恶性肿瘤，经激光等消融技术治疗后，在原阻塞的部位放置气道支架以维持气道的通畅和连续。

（4）肺癌患者经外科治疗后复发或原发病变形成的气道外压或环气道壁生长与腔内生长同时存在的阻塞，且不适合外科手术治疗者。

（5）气管支气管－食管瘘。

2. 良性疾病所致的气道狭窄

（1）气管支气管内膜结核造成的气道狭窄。

（2）气管插管或切开导致气管壁损伤形成的瘢痕狭窄。

（3）创伤后气道狭窄。

（4）不同原因引起的局部和广泛的气管支气管软骨软化。

（5）其他：如肺移植术后的气管吻合口狭窄、异常血管压迫气管引起狭窄而病情不适宜手术者。

3. 特殊应用

（1）气道支架短期应用：有学者报道指出，气道恶性狭窄患者安置支架可为其进行肿瘤特异性治疗（放、化疗）赢得宝贵时间，但是放、化疗后（一般为 48 天左右），局部阻塞性病变改善，置入的支架会出现松动、移位，需要取出支架，避免并发症的发生。

（2）急诊抢救应用：严重气道器质性狭窄将威胁患者生命，置入支架是解除气道狭窄，抢救患者生命的唯一手段。

（3）肺动脉高压压迫气管导致气道狭窄。

（4）声门下狭窄的治疗。

【并发症】

一般情况下，支架植入后可在气道内停留 1 ～ 2 年，最长者可达 5 年。部分患者出现气道上皮逐渐生长并覆盖在支架表面，即支架的气道上皮化，这是支架存在最理想的方式。但部分患者有轻重不等的并发症。

1. 术后近期并发症　少见，一般发生在术后 2 周内，发生率低于 5%。主要表现为：

（1）喉痛：与气管插管和硬镜损伤有关。表现为喉部较剧烈灼热样疼痛，影响吞咽，3 天后症状减轻，1 周后全部消失。

（2）感染和病变局部痰液潴留：经全身抗感染治疗和纤维支气管镜协助排痰治疗后可治愈。

（3）少量咯血：一般 1 周内自愈。

（4）皮下气肿。

（5）心力衰竭。

（6）支架移位。

（7）放置位置不当。

（8）支架植入后再狭窄：肿瘤患者多见。

2. 远期并发症　一般发生在术后 2 周～ 6 个月以上。

（1）气管腔内肉芽或肿瘤组织生长，主要发生于金属网状支架。

（2）支架移位。

（3）支架远端分泌物阻塞：多见于硅酮类和带膜金

属支架。

（4）出血：与选择支架型号过大有关，是支架术后凶险的并发症，死亡率极高。主要是支架压迫周围大血管造成侵蚀糜烂而出血。

（5）支架置入后再狭窄。

（6）感染。

（7）瘘管形成。

【术前准备】

（1）心理疏导：对患者和家属给予安慰及鼓励，向其介绍气管支架置入术治疗气道狭窄的目的、方法及安全性，使其消除顾虑，减轻心理压力，积极配合治疗。对家属要说明手术风险的可能性。

（2）协助患者行胸部 CT，明确病变部位、范围、狭窄程度与周围组织的关系。并常规行心电图、肝肾功能及凝血功能检查。再行纤维支气管镜检查（护理详见相关章节），进一步证实病变部位狭窄程度或肿瘤生长情况，以选择支架的种类、尺寸和麻醉方式。

（3）物资准备：准备必要的抢救器械和药物，做好气管插管和其他辅助设备包括球囊扩张器、呼吸机等准备。另备卫生纸利于术中擦净痰液。

（4）术前 4 小时，患者禁饮禁食。有活动性义齿者应取出。

（5）遵医嘱常规用 2% 利多卡因 7 ～ 8ml 雾化吸入，对咽、喉、气管和支气管进行局部麻醉，必要时肌内注射阿托品 0.5mg。

【术中配合】

（1）患者取平卧位，行心率、血压、呼吸、血氧饱和度监测。

（2）高流量吸氧，对血氧饱和度较低者加压给氧，使氧饱和度达 85 % 以上。

（3）建立静脉通道。

（4）协助医生在电子支气管镜直视下置入支架，适当调整并确定位置准确后才将支架完全释放，并退出推送器。必要时协助医生行球囊扩张术，使支架完全打开并定型。

（5）严密观察病情变化，注意神志、指氧饱和度、呼吸频率、心率，血压、面色等。

（6）保持呼吸道通畅，及时擦净从口腔咳出的痰液，必要时吸痰。

（7）如有出血，遵医嘱气道内滴入冰的肾上腺素 1mg +1% 利多卡因 5ml；高血压者气道内滴入冰盐水止血。

【术后护理】

（1）术后 2 小时绝对卧床休息，24 小时后根据患者情况逐步轻微活动。

（2）氧疗持续吸氧 2 ～ 3L/min，使血氧饱和度维持在正常范围。

（3）病情观察密切观察患者血压、脉搏、呼吸、有无咯血及气紧胸闷加重等情况，发现问题及时处理。

（4）为减轻咽喉部或胸部疼痛不适，告知患者尽量少说话。

（5）防止并发症的发生

1）遵医嘱用药，控制剧烈咳嗽，避免支架移位。

2）促进排痰，保持呼吸道通畅，鼓励患者多饮水，必要时药物雾化吸入，以稀释痰液，指导其深呼吸，行有效咳嗽，排出痰液，防止支架远端分泌物阻塞。

3）部分患者置入支架后会有一过性发热，应做好发热的相关护理。

4）协助次日常规胸片检查，了解有无气胸、纵隔气肿等并发症。

【特别关注】

（1）术后2小时密切观察患者呼吸困难的状况有无改善。

（2）避免剧烈活动。

【知识拓展】

3D打印气管支架植入成功

美国《新英格兰医学杂志》报道了全球首例3D打印气管支架器植入体内成功。这个奇迹是由密歇根大学安阿伯分校的医学博士大卫·措普夫（David A. Zopf）创造的。患儿母亲在妊娠35周产下一个男婴，初看身体健康，但在6个星期后出现胸壁凹陷和呼吸困难，被证实患有局部支气管软化症。这意味着婴儿在2个月之前，都需要气管插管才能维持呼吸，这对孩子来说无疑是极大的痛苦。因此，研究者用计算机设计了一个患儿气管支架的模型，使用聚己内酯可吸收材料，通过激光烧结技术制造了支架。气管支架植入婴儿体内7天后，开始逐步撤除机械呼吸机，并在手术后21天停止了呼吸机的支持。1年以后，内镜造影观察，患儿的左主支气管一切正常。

（张焱林　冯　梅　符小敏）

参考文献

陈锋，李为民，殷俊，等. 2008. 电子支气管镜直视下置入镍钛合金支架治疗气道狭窄21例临床分析. 华西医学，23(1):

134-135
陈正贤 . 2011. 介入性肺病学 . 第 2 版．北京 : 人民卫生出版社
陈正贤 . 2001. 气道支架置入治疗肺动脉高压致气管狭窄 1 例 . 中国内镜杂志 , 7(3): 30
万毅新 , 王晓平 . 2003. 经纤维支气管镜置入支架治疗恶性狭窄 6 例 . 中国内镜杂志 , 9(8): 52-53

第五篇 老年呼吸疾病患者的安全管理

第三十七章　患者安全概论

【定义】

患者安全的定义目前国内外尚无统一的标准。世界卫生组织将其定义为降低与医疗服务相关伤害的发生风险，使其达到可以被接受的某个最小值。国内学者指出患者安全管理是指尽一切力量运用技术、教育、管理三大对策，从根本上有效地采取预防措施，防范事故，把事故隐患消灭在萌芽状态，确保患者安全、健康、高效的医疗护理环境。

【现状】

据世界卫生组织（World Health Organization，WHO）报告，各国医疗不良事件的发生率为 3.2% ～ 16.6%，全球约 1/10 的住院患者蒙受过因医疗不当而造成的不必要伤害。美国哈佛公共卫生学院等开展的“全国消费者对患者安全和卫生保健质量的体验”的调查报告显示，34% 的美国公众认为其个人或家人曾经历过医疗差错。德国卫生组织公布的统计资料显示，德国每年的医疗事故总数高达 10 万起，其中 1/4 事故导致患者死亡。在我国，虽未见医疗不良事件的相关统计报道，但各地医疗护理纠纷或事故呈上升趋势。中国医院协会 2002 年、2003 年对全国 326 所医疗机构进行的调查显示，98.74% 的医院发生过医疗纠纷，医疗纠纷发生率与医院床位和住院患者数及手术人次数呈正相关的发展趋势。

【影响因素】

1. 人员因素 包括护士的个人素质和护士人力资源。前者包括护理人员的思想素质、职业道德素质、心理素质、身体素质等，个人素质的高低直接影响患者安全。后者主要指护士人力资源配备是否充足及合理，是影响患者安全至关重要的因素，也是医院护理安全管理的主要内容。我国护理人力资源配备普遍不足，护患比、床护比远远达不到国际标准。护理人员长期处于超负荷的工作状态中，使得发生差错的概率增加。国外研究证实，护理人员配备直接影响护士对每例患者的直接护理时间，护士对患者的直接护理时间越多，医院相关的患者死亡风险越低。

2. 管理因素 主要包括护理常规、规范的不健全和不完善，作为护理管理人员对流程中存在的漏洞和缺陷不能及时发现，措施不力、监控不严，不重视业务技术培训，对患者存在的不安全因素缺乏预见性，未采取措施或措施不及时，不能及时启动各项应急预案等。

3. 患者因素 包括患者的身体状况、疾病状况（复杂性和危险性）、生活方式、语言和沟通能力、个性和社会因素、与医务人员的合作等方面。护理工作是一项护患双方共同参与的管理活动，护理活动的正常开展有赖于患者的密切配合和支持。患者的就医动机和行为，患者能否与医护人员密切配合并积极参与疾病治疗等，对患者本身安全具有重要影响。尤其对于老年人，据统计显示约 21.5% 的老年人生活轻度不能自理，5% ～ 8% 中度不能自理，2% ～ 5% 完全不能自理，安全问题的发生率和伤残率分别是普通人群的 3.2 倍和 3.6 倍。

4. 技术因素　护士业务技能低下或不熟练，工作经验不足、应急能力欠佳，合作性较差，违反技术操作规程，将导致操作失误而发生护理缺陷和事故，给患者安全带来威胁。如：对药物剂量不清楚，造成换算错误；查对中已发现可疑，但还是含含糊糊地去做，“一念之差”往往造成无法弥补的损失。

5. 环境因素　包括医院的基础设施、病区物品配备、放置及环境等。如：地面过滑致患者跌倒，无床档致患者坠床，隔离措施不到位造成交叉感染等。

6. 设备因素　主要是指专业仪器设备不健全及不能处于良好的备用状态。如配药时缺乏专用配药工作台，吸痰、吸氧管道老化，供氧、供电、消毒等设施不完备，呼吸机、监护仪、除颤仪、微量泵等未及时保养维修，使用时性能不良等，都是较为严重的安全隐患。

【评价方法】

1. 建立医疗不良事件报告系统　美国、澳大利亚、英国、日本均建立有医疗不良事件报告系统。如美国启动有两大类防范系统，强制性报告系统和自愿报告系统。国内医疗不良事件报告系统发展缓慢，尚不健全。到目前为止，我国还没出台统一的不良事件报告系统。但是中国医院协会（CHA）自 2007 年开始，连续 3 年在《患者安全目标》中明确指出，鼓励医院积极参加《中国医院协会》自愿、非处罚性的不良事件报告系统。随着观念的改变，在我国除了对严重的医疗护理事故的强制性上报，也越来越多地鼓励对差错的非惩罚性上报。

2. 构建“以患者安全为优先考虑”的安全文化评价体系　安全文化建设是医护人员安全意识和行为的导向，只有在医院中建立一种积极的安全文化，才有可能使减少患者伤害事件做出的努力得以实现。2008 年 CHA 向全国发放《医院安全文化调查表》，目的是了解医院与重点人员对医院安全文化的认知现状，使各级领导能够正确把握导向，采用相关的政策与措施推进医院安全文化的建设，促进医院质量与安全管理的持续改进。

3. 建立患者安全指标体系　国外建立患者安全体系从“一般的全院性患者安全指标”、“安全－急迫性工作指标”、“标杆学习”三个方面着手，“一般的全院性患者安全指标”包括住院患者发生并发症的百分率、住院患者发生药物不良反应的百分率等安全指标；“安全－急迫性工作指标”包括静脉治疗时药物外渗的百分率，患者拒绝接受进一步治疗的百分率等；“标杆学习”主要通过内部标杆（自我趋势比较）与外部标杆（同级医疗机构之间的比较）学习，进行患者安全指标的评价。

我国学者综合运用 Delphi 法、优序图法及层次分析法来确定临床护理安全指标体系的层次结构、指标数量及指标构成等，从而提高临床护理安全管理。有学者建立了由七项一级指标（用药安全管理指数、护士自我防护管理指数、患者安全管理指数、护士安全教育管理指数、医院感染指数、设备、设施安全管理指数和护理缺陷、差错、事故管理指数）及 33 项二级指标构成的医院临床护理安全质量综合评价体系，通过持续改进，提高了医院护理安全质量，保障了患者的安全。

4. 不断完善医院质量与安全评价体系　为了加强医院管理，提高医疗服务质量，保障患者安全，原卫生部和国家中医药管理局自 2005 年 4 月起至 2010 年，在全国开展“以患者为中心，以提高医疗服务质量为主题”的医院管理年活动，并颁布了《医院管理评价指南》，保障患者安全始终是医院管理年活动的重点工作。

（淳雪丽　杨　璐）

第三十八章 老年呼吸疾病患者的安全管理

据统计显示 74% 的老年人患有多种慢性病，由于身体机能老化、感觉器官退化、行动迟缓等因素使老年患者发生的安全问题多种多样，有研究表明，老年患者住院期间发生的安全问题主要包括跌倒、坠床、烫伤、用药安全、窒息、自杀等。而老年呼吸疾病患者由于自身的疾病影响，又增加了不安全的因素。

【生活安全隐患】

1. 跌倒、坠床 跌倒是指突发的、不自主、非随意的体位改变而倒落的状态。跌倒是老年人常见健康问题之一。在美国，由于跌倒致死已成为 70 岁以上老人死亡的第 6 位原因，每年因跌倒造成的医疗总费用超过 200 亿美元。在我国，跌倒是 65 岁以上老年人首位伤害死因。老年呼吸疾病患者多为慢性疾病，由于患病时间长，肺部可见过度膨胀、弹性减退、支气管壁增厚、肺间质纤维化等病理性改变，在不进行氧疗的情况下，长期处于缺氧的状态，活动无耐力，容易出现抬腿无力等症状，从而出现跌倒等意外事故。有研究显示 60 岁以上的呼吸内科患者跌倒发生率为 37.2%。

（1）危险因素：跌倒的发生是多种因素相互作用的结果，包括患者内在的因素（如感觉和肌肉骨骼退行性改变），动作的类型，来自环境的需求和风险。1/3 的跌倒由环境因素引起，17% 的跌倒是步态和平衡问题所致，另有 13% 与眩晕有关；需要强调的是，大约 8% 的跌倒没有危险因素。跌倒的十大危险因素包括：既往跌倒病史、药物、协调能力、年龄、心理困惑、心理能力改变、物理环境、步行和移动的改变、药物清除障碍和血压升高。

（2）评估：临床上常用的快速筛查方法包括：功能前伸测试、单腿站立测试、定时起立－走测试、绩效导向活动性评估的平衡测试部分等。2006年美国老年病学提出新的指导方针，筛查内容进一步拓展，包括反复跌倒，行走和平衡困难，害怕跌倒，伴有急性跌倒。任何以上状况的存在，提示患者需要进行全面的评估。

（3）预防

1）环境安全：保证病房设施安全，定期检查病床轮子、刹车、床挡等，发现问题及时维修。卫生间放置防滑地垫，安装扶手，及时清除过道障碍物等。

2）健康指导：告知患者及家属，患者系跌倒高危人群，张贴高危标识，落实预防跌倒、坠床措施的健康宣教，增强预防跌倒的意识及能力；合理运动；合理用药；调整生活方式等。

（4）紧急处理及护理

1）紧急处理：立即通知医生，检查确认伤情；正确搬运；必要时行相关辅助检查。

2）一般护理：病情观察，提供跌倒后的基础护理。

3）心理调适：鼓励患者活动，树立信心。

2. 压疮　老年呼吸疾病患者由于长期缺氧、活动无耐力或呼吸困难导致的强迫体位而使局部组织长期受压，再加上老年患者皮肤弹性减弱、营养不良等因素，容易发生压疮。

（1）评估：常用压疮危险因素评估量表包括Braden量表、Norton量表、Waterlow量表等，有学者对各量表预测住院老年患者压疮的发生率做过比较研究，发现

Waterlow 量表预测效果较好。Waterlow 量表原是欧洲评估老年患者压疮危险系数的主要工具，包括体型、皮肤类型、性别、年龄、营养不良、控制大小便能力、运动能力、食欲、大手术 / 创伤、神经系统病变、药物治疗 10 个方面，分值越高，发生压疮的危险性越高。

（2）预防

1）告知患者及家属，患者系压疮高危人群，调动家属共同参与压疮的预防；张贴高危标识。

2）保持床单位清洁干燥、平整无渣屑，定时翻身，保护骨隆突处和支持身体空隙处；正确使用气垫床、减压贴等工具。

3）对长期卧床的患者，应协助或指导其每 1 ～ 2 小时翻身一次，适当进行关节运动，维持关节的活动性和肌肉紧张，促进肢体血液循环。

4）改善机体营养状况，在病情允许情况下给予高蛋白、高维生素饮食，增强机体抵抗力和组织修复能力。

5）健康教育：向患者及家属介绍压疮发生、发展及预防、护理的一般知识。

（3）压疮的治疗及护理：详见压疮护理学。

3. 噎呛　噎呛是指进餐时事物噎在食管的某一狭窄处，或呛到咽喉部、气管内，而引起的呛咳、呼吸困难，甚至窒息。噎呛的发生率随着增龄而增高。

（1）危险因素

1）衰老：牙病或者牙齿残缺，咀嚼能力大大下降；咽喉部感觉减退、吞咽咳嗽反射降低等。

2）疾病：脑动脉硬化、多脏器的慢性病变（如呼吸疾病合并高血压、脑梗死）、反流性食管炎等均引起吞咽功能障碍。

3）注意力下降：睡眠障碍、意识模糊、视力下降等使老年人的注意力下降。

4）其他：进食过快、边进食边说话、精神疲惫等。

（2）评估：评估存在的危险因素，如：口腔功能、吞咽功能、摄食过程及认知、注意力、营养等。

（3）预防及护理

1）病情观察：护理肺癌、反复发作的肺炎、高龄等患者时应注意密切观察病情，警惕是否有进食呛咳的情况；尤其是对服药量大、药物反应明显、吞咽困难的老年患者。

2）紧急处理：海氏急救法（成人）

对清醒患者：

A. 站在患者身后，双臂合拢环抱患者腰部，使患者弯腰稍向前倾。

B. 一手握拳，轻放在患者的肚脐上。

C. 另一手紧紧握住拳头，在患者腹部迅速有力地向上挤压，好像要提起患者身体一样。

D. 重复以上步骤，直至异物被排出。

对昏厥患者：

A. 救护者应使患者仰卧，然后骑跨在患者腰部。

B. 左手握拳，拳心朝前，腕部顶在患者上腹部中线处，右手按压在左拳上，双手同时用力，向患者腹腔内上方挤压。

C. 如果无效，可隔几秒钟再重复操作一次。

自救者：

A. 自己取立位姿势下巴抬起，使气管变直。

B. 一手握拳，轻放在自己的肚脐上。

C. 另一手也握拳，并俯身压在坚硬的物体上，如椅子或工作台上。

D. 用自己的拳头快速由内向外挤压。

E. 腹部上剑突下即心窝部靠在一张椅子的背部顶端或桌角，突然向胸腔方向施加压力也可取得同样效果。

（4）健康指导：避免进食黏性较强，鱼刺、骨头等坚硬的食物；进食尽量取坐位，上身前倾 15°；卧床、噎呛高危患者进食后取半卧位休息 30 分钟～ 1 小时；进食时细嚼慢咽，集中注意力，少食多餐；进行面部肌肉、舌肌、软腭的康复训练。

【治疗相关安全隐患】

1. 谵妄 谵妄是一种可逆的、具有波动性的急性精神状态紊乱，伴有意识、认知、定向、思维、记忆及睡眠周期紊乱的短暂性器质性脑综合征。呼吸系统疾病患者多为老年人，常合并其他系统的疾病、缺氧等危险因素，是谵妄的高发人群。谵妄会导致许多不良预后和结局，例如：延长患者住院时间，增加再入院率，引起患者躯体及认知功能下降，甚至增加死亡率。

（1）评估：谵妄的评估工具较多，其中最常用的是意识模糊评估法（confusion assessment method，CAM）由于其较高的敏感度（94%）和特异度（89%），被广泛应用于医院、护理院。CAM 主要分为 4 个方面：①急性起病及病情波动性变化；②注意力不集中；③思维紊乱；④意识水平的改变。如果有①和②的存在，加上③或④的任意一条，即可诊断为谵妄。其他常用评估工具：谵妄观察筛查量表、护士谵妄筛查量表、NEECHAM 意识模糊量表、谵妄评分量表、记忆谵妄评估量表。

（2）危险因素：谵妄的危险因素通常分为易患因素和诱发因素。易患因素是指慢性的、不可逆转的因素，如高龄、认知功能障碍、合并多种躯体疾病、视力或听力障碍、活动受限等。而在易患因素的基础上，任何机体内外环境的紊乱均可促发谵妄，成为诱发因素，常见的诱发因素：①应激：骨折、外伤、慢性疾病急性加重等；②营养不良；③手术及麻醉；④药物，特别是抗胆碱能药、苯二氮䓬类镇静催眠药、抗精神病药物等；⑤缺氧：包括慢性肺病加重、心肌梗死、心律失常、心衰等引起的低氧血症；⑥疼痛；⑦排尿或排便异常：如尿潴留及粪嵌塞；⑧脱水、电解质紊乱；⑨感染；⑩睡眠障碍等。

（3）预防及护理

1）非药物干预：基于现有的国内外证据及相关指南，推荐采用非药物干预方式预防老年谵妄。非药物干预方式包括：多学科咨询、针对危险因素的早期筛查、医务人员相关知识培训等。

2）药物干预：对于预防和治疗谵妄是否有效还存在争议。目前，对于谵妄患者多使用抗精神病药物控制症状，但抗精神病药物本身又是谵妄发生的危险因素。氟哌啶醇因疗效明确、经济、不良反应相对较少作为治疗谵妄的首选药；其他药物，如胆碱酯酶抑制剂、苯二氮䓬类药物的疗效及不良反应有待进一步研究。

3）患者入院时了解其是否有谵妄病史，并对其认知状况进行评估；提供安全舒适的环境，维持适当的室温及光线，避免过多的噪声；为需要的老年患者提供眼镜和助听器；与医生合作，避免不必要的约束和插管；评估药物的使用，尽量避免抗精神药物的使用和减少多药共用；对老年患者的疼痛给予积极有效的管理；鼓励家属或照护人员参与整个治疗、照护过程，提供情感支持等。

2. 用药错误和多药共用

（1）危险因素：老年呼吸疾病患者常需同时服用平喘解痉、化痰、抗感染等多种药物；同时，呼吸慢病患者常合并多系统慢性疾病，由于服药种类的增加，会产生更多的药物不良反应，同时会影响患者服药依从性及安全性。患多系统疾病者，用药过程中的常见不良反应如下。

1）茶碱类与某些喹诺酮类药物合用，可以造成茶碱类药物浓度升高。

2）氟喹诺酮类药物（如加替沙星）可导致血糖异常（升高或降低），严重时出现低血糖性休克。

3）口服青霉素、克拉霉素等会增加地高辛在肠道的吸收从而引起地高辛中毒。

4）β- 内酰胺类抗菌药物可导致血小板减少，从而可能增加服用阿司匹林等药物时的出血倾向。

5）合并肾功能不全的患者使用青霉素类药物或是部分头孢类抗菌药物时，由于药物大部分经肾脏排泄，肾功能不全者使用后易在体内蓄积，会竞争性抑制脑内γ- 氨基丁酸复合物的活性，使神经系统刺激阈下降；抑制神经递质导致突触水平传导下降；作用于钠 – 钾泵，使细胞外钾浓度增高，引起中枢神经系统的损害，可能导致惊厥、肌阵挛、癫痫等的发生。

（2）评估：正确评估老年患者的意识状态及依从性等。老年呼吸疾病患者用药依从性差的常见原因有：合并认知功能障碍，如：记忆力减退、老年痴呆等症状时，容易出现漏服、错服药物；患者用药知识的缺乏，担心药物副作用而不愿意服药；由于呼吸疾病的长期存在，有老年患者认为“久病成良医”，遵医行为很差，不按照正确方法和时间用药等均可能出现安全隐患。

（3）预防及护理

1）遵循安全用药原则

A. 受益原则：首先老年人用药要有明确的指征。其次，要求用药的受益 / 风险比值＞ 1。只有治疗好处＞风险的情况下才可用药；有适应证而用药的受益 / 风险比值＜ 1 者，不用药，同时选择疗效确切而毒副作用小的药物。

B. 5 种药物原则：呼吸疾病的老年患者常常还合并有其他系统的疾病，常常使用多种药物，过多使用药物不仅增加经济负担，而且还增加药物相互作用，联合用药种类越多，药物不良反应发生的可能性越高。因此，用药时了解药物的局限性，选用主要药物治疗，种类尽量简单，最好 5 种以下，选用具有兼顾治疗作用的药物，重视非药物治疗。

C. 小剂量原则。

D. 择时原则：根据药理学的原理，选择最合适的用药时间进行治疗。由于许多疾病的发作、加重与缓解具有昼夜节律的变化；药物的药代动力学也有昼夜节律的变化（如白天肠道功能相对亢进，因此白天用药比夜间吸收快、血液浓度高），因此，要根据患者的情况以及所用药物的药理学原理进行选择性时段的治疗。

E. 暂停用药原则：特别是对于老年患者，在用药期间应该密切观察不良反应，对于服药的老年患者，一旦发生新的症状（包括躯体、认识或情感方面的症状），停药受益明显多于加药受益。

2）全面评估用药情况：老年患者服药的能力，包括视力、听力、理解力、阅读能力等；用药史，包括既往和现在的用药记录、药物过敏史、引起不良反应的药物等；详细评估肝、肾等脏器功能情况。

3）密切观察和预防不良反应。

4）合理安排用药时间，提高用药依从性，对于依从性差的患者，治疗期间多加巡视和检查。

5）加强健康指导。

3. 其他相关隐患及预防护理

（1）意外拔管、管道脱落：安置胃管、尿管等管道的老年呼吸疾病患者，由于疾病等因素，患者处于烦躁、谵妄等状态时，容易造成意外拔管；行胸腔闭式引流的老年患者，在引流过程中，可能会因为管道局部固定不当、接口处松动等原因造成管道脱落，从而出现意外，影响患者的病情。正确评估患者的意识状态、合作程度等，有效固定各种引流管，避免意外拔管，床旁备相关急救物品，做好意外事故的处理。

（2）吸氧的安全隐患：氧气吸入是治疗呼吸疾病的重要手段，如果氧疗执行过程不规范，将导致氧中毒或是呼吸衰竭等不良事件的发生。因此，在行氧疗前，需要正确评估病情，并且严格掌握氧疗的适应证、吸氧方式及吸氧浓度。吸氧时尽量用双孔鼻塞，易于固定；经常巡视吸氧患者，观察氧流量大小，防止鼻导管脱落和堵塞，同时注意观察缺氧状态有无改善。并做好氧疗的相关健康宣教，提升患者的依从性，保证有效氧疗。

（3）吸痰的安全隐患：吸痰前对患者的情况评估不足，将造成吸痰时间不当，易引发低氧血症。因此应掌握吸痰护理操作规范，正确控制吸痰负压，并且保证抽吸动作轻柔。在吸痰前、中、后过程中，应该适当提高吸入氧气的浓度，严密观察患者的监护参数。

（4）静脉治疗的安全隐患：老年呼吸疾病患者，心肺功能不全，若输液速度过快，容易发生急性肺水肿。正确评估患者的意识状态，依从性，在静脉治疗时加强巡视，控制输液的速度。静脉输液治疗相关并发症的预防与处理详见《静脉输液治疗手册》（第2版，罗艳丽主编）。

（5）外出检查的安全隐患：老年呼吸疾病患者多数需要进行氧疗，在外出检查时，由于对患者的评估不足，容易造成携带的氧气不足，从而造成患者在检查途中出现供氧不足的情况。因此，正确评估患者的用氧情况以及检查项目，选择适宜的供氧装置，确保外出时氧气的供给。

【知识拓展】

安全管理理论——“瑞士奶酪模型”

“瑞士奶酪模型”又名累积的行为效应，是由英国精神医学教授 Reason 等提出的，是指在一个系统中建立多层防御的体系，各个层面的防御体系能够相互拦截彼此的缺陷或漏洞，组织就不会因为单一的不安全行为造成故障。该理论模型包括 4 个层面：组织影响、不安全的监督、不安全行为的前兆、不安全的操作行为。理想状态下，每一防御层都应该是完整的，而实际情况中，各级防御层就像叠放在一起的多块瑞士奶酪，每块奶酪上有许多位置不尽相同的小孔，一般情况下，叠放的多块奶酪上的“孔”不会相通，当在各层奶酪中的某些“孔”偶然相通而形成孔道时，危险就会通过孔道而造成损害，这就是 Reason 的“瑞士奶酪模型”。之后美国国家研究院医学研究机构（institute of medicine，IOM）指出医疗界可以借鉴此安全理论，作为患者安全差错的理论框架。

（淳雪丽　杨　璐）

参 考 文 献

陈峥，崔德华，张洪林，等. 2010. 老年跌倒综合征. 中国老年学杂志，30(19): 2863-2866

崔妙玲，李敏燕，杨连招．2014. 医院护理管理中患者安全评价体系的研究进展．中华护理杂志，45(1): 76-78

葛学娣，李冰，凌霞，等．2011. 住院患者护理安全影响因素的调查．解放军护理杂志，28(2B): 24-26

李永红．2011. 老年住院患者的安全问题及护理对策．中国老年保健医学，9(5): 86-87

王美兰，林碎钗，贺彩芳，等．2009. 护理安全委员会在护理安全管理中的实践与探讨．中国医院，13(6): 59-60

杨德芳．2014. 呼吸内科护理安全隐患与对策．临床医药文献杂志，1(12): 2089

张瑞敏，杨春玲．2009. 护理风险管理与患者安全．北京：军事医学科学出版社，35-36

Inouye SK, Westendorp RG, Saczynski JS. 2014. Delirium in elderly people. The Lancet, 383: 911-922

第六篇　专科应急预案与流程

第三十九章　气管切开患者气管导管脱管的应急预案与流程

【应急预案】

（1）重在预防，医护人员注意事项：

1）对于颈部粗短者，应使用加长型气管导管。

2）导管固定稳妥，系带松紧以 1 横指能插入为宜，系带结严禁为活动结。

3）烦躁者给予上肢约束或根据医嘱使用镇静药物。

4）给患者实施翻身、拍背、吸痰等操作时时应妥善固定导管。

（2）气管切开时间在 1 周内的脱管者，立即通知医生重新置入导管，必要时再行有创呼吸机辅助通气。

（3）如气管切开时间超过 1 周，窦道形成，发生气管导管脱出者应通知医生重新置管，必要时连接有创呼吸机或采取其他氧疗，根据血气分析结果、病情调节给氧浓度。

（4）气管切开时间长者若发生导管脱落，为避免气管塌陷。

1）应立即插入小于原型号的气管导管或插入吸痰管

4 ～ 5cm 外留 3 ～ 4cm，并立即用血管钳撑开切口，进一步急救处理。

2）呼吸机辅助通气，PEEP 8 ～ 10cmH_2O，根据病情再逐步撤机。

（5）护理记录，意外事件分析、上报。

【流程】

气管导管脱落→通知医生→根据病情配合医生处理→更换导管重新置入→必要时连接呼吸机→根据血气分析或氧饱和度→调整呼吸机参数→观察生命体征→护理记录→意外事件分析上报。

第四十章　引流管脱落的应急预案与流程

【应急预案】

（1）重在预防，医护人员以及患者和家属应注意：

1）妥善固定和放置引流管及引流瓶，避免脱管移位。

2）患者及家属了解置管目的、重要性及配合注意事项。

3）烦躁患者应有专人守护，必要时给予约束，或遵医嘱应用镇静药物。

（2）一旦发生引流管脱落，立即通知医生并处理。常见引流管脱落紧急处理措施见表40-1。

（3）护理记录，意外事件分析、上报。

表 40-1　常见引流管脱落的紧急处理措施

引流管类型	紧急处理措施
胸腔闭式引流管	（1）引流管自胸壁伤口脱出，立即用手顺皮肤纹理方向捏紧引流口周围皮肤（注意不要直接接触伤口） （2）引流管自连接处脱出，立即从胸腔端反折引流管，通知医生进一步处理
腹腔引流管 脑室引流管 “T”管 深静脉置管 其他引流管	立即用无菌敷料堵塞或压迫引流口/创口，通知医生进一步处理
尿管/胃管	遵医嘱重新置入或观察

【流程】

妥善安置和固定管道→健康教育预防措施→管道脱落立即采取保护和补救措施→遵医嘱进一步处理→护理记录→意外事件分析上报。

第四十一章　使用呼吸机突然断电或故障的应急预案与流程

【应急预案】

（1）重在预防，医护人员注意事项

1）最好使用带蓄电池的呼吸机或备呼吸球囊于床旁。

2）医用供电双电源，计划停电相关职能部门提前通知临床科室。

3）连接呼吸机的电源线路固定稳妥。

（2）计划停电处理

1）将不能脱机患者的呼吸机提前改成有蓄电池的呼吸机。

2）停电时呼吸机自动切换为直流电，断开交流电源，观察人、机状况。

3）供电恢复、电压稳定后再连接呼吸机交流电源，观察人、机状况，宣教。

（3）非计划停电处理

1）医护人员立即床旁监护，迅速判断供电 / 呼吸机故障。

2）必要时立即使用呼吸球囊辅助通气，或改成有蓄电池的呼吸机（后续处理同计划停电的应急）。

3）密切观察病情变化，及时相应处理。

4）如供电故障，迅速通知职能部门，尽快恢复交流电源。

5）护理记录，意外事件分析、上报。

【流程】

（1）计划停电应急流程：不能脱机者→使用有蓄电池的呼吸机→停电时断开交流电源→观察人、机状况→供电恢复→连接呼吸机交流电源→观察人、机状况。

（2）非计划停电应急流程：床旁监护→迅速判断供电/呼吸机故障→重新连接电源线路/必要时使用呼吸球囊/更换呼吸机→观察人、机状况→迅速通知供电部门尽快恢复电源→护理记录→意外事件分析上报。

（吴小玲　敖冬梅　阳绪容　杜超英）